互联网嵌入对农村中老年人健康影响研究

陈培彬　著

中国纺织出版社有限公司

图书在版编目（CIP）数据

互联网嵌入对农村中老年人健康影响研究 / 陈培彬著. -- 北京：中国纺织出版社有限公司，2023.11
ISBN 978-7-5229-0942-4

Ⅰ. ①互… Ⅱ. ①陈… Ⅲ. ①互联网—影响—农村—中年人—健康状况—中国②互联网—影响—农村—老年人—健康状况—中国 Ⅳ. ①R161

中国国家版本馆CIP数据核字（2023）第209408号

责任编辑：赵晓红　　责任校对：高　涵　　责任印制：储志伟

中国纺织出版社有限公司出版发行
地址：北京市朝阳区百子湾东里A407号楼　邮政编码：100124
销售电话：010—67004422　传真：010—87155801
http://www.c-textilep.com
中国纺织出版社天猫旗舰店
官方微博 http://weibo.com/2119887771
北京虎彩文化传播有限公司印刷　各地新华书店经销
2023年11月第1版第1次印刷
开本：710×1000　1/16　印张：19.5
字数：312千字　定价：99.90元

前　言

　　21世纪以来，由医学技术进步而驱动的人类预期寿命延长以及因生育意愿弱化所主导的出生率骤降同步交织递进，由此不断加剧的老龄化程度不仅进一步激化了家庭生产与赡养矛盾，同时也对现有社会保障体系产生了巨大的外部冲击，中老年人的健康养老议题逐步上升为紧迫的时代热点。相较于城镇地区而言，农村中老年人一方面需要承担农业生产与隔代抚养的双重家庭分工，另一方面也因休闲娱乐途径缺乏而深陷于单一重复的生活模式，除此之外，长期的二元分割体制也潜移默化地形塑了基础设施建设、医疗资源配给以及公共卫生服务等城乡发展"鸿沟"，多重角色扮演与要素禀赋稀缺意味着农村中老年人身心健康的优化路径选择亟须更多社会聚焦。

　　幸运的是，在技术进步的催化下，信息工具迎来迭代更新并逐步辐射至农村地区，被广泛应用于农村中老年人的生产、生活中，这无疑为农村中老年人健康资本的积累提供了更多可能性。然而，关于互联网与健康的内在逻辑却尚未达成共识，既有克劳特的"互联网社交悖论"，也有"互联网+健康"的学术呼吁与政策布局。同时，整体的促进效果也部分掩盖了互联网嵌入质量异质性并模糊了我们对于使用时长、使用频率、使用认知、使用偏好、信息获取等互联网嵌入水平与结构分化对中老年人健康影响的深入观测。另外，关于互联网嵌入如何影响农村中老年人健康的微观作用机理也仍然有待进一步探析。以上问题对于我国推进积极老龄化具有重要的现实意义，值得我们深入研究。

　　基于此，本书以Grossman-Becker健康需求模型为理论基础，从农村中老年人再社会化视角切入，分析社会信任与就业参与对农村中老年人健康生产效率的影响以及互联网嵌入在推动农村中老年人健康生产效率进步中的重要作用，系统性地在理论层面上剖析了考虑互联网嵌入的健康生产效率约束下农村中老年人健康生产行为调整的"收入替代效应"形成机理，构建了相对完整的分析框架。另外，基于《中国互联网络发展状况统计报告》与中国家庭追踪调查数据（CFPS）阐述了农村中老年人互联网嵌入与健康水平现状，剖析二者的特征事实与表征内在联系。在此基础上，利用中国家庭追踪调查数据（CFPS）进一步实证分析了互联网嵌入对农村中老年人自评健康、生理健康及心理健康的影响并检验社会信任与就业参与的微观作用机理。

本书的编写建立在笔者的博士学位论文研究之上，之于自己，也算是敝帚千金。回首向来萧瑟处，博士论文的深化与升华恰如人生之旅，终归是一场拨开云雾见青天的直面不确定性并逐步消除不确定性的动态过程。自2018年进入福建农林大学攻读博士学位以来，深知天赋不足却也笔耕不辍，在经济学的海洋里，与杨小凯共同思考"中国向何处去"、谨记哈耶克教诲而避免"通往奴役之路"，观望张维迎与林毅夫的产业政策之争……在stata塑造的计量经济学场域中，享受显著性与边际效应的迷人、体会工具变量法与倾向得分匹配法的魅力、感知非线性函数的曲折迷离……越是在经济学领域中远行，越能深刻感受自己的局限。而在此中，从未因为自己的无知而抛弃独立思考的批判精神，取其精华去其糟粕，在汲取前人大师真知灼见的同时也不曾丢失自己的观点，即使这观点或许是一隅之见、孤陋寡闻、坐井观天，但是，真理的亦步亦趋不正是一个认知与意识形态不断重构的动态过程吗？往后余生，不确定性与风险始终常伴吾身，唯一的破局之策或许在于不断提高学识素养与应变能力的确定性。

本书得以出版，先需要感谢龙岩学院科研处与人事处立项的博士科研启动项项目（LB2022007）以及经济与管理学院教学与学生经费的资助，在此对各位领导、学者的厚爱表示诚挚的感谢。同时，也感谢福建农林大学李常盛图书馆中那一张安静的书桌给予凌乱的思绪以一席栖身之地，以及导师朱朝枝教授等授之以渔的恩师们，当然，还有那插科打诨的三五知己，愿你们享尽世间美好。此外，还想感谢自己虽天资愚钝但却不爱服输的倔强坚忍之心；感谢常盛馆、观音湖、东苑舍收容无处安放的迷茫与焦虑；感谢尼古丁、茶多酚还有乙醇在无数个独自摸索的凌晨点燃微弱的灵感之光，即使这光稍纵即逝。

最后，需要说明的是，在编写本书的过程中，为了进一步提升可读性与学理性，笔者参考与借鉴了汗牛充栋的文献、书籍以及报告等资料，在此一并感谢这些素未谋面的文章宿老，如有引用错漏不当之处，请与作者联系修正。虽然珠玉在前，然而遗憾的是，瓦石难当，受限于自身才疏学浅，本书仍存在许多不足之处，敬请各位读者不吝珠玉，以待更进一步精雕细琢。

陈培彬

2023年7月于珍山村

目 录

1

导论

本章在互联网对农村中老年人生产生活嵌入程度日益深刻及农村老龄化趋势不断加剧的时代背景下，聚焦于互联网嵌入如何影响农村中老年人健康的现实问题，提出了社会信任重构与就业参与促进的研究视角。首先，本章整理国内外相关研究的演进脉络并针对不足遗漏之处进行了综合性的文献述评，以此引出本研究的学术边际贡献，并阐明其现实意义。其次，明确分析互联网嵌入对农村中老年人健康影响机制的研究目标、内容、方法以及采取的技术路线图。最后，简要说明本研究的特色及创新之处。

1.1 研究背景、问题的提出及研究意义

1.1.1 研究背景

在人类文明不断深化与升华的漫长演进历程中，技术变迁的作用不言而喻，从"马尔萨斯陷阱"的终结到全面建成小康社会，技术的进步不仅让世界摆脱了长期挣扎于温饱线边缘的困境，也赋予了人类憧憬美好生活的精神自由。改革开放以来，工业部门率先接受技术革命的洗礼，生产效率的提高催化了市场经济的活跃度，横亘工业部门和农业部门之间的工资差距驱使理性小农探寻生产要素配置优化途径以满足经济利益的诉求，由农业部门向工业部门转移的家庭劳动力配置方式成为主流的生计抉择，并在很长时间内主导农业经济的发展走向[1]。进入21世纪以来，伴随着工业化、城镇化以及老龄化的同步交织递进，因年轻劳动力单向流失而引发隔代抚养压力加重与代际赡养主体缺位

等农村社会问题进一步将农村中老年人的健康与养老问题放大为时代议题[2]。但与此同时，"数字乡村"与"健康中国"的政策深化又为农村中老年人健康的技术赋能奠定了深厚基础。

1.1.1.1 日臻完善的数字基础设施推动农村中老年人入网边际成本递减

改革开放以后，得益于城乡二元结构的逐渐消解，城乡公共产品与服务的"鸿沟"渐趋弥合，日益通畅的生产要素双向流动为农业农村的发展注入了新的内生动力。2018年，党和国家高屋建瓴地擘画了全面实施乡村振兴战略的宏伟蓝图，在政策倾斜与资源配置的双重驱动下，日臻完善的农村数字基础设施驱动入网边际成本不断下降，进而赋予了农村居民互联网可及性的时代机遇。根据《中国数字乡村发展报告2020》[3]，截至2020年全国行政村的宽带覆盖率已超过98%，农村地区已实现55.9%的互联网普及率，城乡数字鸿沟弥合6.4个百分点，农村网民规模较2020年3月增长了5 471万人，突破3.09亿人，在总体网民数量中占比31.3%。其中，40~49岁网民占比18.8%，50岁以上网民增长速度最快，增幅达5.2%，在总体网民规模中占26.3%。

1.1.1.2 农业数字经济为农村中老年人的就业参与创造多元化路径

自信息时代以来，互联网技术对经济发展的深刻嵌入重新定义了生产与生活方式，日渐成为驱动社会高效运转的支撑要素之一。随着乡村振兴战略的持续推进，农村数字基础设施建设日臻完善，城乡数字鸿沟渐趋弥合，互联网技术日益成为实现农业农村现代化不可或缺的组成要素。根据中国互联网络信息中心（CNNIC）发布的第47次《中国互联网络发展状况统计报告》显示，农村电商发展态势一路高歌猛进，现有农村网店共计965.8万家。农产品网络零售额同比增长27%，已达3 975亿元[4]。数字经济的发展不仅重构了农业经营新业态并催生经济新增长点[5]，同时也为农村中老年人的再就业提供了广阔的市场空间，这一方面拓宽了农村中老年人的收入来源，推动健康资本投资外部约束逐渐外移；另一方面也不断强化农村中老年人社会参与，加速了再社会化进程[6]。

1.1.1.3 老龄化社会加剧农村中老年人健康与养老的双重负担

21世纪以来，人类医学技术进步与国民生育意愿减弱同步交织推进，在人口预期寿命不断延长和出生率持续下降的共同作用下，我国人口结构逐步向老龄化社会转型（倪宣明等，2020）[7]。根据《中国统计年鉴2021》[8]的公开数据显示，截至2020年年底，我国65周岁及以上的老年人达到19 064万人，占比

13.5%，老年抚养为19.7%，但是与此形成鲜明对比的是，人口自然增长率却由2016年的5.86%下降至1.45%。面对老龄化程度的加剧，在不远的将来，不仅我国医疗保险压力与日俱增，同时日渐庞大的社会养老负担的需求也将更进一步凸显医疗卫生资源的稀缺性。尤其在农村地区，老龄化的严重程度与加剧趋势甚至更胜一筹，留守中老年人的健康问题日益严峻，引发社会各界的关注[9]。

1.1.2 问题的提出

不可否认，互联网对农村的渗透速度远超出预期，尤其是近年来移动互联网经济的市场角逐越发激烈与残酷，为了抢占流量，短视频、电商购物、即时社交等应用软件逐步下沉至农村中老年人，农村中老年人的社交娱乐空间在技术赋能的推动下得以扩张，线上社交空间的高效便捷与闲暇活动的多样有趣促使了农村中老年人的压抑情绪得以疏解，有利于心理健康的优化[10]。与此同时，基于互联网平台的数据整合传播造就了信息获取渠道的多元化，信息不对称难题的缓解一方面丰富了农村中老年人的健康认知，促进健康管理行为的科学化与合理化[11]；另一方面也加速了市场化程度的提升，为农村中老年人的社会融入提供了更多灵活就业参与途径。此外，信息的自由流动很大程度上消除了市场经济与社会规范的不确定性因素，显著影响农村中老年人的社会信任感知[12]。

一个明显的事实是，互联网嵌入正以前所未有的速度深刻变革农村中老年人的学习、工作与社交娱乐方式，并通过社会信任选择重构与就业参与延伸等途径驱动社会参与，从而激活社会融入意愿。立足于老龄化程度不断加剧以及数字经济持续迸发的时代背景，探索互联网与农村中老年人健康的内在逻辑，以及如何利用互联网等信息工具促进农村中老年人的身心健康水平优化，既是对我国农村公共卫生服务供给相对缺位与养老保障体系有待完善的弥补，也是缓解医疗保险压力，促进健康老龄化、积极老龄化与生产老龄化的有益探索。基于此，本研究将尝试聚焦回答以下问题。

其一，宏观视角与微观视角下，我国农村中老年人的互联网嵌入与健康水平的现状如何？宏观层面上，我国农村互联网发展建设处于什么水平？农村居民互联网用户规模增长态势如何变化？微观层面上，农村中老年人的互联网用户使用时长、信息获取、使用频率、使用偏好、使用认知和使用目的又呈现出怎样的特征？

其二，互联网嵌入将如何影响农村中老年人的自评健康、生理健康和心理健康？使用时长、信息获取、使用频率、使用偏好、使用认知和使用目的是否会造成影响效应的不同？

其三，互联网嵌入会改变农村中老年人的社会信任选择倾向吗？影响方向是正向或是负向？互联网嵌入是否会通过社会信任重构的微观作用机理而影响农村中老年人健康？

其四，互联网嵌入是否促进农村中老年人的就业参与？是否会通过就业参与的微观作用机理赋能再社会化进程进而促进农村中老年人的健康？

其五，社会信任与就业参与影响机制是否存在地区分布与年龄分层的异质性？

1.1.3 研究意义

1.1.3.1 学术价值

改革开放以前，长期的二元分割体制塑造了我国的城乡发展鸿沟，至今尚未完全消解。相较于城镇地区而言，农村地区基础设施建设有待完善、公共服务供给相对缺位和生活娱乐项目匮乏[13]，此外，为了节省进城务工成本以获取更多的经济利益诉求，绝大多数"理性小农"选择了夫妻结伴外出而子女留守乡村就学的家庭劳动力资源配置模式[14]，这意味着缺失了代际赡养的农村中老年人还需要背负隔代抚养的责任，双重压力的挤兑导致了农村中老年人的身心健康成为一个意义深远的学术话题[15]。在已有文献中，学者们立足于社会学、心理学、教育学、管理学以及经济学等不同学科的交叉融合，基于多维度视角深入探讨了这一现实问题并给出了许多有益启示，但由于我国互联网发展水平的不平衡、不充分问题凸显，农村居民的入网可得性往往滞后于城镇居民，互联网对于农村中老年人仍然是一个相对新鲜的事物，入网基数存在较大的提升空间，因此学术界对于数字鸿沟与农村中老年人健康内在逻辑的关注起步较晚。此外，关于互联网嵌入对个体健康影响的结论并未达成一致，既有研究中有部分认为互联网使用无形中造成了个体之间的线下联系日益缩减，加剧了社会孤立，并且，互联网使用会导致人们对技术更加充满期待的同时弱化对他人期待弱化的矛盾局面，最终后果可能是人们虽然彼此联系却无法获得情感上的支持，由此陷入个体社会隔离而诱发健康疾病。但与此同时，也有不少研究表明互联网嵌入激活了农村中老年人的社会融入意愿，增加了社会参与经历，有助于健康水平的提升。

相较于已有研究，本研究从经济管理学科知识体系出发，遵循理论指导实证，促进理论的研究思路，首先基于相关理论基础进行了分析框架构建。其次，利用北京大学提供的中国家庭追踪调查数据（CFPS）进行了实证分析，理论意义主要有以下几个方面。

其一，研究理论依据与机制梳理紧密结合现实，强调科学性与普适性，有助于全方面、多维度地丰富我国农村中老年人互联网嵌入与健康关系的知识图谱构建，更加明晰地理解互联网嵌入影响农村中老年人的微观作用机理，为后续学术研究深化提供了更多理论层面的思考及借鉴意义。

其二，研究借助stata等计量软件，综合运用了多种计量模型与方法，一方面克服了反向因果关系；另一方面尽可能精准地量化影响效应，在一定程度上通过计量经济学的应用丰富了互联网嵌入对农村中老年人健康影响的研究结论，并提升了研究结论的准确性，验证了相关影响机制的真实性与有效性。

其三，对已有研究的进一步补充并为理论深化提供边际贡献。本研究构建了考虑互联网嵌入下的农村中老年人健康生产效率变迁及生产行为调整的理论分析框架，能够协助回答互联网嵌入之于农村中老年人健康的理论意义，拓展健康需求模型、活动理论、再社会化理论、社会参与理论和社会信任理论等相关理论的应用空间与应用场景，对克劳特（R.Kraut）[16]于1988年提出的"互联网社交悖论"进行验证并提供不同的解读视角，某种程度上也是尝试补充回答"技术有害论"或"技术有益论"的辩论。

1.1.3.2 现实意义

进入新时代后，老龄化程度不断加剧与青壮年劳动力持续流失同步交织推进，我国医疗保险压力与社会养老负担与日俱增，而之于农村地区，稀缺的公共卫生资源与脆弱的养老保障体系又进一步催生了农村中老年人身心健康恶化的现实问题。在此背景下，探索互联网赋能农村中老年人健康水平提升的有效路径，既是深化"数字乡村"战略题中的应有之义，也是推进健康中国建设的必由之路。本文立足于发挥互联网技术性辅助作用的思考，首先系统梳理已有研究的发展脉络，结合活动理论、持续性理论、理性小农理论和社会信任理论等理论工具的应用，尝试构建分析框架与计量模型。其次，基于中国家庭追踪调查（CFPS）的大样本数据，借助于stata等计量软件，综合运用规范的计量研究范式实证分析了互联网嵌入对农村中老年人健康的影响。在此基础上，分别深入讨论了互联网使用时长、使用频率使用、使用方式，以及认知程度对农村中老年人住院、慢性病、精神健康、BMI等涉及自评健康、生理健康和心理健康指标的影响效应异质性；同时，进一步探究验证使用时长增加的"物极必反"定律和年龄增长的"否极泰来"效应，研究结论能够为有关部门提供政策制定思路与具体建议，也拓展了农村中老年人互联网嵌入质量优化的思考，对于缓解老龄化，提升农村中老年人的身心健康、提高农村中老年人的生活质量，进而促进健康老龄化、积极老龄化及生产老龄化的协同推进具有重要的现实意义。为"数字乡村"与"健康乡村"战略的全局统筹提供了参考依据。

1.2 国内外研究述评

1.2.1 中老年人互联网使用行为及影响因素研究

在互联网刚刚问世的时代，昂贵的使用成本无形中堆砌了高门槛的进入壁垒，当时的互联网作为一种稀缺性的技术资源，主要分布在经济发达的富裕国家与地区，国家之间、地区之间的互联网发展程度极不均衡（Chen and Wellman, 2003）[17]，从宏观层面而言，经济体量、数字基础设施建设、城镇化水平以及对外开放程度等外部环境因素直接决定了互联网的用户规模（柯惠新、王锡苓，2005）[18]，而基于微观视角，受限于学历[19]、收入等社会经济地位鸿沟，互联网使用则与社会阶层存在显著相关性，用户以高学历高收入的精英人群为主（Ma and Chan, 2016）[20]。改革开放以前，由于我国长期的城乡二元分割发展，城乡之间的数字鸿沟一直未能得到有效弥合，早期的互联网用户以城镇居民为主且呈现年轻化的趋势，因此研究对象更多关注于在校学生。黄佩（2008）[21]的研究表明，学生的家庭背景是导致学生内部出现数字鸿沟的社会结构因素，并对学生互联网使用行为产生直接影响。张荣（2011）[22]通过对暨南大学在校生进行问卷调查搜集了302份有效样本，并利用线性回归模型分析了在校大学生互联网采纳与使用的影响因素。也有学者通过心理实验验证了性格羞怯的个体更倾向于使用互联网与他人进行人际交往（罗青，2013）[23]。

近年来，随着我国数字经济的蓬勃发展，网民规模呈现快速攀升的态势，网民年龄在纵向维度上逐渐向年轻化及老年化双向延伸，尤其是"银发一族"的网民占比不断提高，由此，关于老年人与互联网的研究也逐渐增多，张硕（2013）[24]调查了北京朝阳区1 963个老年人，利用描述性统计及二元线性回归解释了北京市老年人的互联网使用影响因素。丁志宏（2020）[25]立足于我国社会经济发展的现实情况，从个人、家庭及宏观三个层面构建了中国城镇老年人互联网使用影响因素的本土化模型并利用CLASS数据进行实证分析，此研究描绘了我国城镇老年网民互联网使用共性特征的大致轮廓。相较于城镇中老年人而言，农村中老年人的互联网使用决策首先建立于成本收益的衡量之上。受限于城乡二元体制分割，相对落后的农村地区的数字基础设施建设提高了入网边际成本，但极其有限的收入来源导致预算约束难以满足智能手机、宽带等基础设备的分配，抑制了互联网使用意愿，因此，只有通过基础设施的铺设以及"提速降费"政策的贯彻，不断降低入网边际成本才能提升农村中老年人的互联网使用意愿（刘勃勃，2012）[26]。此外，与城镇中老年人相比，农村中老年人接触互联网的时间相对滞后，来自心理层面的技术使用不自信容易诱发技术焦虑与畏惧心理，削弱了农村中老年人的互联网使用信心，同时，由于互联网使用是一项脑力与体力并用的活动，因此色觉、触觉等感官功能以及手脚灵活度等反映出个体独立行动能力的生理健康指标也是影响农村中老年人互联网使用体验的重要因素[27]。除以上与传统人力资本紧密相关的变量外，后天形成的性格、偏好也在释放不可忽略的内生动力[28]。

总体而言，已有研究对于影响因素的选取，大概可以归纳为三个层面：一是个体内在特征；二是家庭资源禀赋；三是社区外部环境。个体内在特征层面，影响因素的选取主要集中于年龄、性别、受教育程度、婚姻状态、生理与心理健康状况等人力资本指标，其中，研究结论普遍认为教育年限是最能够显著提高中老年人互联网使用概率的因素之一（Gatto and Tak，2008）[29]，但是，也有学者提出受教育程度对互联网使用的促进作用依赖于通过学历影响职业、收入等变量所产生的间接效应（兰青、鲁兴虎，2019）[30]。此外，关于性别差异的因素，有研究表明男性居民上网比例明显高于女性居民（胡志海，2008）[31]，也有研究表明这一变量并没有显著性（汪斌，2020）[32]。家庭资源禀赋层面上，由于家庭资源禀赋被解释为以家庭为单位的内部成员所拥有的一切社会资源及个人能力的集合，如社会资本、人力资本、金融资本、自然资本及物质资本等生计资本。因此，家庭资源禀赋层面的变量选取则主要聚焦于收入、人口规模、人情礼支出和个体经营等反映家庭劳动力数量以及社会经济地位等变量。其中，关于收入这一变量的研究结论并不一致，有学者认为收入高低正向作用于农村中老年人互联网使用行为（pan and jordan-marsh，2010）[33]，也有学者认为收入与互联网使用行为的相关性并不确定（王若宾等，2014）[34]。社区外部环境层面上，多数研究认为，随着信息的迭代更新，物理意义上时空距离逐渐模糊，独立的网民个体在互联网技术的联结下相互交织，深刻内嵌于庞杂的社交网络之中，因此来自朋友、亲戚及家人等主要社交群体的社会支持是左右农村中老年人互联网使用决策的重要影响因素，同时，地区数字基础设施建设及智能手机可得性等变量也更能诱导中老年人的互联网使用行为（贺建平、黄肖肖，2020）[35]。

1.2.2 经济学视角下中老年人健康水平衡量及影响因素研究

1.2.2.1 健康的经济学意义与衡量

健康是个体追求价值实现与幸福生活的基本前提，同时也是国家繁荣民族振兴的根基所在，历来是社会各界高度重视的研究问题（韩春蕾等，2021）[36]。在早期，关于健康的概念内涵的探究与分析主要局限于人口学、医学和生物学的生理健康层面[37]，而从影响因素分析来看，对于性别[38]、年龄[39]、患病史[40]、学历[41]和婚姻状态[42]等人口学特征的验证普遍见诸报端。随着研究进展的深化与发散，健康问题逐渐演化为一个涉及心理学、管理学和社会学等自然科学与社会科学相互交叉融合的学术焦点[43]。从发展脉络来看，经济学科引入健康最早可追溯至20世纪60年代，学者们将其作为人力资本的重要组成部分并构建了健康生产函数（Grossman M，1972）[44]。在经济学科的视角下，健康携带明显的资本性质符号，个体出生时的健康资本存量由先天条件决定并随年龄增长而不断折旧，但是，通过后天的健康资本投资，健康存量能够实现增加或延缓折旧，由此也形塑了居民之间的"健康鸿沟"（成前、李月，2020）[45]。在现有的研究中，从经济学视角研究健康问题的文献浩如烟海，与本研究主题更加契合的聚焦于社会经济发展意义层面的相对具有代表性的研究视角可归纳为健康衡量指标体系构建、健康不平等与健康影响因素分析。

其一，健康衡量指标体系的构建与水平测度。根据研究视角的不同，指标设计有宏观与微观之分。宏观视角下，健康水平的衡量一般以国家、地区或城市等区域作为研究样本，指标选取从死亡率[46]、出生率[47]、预期寿命[48]、发病率[49]和婴儿死亡率[50]等具有高度概括性的，并且与生理素质密切相关的统计数据。微观视角下，健康指标的衡量则聚焦于个体的健康状况差异，其中，自评健康是大多数研究所采纳的代理变量，这部分学者认为个体是自身健康的第一负责人，对于自身健康状况的掌握最为清晰，因此自评健康能够综合全面地反映健康水平[51]。然而，也有学者认为，由于个体的认知水平与健康意识存在一定差距[52]，因此自评健康可能存在主客观不一致的"认知鸿沟"，进而导致结果的有偏估计[53]。其二，从健康不平等的视角出发，分析城乡中老年人健康不平等的现状及其成因。总体而言，宏观层面下我国中老年人的"健康鸿沟"普遍存在且程度深刻，而社会经济地位、收入差距则是导致健康不平等的主要原因和直接原因。换言之，健康不平等现象是我国基尼系数变化趋势的另一种表现方式。但是，具体到健康不平等程度的城乡差异层面，其研究结论尚未达成一致。既有学者认为城镇地区的中老年人健康不平等程度高于农村地区（周彬、齐亚强，2012）[54]，也有学者通过实证得到相反的结论（刘晓婷、黄洪，2015）[55]。其三，探讨健康的社会经济影响因素。在经济管理学的语境下，健康的影响因素讨论需要置于经济社会发展的大环境中，对于变量的提取离不开人类行为规律与组织制度逻辑的内核，主要讨论了社会资本[56]、社会支持[57]和社会参与[58]等与社会网络相关的因素如何影响健康水平，同时因社会经济地位的阶级隔阂导致的健康意识与健康管理行为差异是否会导致中老年人水平的不平等也得到了实证检验[59]。

1.2.2.2 农村中老年人健康水平及影响因素研究

通常情况下，健康风险将随年龄的增长而逐渐加剧，健康折旧速度也随之增加，故而在研究样本选择中，中老年人健康问题相对于其余年龄分层更具有现实意义，同时也得到更多学术界的关注与讨论（Jwu-Rong Lin et al.，2019）[60]。随着学科体系的丰富与研究问题的拓展，农业经济学视角下的农村居民健康水平及其影响因素的分析也逐步聚焦。与此同时，医疗技术进步与生育意愿弱化的同步交织推进从而不断加剧我国老龄化深度，并且，恶化趋势在农村地区显得更加严峻，农村中老年人"健康老龄化"的路径探索逐步上升为紧迫课题，学者们基于不同学科理论对此现实问题展开了多维度的定性与定量分析，不同于城镇中老年人的生产生活场景，改革开放时期的二元分割体制加速了"城乡鸿沟"的扩大，社会经济发展水平的巨大差距塑造了农村与城镇迥然各异的社区环境、制度体系与公共服务水平（王颂吉、白永秀，2013）[61]，与城镇中老年人相比，个体、家庭及社区的资源禀赋差距意味着农村中老年人的健康投资受到更多因素制约，高成本低收益的健康生产效率导致农村中老年人的健康折旧速度远高于城镇中老年人（张辉，2017）[62]，这也意味着对农村中老年人健康影响因素分析的着力点略显差异，除前文所归纳人口学特征以外，研究角度集中趋势较为明显的是基础设施建设、制度框架构建以及社会关系缔结等影响因素。

其一，探讨社区外部环境因素对农村中老年人健康的影响。基础设施建设水平对于健康的意义不言而喻（王丽敏等，2003；Donnell et al.，2008；Onda et al.，2012）[63-65]，而从相关性来看，公共卫生资源的分配对于健康资本累积至关重要，资源配置越丰富，健康生产效率也将随之提升（苗艳青，2008；卢海阳等，2013）[66-67]，相比较之下，农村地区的卫生资源相对稀缺是不争的事实，因此，呼吁加大公共卫生资源向农村地区倾斜是基本达成共识的主要政策含义之一（Jalan et al.，2003；Zhang，2012；李华等，2013）[68-70]。随着农村居民生活质量的提升，关于人居环境整治、社区休闲娱乐设施建设等反映社区生活环境质量的相关指标将如何影响农村中老年人心理健康也引起关注与讨论（卢杉、汪丽君，2021）[71]；此外，分析以空气污染为代表的公共环境破坏如何导致农村中老年人的健康损耗成为研究热点（Cropper et al.，1981；关楠等，2021）[72-73]。工业革命以来，人类社会的技术变迁虽然为生产效率的提高提供了强大动能，但是以牺牲生态环境建设作为代价，日益严重的空气污染程度显著加剧了哮喘、支气管炎等生理健康疾病的患病概率，进而弱化了农村中老年人的劳动供给，加速健康折旧（李佳，2014；陈帅、张丹丹，2020）[74-75]；此外，农村生活用能选择与居住方式安排也会对农村中老年人自评健康产生显著影响[76]。

其二，基于医疗保险与养老保险等制度层面的分析视角。医疗保险与养老保险作为农村社会保障体系与居民健康利益共同体构建的主要政策工具，对于农村中老年人的医疗风险分摊与养老负担缓解具有重要的现实意义（黄枫、甘犁，2010；程令国、张晔，2012；潘杰等，2013；眭钰淇等，2020）[77-80]。一方面，城乡医保整合能够有效降低农村中老年人健康损耗（郑超等，2021；洪灏琪等，2021）[81-82]；另一方面，养老保险的普及提高了农村中老年人的健康投资意愿（Polsky et al.，2006；Card et al.，2008；郭细卿，2017；刘子兰等，2019）[83-86]。此外，房屋拆迁[87]、易地搬迁[88]等涉及失地农民生计安置的配套制度完善与处理措施落实[89]也将对农村中老年人健康产生显著影响。

其三，从社会资本、社会支持和社会参与等社会关系视角讨论农村中老年人社会融入与健康的内在联系。自改革开放以来，"熟人社会"在市场浪潮的冲击下不断解构，留守农村中老年人由于人际交往的淡化及家庭成员的外出而表现出"原子化"的倾向（Simmel G，2002）[90]，社会参与活动的缺失加剧了社会隔离，这导致抑郁情绪与消极老化态度日趋严重，对身心健康产生负面影响（裴晓梅，2002；彭定萍、丁峰，2020）[91-92]。同时，由于家庭劳动力减少，农村中老年人的农业生产负担加重，增加了健康冲击风险（Hugo，2002；孙鹃娟，2006；芳菲，2009；Antman，2013；宋月萍，2014；舒玢玢、同钰莹，2017）[93-98]。但是，也有研究从新迁移经济学视角得出相反的结论，这些研究表明子女外出务工一方面通过居住方式变化提高了留守农村中老年人的自理能力（周芳丽，2020；陈彩霞，2000；王小龙、兰永生，2011；黄宏伟、潘小庆，2020；向楠，2020）[99-103]，另一方面则提高了子女对父母的经济支持能力，增加了健康资本投资（Massey et al.，1994；Adhikari et al.，2011；Kuhn et al.，2011；魏瑾瑞、张蝉蝉，2021；白兰、顾海，2021）[104-108]。

1.2.3　互联网使用对中老年人健康影响研究

健康是幸福的题中应有之义，也是个体追求自我价值实现的基本保障之一。从生理角度而言，迈入中老年人生阶段后，年龄的增长一般意味着个体的行动与认知能力将随之日益弱化，因此如何促进中老年人的认知学习与知识体系重构是巩固健康等人力资本的关键所在（Shapira N. et al.，2007）[109]。1967年，美国学者Parsons提出的再社会化理论认为，即使个体进入中老年之后，也可以通过持续学习的方式动态更新技能认知从而促进自身的社会融入[110]。这种不断自我完善的过程将有助于中老年人维持良好的健康状态和延长预期寿命（Palmore et al.，1976）[111]。毋庸置疑，21世纪全球已进入数字化时代，信息的存储体量与传播速度不可同日而语，在技术变迁的冲击下，中老年人也不可避免卷入信息旋涡之中，互联网使用不再局限于年轻人，中老年人的"数字鸿沟"渐趋弥合，越来越多的"银发一族"开始接触互联网并将其作为晚年生活不可或缺的构成部分（Smith，2010）[112]，如何充分利用互联网的技术赋能，驱动中老年人的社会融入，进而拓展中老年人健康资本积累路径逐渐成为学术界关注的热点。

已有文献多数证实了互联网使用有助于中老年人健康影响水平的保持或促进，其中主要实现路径之一在于互联网使用能够为中老年人传递许多富含科学价值的健康信息，进而促进中老年人有意识地培养与调整契合自身身体素质客观事实的健康管理行为（Alwyn T Cohall et al.，2011）[113]。一方面，网上医疗咨询平台有效破除了医患之间的沟通壁垒，简化了原本繁琐的就医程序。首先，对于患者而言，相较于线下门诊，网络问诊不仅节省了来回医院的"鞋底成本"，同时也避免了对线下医疗资源的占用，缓解了医院的拥堵程度，提高了医疗卫生资源的利用率[114]；其次，网络平台的匿名提问，对患者隐私起到了很好的保护作用，淡化了患者的防备情绪[115]。另一方面，互联网有效缓解了个体健康管理中信息的不对称问题。交易双方的信息不对称会引发逆向选择的道德风险，而互联网平台则有效提高了医患需求的匹配度[116]。Mcmullan认为早期的医疗专业知识掌握在医生手中，而互联网则打破了专业知识壁垒，有助于居民更好地管理自身健康[117]。Wangberg的研究表明，相对于不使用互联网的用户，经常使用互联网的用户拥有更好的健康状况[118]。但Dutta-Bergman的研究则指出，互联网使用能否促进用户健康还取决于用户自身是否有较强的健康信息搜索意愿[119]。在相对封闭的农村地区，互联网无疑是一个高效信息检索工具，农户通过公众号等自媒体平台获取医学相关信息并强化健康行为的培养，朋友圈以及亲朋好友交友群中的"养生信息"分享就是一个现实的佐证[120]。尤其是对农村留守老年人而言，知识壁垒的限制导致大部分的农户健康知识匮乏，并且根深蒂固的封建思想也潜移默化地驱使老年人盲目求神拜佛、迷信偏方的非理性就医行为，而互联网在很大程度上破解了老年人在医疗健康知识获取、主治医师选择等信息不对称问题，老年人在就医前能够足不出户检索海量信息，选择更加正确的治疗途径，从某方面来说这也弥补了子女外出务工而难以兼顾照料老人的义务缺失[121]。

除此之外，互联网对生产生活的深刻嵌入改变了中老年人的学习、工作以及社交娱乐方式（崔晓龙，2021）[122]，线上社交空间的塑造与工作技能的提升激活了中老年人的社会融入意愿，加速了再社会化进程（许肇然，2017）[123]，并且，在中老年人感到孤独抑郁时，互联网使用能够为个体的情感慰藉寻求以及情绪宣泄疏导提供私密空间，有利于中老年人进行痛苦的自我管理，进而促进生理与心理健康（Moult A，2019）[124]。此外，也有研究表明不同互联网使用方式会造成影响效应的差异，增加互联网学习的频率更有助于健康状况改善（汪连杰，2018）[125]。但是，关于互联网使用是否能够促进中老年人的心理健康，其研究结论并不一致，Miller（2002）[126]认为，互联网使用赋予了孤独的中老年人以深厚的社会支持，并且有助于幸福感的增强。因此，强化"互联网学习思维"的意识形态塑造能够有效减缓中老年人的认知能力衰退，有助于保持年轻心态改善健康状况（毛丽萍，2018）[127]。Aggarwal Bhumika等人（2020）[128]从社交网络外延、社会资本存量增加以及信息获取渠道扩宽三个维度论证了互联网使用对中老年人生活质量优化的微观作用机理。赵建国、刘子琼（2020）[129]基于再社会化理论，利用CGSS2015的数据实证分析了互联网使用对老年人心理与生理健康的显著正向影响，且心理健康的影响效应优于生理健康。而对此持不同看法的学者则认为互联网中充斥着的暴力、犯罪等负面信息不利于中老年人心理健康（Kraut R，1998）[130]。

1.2.4 社会信任对中老年人健康影响研究

群居动物的生物本质意味着任何个体都难以脱离社会网络串联而完全独立生活（Antonucci et al.，2008）[131]，从人类社会的宏观层面来看，全球一体化进程的持续深化不断驱动要素集聚，人类命运共同体的利益联结程度必然有增无减（杨抗抗，2019）[132]，基于个体微观视角，交通通信的发达模糊了传统社交的时空距离限制，地域、阶层、学历以及经济等内在与外部因素对于社交的制约逐渐弱化，而通过社交网络的扩张，个体的社会活动参与机会也随之增加，在与社会双向互动的过程中，人际关系感知[133]、制度体系建设水平[134]与法治保障[135]等多方面因素均会影响个体之间的社会信任感知，而社会信任水平又将决定个体的社会融入意愿与行为决策，进而通过社交促进与经济增长的双重维度对个体健康产生影响（徐延辉、史敏，2016）[136]。之于中老年人，社会信任对于激活社会融入意愿，改善消极老化态度，进而促进身心健康具有重要的现实意义[137]。

其一，通过增强中老年人的社会参与积极性而促进或抑制身心健康状态。社会参与是一个广泛应用于多学科的学术用语，核心内涵是描述个体在社会网络中的互动与分享，美国社会学家伯吉斯于20世纪40年代最早将该概念引入老年人研究，由此奠基了社会参与之于中老年人社会价值开发、健康状况增益的研究视角（德克尔，1986）[138]。从发展脉络来看，国外学者首先探讨了社会参与的概念，将社会参与定义为个体与个人或组织依托于活动形式而发生的交流互动（Sherman S R，1981）[139]，并从介入节点[140]、角色定位[141]、活动融入[142]及资源活化[143]等角度丰富了社会参与的内涵。国内学者则着重关注社会参与对于中老年人社会资源整合、挖掘与利用[144]的现实意义，强调社会参与是中老年人自我价值实现[145]、提升晚年幸福感[146]的有效途径。此后，关于社会参与对中老年人健康的影响也逐渐引起关注，研究表明，通过家庭型、工作型、社交型和娱乐型等不同类型的社会参与途径，中老年人原本相对固化的社会关系将接受重新构造，社交能力得到重复锻炼，这不仅及时更新了知识网络体系提高了健康意识，还多维度拓展了劳动技能、提升了独立行动的自主性（张文娟、赵德宏，2015）[147]，进而对身体健康与心理健康产生正向推动作用（陈洁瑶等，2021）[148]。此外，在活动参与过程中，中老年人被赋予新的社会角色，因社会活动类型及载体而动态变化的角色定位不断充实中老年人获得感、满足感与幸福感[149]，自我价值实现的个人发展感知逐渐冲散负面情绪，塑造了积极的自我老化态度，维持了积极乐观的心态情绪，改善了精神健康与生理健康，尤其是对处于亚健康状态的中老年人而言，这种促进效应会表现得更加显著（Sugisawa H，1994；Cattell V，2001；丁志宏，2018）[150-152]。

其二，通过强化中老年人的制度信任而构建社会保障命运共同体。制度是集体行动的内在逻辑，是理性经济人行为决策的主要影响因素之一。作为社会经济活动秩序的保障和个体行动的指向标，制度信任是简化交易复杂性与保证契约公平性的重要措施[153]。从文化根基的角度而言，"人情世故"是中国人社交网络赖以维系的信任依托，基于血缘、业缘、学缘和地缘等嵌入情感支持因素的关系纽带是左右人际信任的主要元素（Luhmann N，1979）[154]。但是，当社会运作缺少关系纽带的支撑，人际信任的建立与维持就变得步履维艰，这不仅制约了社会文明的进步，同时也限制了交易从"熟人圈"到"生人圈"的外延，不利于市场化程度的深化（周怡，2013）[155]。为了提高社会发展的稳定性，由政府主导、辅之以社会多元主体协同合作，拓展了人际信任地域范围与主体边界，进而不断推动正式制度与非正式制度的确立与完善就显得尤为重要（白春阳，2009；张海燕，2017）[156-157]。对于中老年人而言，医疗保险、养老保险等社会保障体系的完善不仅为人类命运共同体奠定了制度基础，而且为抵御疾病风险提供了有力的资金保障（张艳霞等，2021）[158]，当中老年人对政府的信任度较高时，成本最小化、收益最大化的原则会驱使中老年人更加倾向于选择社会保障制度的合作，加固社会保障体系，扩大辐射范围[159]。此外，社会信任水平的提升也会增强中老人对于医院、福利院、救济站和志愿组织等社会机构的信任，当中老年人遭遇健康冲击时，寻求正规疗养机构帮助的意愿会更加强烈，提高了治疗的及时性、高效性和有效性，进而促进身心健康状况的改善。

1.2.5　就业参与对中老年人健康影响研究

基于马斯洛需求层次理论，个体发展的最终追求在于自我价值的实现（Maslow，Abraham）[160]。一般来说，中老年人经过青年阶段的劳动成果积累，基本储备了相应的社会资源以满足生理、安全及社交的基础需求，而与此同时，生理衰老的事实意味着绝大部分中老年人的劳动技能和身体素质可能难以继续承担高负荷、耗脑力的工作，不得不选择退休或暂时退出劳动力市场，对于自尊心较强的中老年人而言，从工作中获得的成就感与体验感缺失会触发无奈的挫败感，加剧其消极的自我老化态度，对精神健康产生抑制作用（Dave D，Rashad，et al.，2008；Behncke S，2012；郑超等，2021）[161-163]。此外，由于闲暇时间充裕，中老年人容易重复空洞的生活状态，陷入迷茫的中老年人在寻求刺激的驱使下可能会沾染嗜烟嗜酒等不良习惯，不仅对生理健康造成冲击进而增加慢性疾病罹患风险，而且不利于积极向上的生活观念塑造和科学养生的健康管理行为培养，导致本就匮乏的健康资本进一步加速折旧（Hurd M Rohwedder S，2003；Kuhn A，et al.，2010；刘国恩等，2017；A Marco Bertoni，et al.，2018）[164-167]。

为了缓解老龄化社会带来的负面影响，也为减轻青壮年的家庭养老负担，不少学者开始呼吁推进"积极老龄化"[168]与"成功老龄化"[169]，前者聚焦于心理健康的缓解[170]，提倡由政府或社会组织举办各类正规且富有教育意义的社会活动为中老年人提供多元化的社会融入途径[171]，保障中老年人的参与机会及优化生活质量[172]，进而最大化提高健康增益。后者则侧重于生理机能老化的延缓[173]，鼓励中老年人通过增加体育锻炼频率、定期体检、规律作息和及时就诊等动态监测身体状况的变化[174]，进而依靠科学的医学干预手段而降低患病概率[175]、延缓认知水平下降[176]、增强自主行动能力[177]，构造个体与社会的良性平衡关系。此外，不同于以上两种"健康老龄化"的思想理念，也有学者提出应加快推进"生产性老龄化"。"生产性老龄化"由美国老年学家巴特勒于1982年首次提出，他认为中老年人是被闲置的社会资源，依靠推动医学技术进步与转变健康管理意识等方式促进预期寿命与人力资本的横纵延伸，通过激活中老年人社会融入意愿而有效挖掘劳动力价值，体现中老年人在社会、家庭与组织中的分工[178]。换言之，"生产老龄化"虽然同样提倡中老年人通过"参与"而加强社会融入，但对于参与途径更加强调"生产"功能并关注产出，抛开中西方文化差异，西方学者的"生产老龄化"在中国文化语境中可以与"老有所为"的理念相互置换（穆光宗，2015；童红梅、楼玮群，2016）[179-180]。在经济学中，生产是社会财富持续增长的源泉，而就业参与则是社会生产的主要依托载体。因此，"生产老龄化"模式的社会共建需要依赖于中老年人就业权益保障以及再就业机会的扩大（赵怀娟，2010）[181]。

关于"生产老龄化"对中老年人健康的影响，已有多数研究给出了肯定的答案。相较于退休后赋闲在家的中老年人而言，实现再就业的中老年人表现出更好的健康状态（Charles K K，2002；Coe N B，Zamarro G，2011；Grip A D et al.，2012）[182-184]，不仅体现在日常活动能力的提升[185]，还会降低慢性病的患病概率[186]，并且，随着年龄的增长，因就业参与而带来的活动频率增加对于延缓身体机能衰老能够发挥更强的影响效应[187]。但是，就业参与对认知能力与心理健康的积极作用却不具备统计学意义上的显著性（黄乾、于丹，2019）[188]，甚至就业参与对中老年人的生活满意度及抑郁情绪缓解产生了负向影响，尽管这些影响同样不显著[189]。关于就业参与对于中老年人健康的影响路径，已有研究也进行了讨论。首先，劳动市场的制度规范提高了中老年人的作息时间的规律性[190]，强化了健康意识，正向引导了健康管理行为，有助于生理健康障碍规避[191-192]；其次，就业参与增加了中老年人的收入，预算约束边界的外移触发无差异曲线发生"替代效应"与"收入效应"，进而提高了中老年人的效用，促进健康资本的投资，延缓健康折旧（宋璐，2021）[193]。虽然就业参与中老年人健康具有重要的现实意义，但是，由于保守观念的社会文化背景、就业市场的政策不完善以及经济水平的欠发达等外部因素制约，导致中老年人的劳动参与机会十分有限，国内学者对于二者内在联系的实证分析仍然相对欠缺（鲁晓明，2021）[194]。

1.2.6 文献述评

1.2.6.1 关于农村中老年人群的分析需要聚焦与深化

当前关于互联网使用与健康内在关系的文章基本以公开数据或调研数据作为实证材料，样本涵盖了不同年龄分层及户籍，而农村中老年人或是作为农村居民样本构成之一而融入城乡居民异质性分析之中或是与农村居民合并讨论，鲜有研究单独讨论农村中老年人群体。但是，我们必须承认城乡发展差距仍然客观存在，这意味着农村中老年人样本在互联网使用及健康水平具有明显的"健康鸿沟"与"数字鸿沟"，从这个角度来看，有必要针对农村中老年人的样本展开深入论证。

1.2.6.2 核心变量的科学性、综合性存在提升空间

关于被解释变量的视角解读相对片面。已有文献中对于健康的代理变量选择或聚焦于自评健康、生理健康和心理健康三者之一，鲜有研究从三个维度进行综合分析，此外，三个维度的健康指标也过于局限，往往以单一指标替代。综合性、全面性及客观性仍存在较大提升空间。另外，关于解释变量的深度可以进一步拓展与挖掘。已有研究中对于互联网嵌入的定义常常以"是否使用互联网"作为核心解释变量，但是，个体异质性意味着互联网使用方式、特征与习惯相差甚远，仅以是否使用互联网作为唯一衡量指标难以体现研究深度，也不能直观反映互联网嵌入程度对不同维度的健康是否会造成影响效应的异质性。

1.2.6.3 基于社会信任与就业参与视角的影响机制的理论分析框架与实证检验有待补充

已有文献中对于互联网使用影响中老年人健康的微观作用机理探讨较少涉及社会信任与就业参与。在数字经济时代，互联网对农村中老年人生产生活的嵌入程度随时间推移而日益深刻，不仅改变了就业参与方式，还推动社会信任重构，但是，已有文献较少从社会信任与就业参与的视角来完善互联网嵌入对

农村中老年人健康的影响机制，不仅理论分析框架有待构建，并且实证检验更缺乏，其影响方向、影响效应及内生性问题克服都有待明晰。

1.2.6.4 计量经济学范式的规范性可进一步加强

已有文献多数仅计算互联网使用对健康的影响程度，忽略了边际效应计算。另外，内生性问题克服的工具变量而外生性检验多数缺失，并且稳健性检验基本仅选择替换关键变量的单一方式，利用PSM、替换模型和提取新变量等对结论更具说服力的计量方法采纳较少，整体而言，实证分析了部分的计量经济学研究范式的规范性可进一步加强。

1.3 研究目标、研究内容与研究方法

1.3.1 研究目标

本研究的关键目标是从农村中老年人个体微观视角构建互联网嵌入通过社会信任与就业参与的中介作用进而促进农村中老年人健康的影响机制。首先，基于中国家庭追踪调查的数据，应用规范计量经济学方式解释互联网嵌入对我国农村中老年人主观健康、生理健康及心理健康的影响效应并分析异质性。科学探讨农村中老年人互联网嵌入模式的合理化路径，以此促进了农村中老年人互联网用户数量与使用质量的协同推进，为互联网技术赋能农村中老年人健康老龄化、积极老龄化与生产性老龄化提供政策制定的科学决策依据。

目标一：立足于学科交叉，通过对经济学与社会学的相关理论基础的有机融合，系统地梳理健康经济学视角下的互联网与农村中老年人健康研究发展脉络，构建互联网嵌入对农村中老年人健康影响的分析框架与内在逻辑，阐述社会信任与就业参与的微观作用机理。

目标二：以官方公开数据为依据，从宏观层面描述我国农村互联网发展历程与现状，从微观视角分析我国农村中老年人互联网使用与健康的现状与特征，并基于统计分析范式审视二者可能存在的内在联系，呈现基本事实。

目标三：基于中国家庭追踪调查（CFPS）的数据，实证检验互联网嵌入对农村中老年人自评健康、生理健康和心理健康的影响。

目标四：基于研究构建的分析框架，从个体微观视角实证分析互联网嵌入对农村中老年人健康影响的微观作用机理，并进一步分析影响效应在不同地区

分布与不同年龄分层中的异质性。

目标五：根据本研究的量化结果，联系现实情况，从健康影响效应扩大的角度思考提升农村中老年人互联网嵌入质量的优化路径。

1.3.2　研究内容与研究方法

1.3.2.1　构建互联网嵌入对农村中老年人健康影响机制的理论分析框架

以Grossman-Becker健康需求模型为基础，构建考虑互联网嵌入的农村中老年人健康生产效率进步模型，为理解农村中老年人健康生产偏好转型与健康生产成本下降的内在逻辑及驱动机制提供了一般化的理论分析框架。首先，基于信息不对称与网络外部性理论分析互联网嵌入对农村中老年人社会信任与就业参与的影响。其次，从再社会化理论角度分析了社会信任与就业参与对农村中老年人健康生产效率的影响，进而分析互联网嵌入在推动农村中老年健康生产效率进步中的作用，系统性地在理性层面上剖析了互联网嵌入的健康生产效率约束下农村中老年人健康生产"收入替代效应"的形成机理。最后，基于分析框架的构建，提出研究假说，为后续的实证分析奠定了理论依据。

1.3.2.2　分析我国农村互联网发展建设趋势以及农村中老年人互联网嵌入特征与健康水平现状

该部分内容主要对应本书第三章与第四章。首先，结合CNNIC在2000—2020年发布的39~47次互联网发展报告，基于宏观层面上从互联网普及率、农村互联网用户增长规模等视角解读我国农村互联网发展趋势。其次，基于中国家庭追踪调查（CFPS）2010—2018年五期数据从微观个体视角分析农村中老年人互联网嵌入特征与健康现状，利用参数方差检验等统计分析方法验证二者的数学关系，以此表征互联网嵌入与农村中老年人健康的基本事实。

1.3.2.3　分析互联网嵌入对农村中老年人健康的影响并计算平均边际效应

该部分主要对应本书的第五~第七章。首先，以互联网使用、使用时长、使用频率、使用偏好、使用认知和互联网信息获取重要性等指标构成研究的解释变量互联网嵌入，以自评健康、生理健康和心理健康构成被解释变量农村中老年人健康。在此基础上，分别计算互联网嵌入及其分项变量对农村中老年人自评健康、生理健康与心理健康的影响并计算平均边际效应。在此过程中，研究进一步加入年龄平方与互联网使用时长平方两个变量以讨论年龄及互联网使用时长与农村中老年人健康的函数关系。换言之，年龄的增长与互联网使用时长的持续增加是否会带来影响效应的线性递增，抑或是存在一个边际效应递减的临界值以描绘出"物极必反、否极泰来"的哲学规律轨迹。其次，选取"社区互联网普及率"克服可能存在的内生性问题以测算真实的影响效应。最后，通过替换关键解释变量、被解释变量与更换基准模型以及PSM等方法的综合运用对以上研究结论进行稳健性检验，以此全面考察互联网嵌入对农村中老年人健康的影响。

1.3.2.4　实证检验互联网嵌入对农村中老年人健康的影响机制并分析异质性

互联网嵌入对农村中老年人健康影响建立在再社会化进程的推动，而社会信任与就业参与对于激活农村中老年人社会融入意愿具有显著的驱动作用。因此，该部分首先实证分析互联网嵌入对农村中老年人社会信任与就业参与的影响程度并计算平均边际效应，同时，对解释变量互联网嵌入与中介变量社会信任及就业参与进行了内生性问题克服以解决可能存在的反向因果关系。此外，在此部分同样引入年龄与互联网使用时长的二次项，以验证年龄及互联网使用时长是否与农村中老年人健康维持线性关系，在此基础上，进一步对函数关系进行Utest检验以排除函数仅在某段呈现凸型关系的伪"U"型结果。其次，基于中介效应模型验证互联网嵌入是否会通过社会信任与就业参与的中介作用影响农村中老年人健康。最后，对影响效应进行了地区分布及年龄分层的异质性分析。

1.4　结构安排与技术路线图

1.4.1　结构安排

导论。本章基于互联网对农村中老年人生产生活嵌入程度日益深刻及农村老龄化趋势不断加剧的时代背景，聚焦于互联网嵌入对农村中老年人健康影响的现实问题，提出社会信任重构与就业参与促进的研究视角。首先，本章整理国内外相关研究的演变脉络并针对可能的不足之处进行综合性的文献述评，以此引出本研究的学术边际贡献，并阐明现实意义。其次，明确分析互联网嵌入对农村中老年人健康影响机制的研究目标、内容、方法以及采取的技术路线图。最后，简要说明本研究的特色及可能的创新之处。

概念界定、理论基础与分析框架。本章首先对本研究的研究群体农村中老年人、被解释变量健康以及解释变量互联网嵌入等学术概念进行研究范围界定。其次，简要论述健康需求模型、社会信任、社会参与及信息不对称等研究的理论基础。最后，在梳理互联网嵌入对农村中老年人影响机制的基础上，进一步基于健康需求模型进行了数理模型推导，进而构建本研究的理论分析框架。

数据来源、变量设定与计量策略。本章主要进行一些实证分析前的准备工作。首先，简要说明研究的数据来源及处理过程。其次，根据本研究构建的分析框架并结合已有文献数据设定研究变量并给出相应依据，同时，选取CFPS问卷中的具体问题并按照实证要求重新赋值以作为代理变量。再次，对筛选后的样本数据进行描述性统计分析以初步刻画各变量的现状轮廓。最后，遵循实证分析思路构建本研究所需的Ordered Probit、Probit、Ⅳ-2SLS、Ⅳ-Probit、OLS和PSM等计量经济模型。

互联网嵌入与农村中老年人健康的基本事实。本章将基于中国家庭追踪调查（CFPS）2010—2018年五期数据，从个体微观视角剖析我国农村中老年人的互联网嵌入特征以及健康现状。首先，对我国农村中老年人的上网途径、使用时长、使用目的与使用频率进行分析。其次，从自评健康、生理健康以及心理健康三个维度描述我国农村中老年人的健康现状。最后，通过方差检验、交互分析等统计学检验尝试明晰了二者的内在联系。

互联网嵌入与农村中老年人自评健康。本章的研究目标在于实证检验互联网嵌入对农村中老年人自评健康的影响，由于解释变量互联网嵌入涵盖了13项变量，因此选择以"分—总—分"的思路展开研究步骤。首先，以清理后的中国家庭追踪调查（CFPS）2018期数据作为样本来源，将农村中老年人自评健康作为被解释变量，构建Ordered Probit模型分别实证分析互联网使用、使用时长、互联网信息获取重要性、互联网使用频率、互联网学习频率、互联网工作频率、互联网社交频率、互联网娱乐频率、互联网商业活动频率、互联网认知、互联网学习优先级、互联网工作优先级、互联网社交优先级、互联网娱乐优先级和互联网商业活动优先级等变量对农村中老年人自评健康的影响并计算相应的平均边际效应，随后，利用因子分析法从以上变量中提取公因子作为核心解释变量互联网嵌入，同样分析影响及平均边际效应。在此基础上，引入年龄平方与使用时长平方变量以验证年龄与使用时长与农村中老年人心理健康是否保持线性函数关系抑或是呈现"U"型的非线性函数关系。其次，利用stata均值命令求取"社区互联网普及率"作为工具变量，在完成有效性检验的步骤后对前文的变量影响关系分别进行Ⅳ–2SLS及Ⅳ–Probit回归以克服可能存在的内生性问题。最后，通过替换关键解释变量与被解释变量、更换基准模型以及PSM方法对研究结论进行稳健性检验以验证结论的准确性、科学性和有效性。

互联网嵌入与农村中老年人生理健康。本章的研究目标在于实证检验互联网嵌入对农村中老年人生理健康的影响。由于被解释变量农村中老年人生理健康涵盖了身体不适、因病住院、慢性病确诊、支气管炎确诊、哮喘确诊、BMI和慢性呼吸道疾病确诊等分项指标，因此，本章研究遵循"分—总"以及"总—分"的思路展开研究步骤。首先，分析解释变量互联网嵌入及分项指标对被解释变量农村中老年人生理健康综合指标并计算平均边际效应，特别地针对年龄及互联网使用时长与农村中老年人生理健康是否保持线性相关，引入两个变量的平方项进行验证，在此基础上，进一步对函数关系进行Utest检验以排除伪"U"型函数关系。其次，分析互联网嵌入及分项指标对农村中中老年人生理健康障碍感知分项指标的影响并计算平均边际效应。再次，选取"社区互联网普及率"作为工具变量对前文的影响关系结论进Ⅳ–2SLS及Ⅳ–Probit回归以克服可能存在的内生性问题。最后，通过替换关键解释变量与被解释变量、更换基准模型以及PSM方法对研究结论进行稳健性检验以验证结论的准确性、科学性和有效性。

互联网嵌入与农村中老年人心理健康。本章的研究目标在于实证检验互联网嵌入对农村中老年人心理健康的影响。研究步骤的展开同样遵循"分—总—分"的思路。首先，以CESD–8（抑郁水平测试分值）表征农村中老年人心理健康水平，构建OLS模型分别对互联网嵌入及其构成变量进行实证分析。其次，同样引入年龄平方与使用时长平方变量以检验年龄及使用时长对农村中老年人心理健康的影响效应是否保持线性函数抑或是呈现"U"型的非线性函数关系。最后，同样通过替换关键解释变量与被解释变量、更换基准模型以及PSM方法对研究结论进行稳健性检验以验证结论的准确性、科学性和有效性。

影响机制检验：基于社会信任与就业参与视角。健康虽然是一种能够带来效用的商品，但是无法直接从市场购买，而是需要依赖于卫生保健服务等中介形式且经过一定时期的加工，即健康生产需要投入时间成本，而农村中老年人的健康生产建立在社会融入的基础之上。因此，本章从农村中老年人社会融入过程的健康生产时间的角度讨论社会信任与就业参与的中介作用，本章将从社会信任与就业参与的视角讨论互联网嵌入是否促进农村中老年人健康。首先，基于中介效应模型实证检验了互联网嵌入通过社会信任与就业参与对农村中老年人自评健康、生理健康以及心理健康的影响及平均边际效应。其次，选取社区互联网普及率作为工具变量进行Ⅳ-Probit估计以克服中介变量的内生性问题，利用PSM进行稳健性检验。最后，从地区分布与年龄分层的视角分别分析了以上两种微观作用机理在东部、中部、西部地区以及中年人与老年人群体中的异质性。

主要结论、政策建议与研究展望。本章归纳总结了互联网嵌入对农村中老年人自评健康、生理健康及心理健康影响以及互联网嵌入通过社会信任与就业参与的微观作用机理影响农村中老年人健康的主要研究结论，并据此提出了隐含其中的聚焦微观个体决策逻辑，贯彻"提速降费"分摊成本；驱动认知约束外延，破解偏好组合固化；协调社交空间过渡转换，重构"熟人社会"声誉机制；干预使用时长"物极必反"定律，释放年龄增长"否极泰来"效应；发展市场经济完善制度体系，交织社会信任就业参与良性循环；高屋建瓴站位顶层设计，因材施策统筹区域平衡；助力中年人自我价值实现，形塑老年人"返老还童"心态等政策含义，并进一步提出今后的研究方向的期待。

1.4.2　技术路线图

基于以上研究目标、研究内容与结构安排，本研究的技术路线图如图1-1所示。

1.5　创新点与不足之处

1.5.1　创新点

本研究的特色或学术边际贡献主要有以下几点。

其一，本研究为从微观个体视角理解互联网嵌入对健康影响提供了相对完整的分析框架。研究从农村中老年人微观个体视角层面拓展了健康需求模型、社会信任理论和再社会化理论等理论工具的应用空间与场景，构建互联网嵌入对农村中老年人健康影响机制的分析框架，明晰社会信任与就业参与的微观作

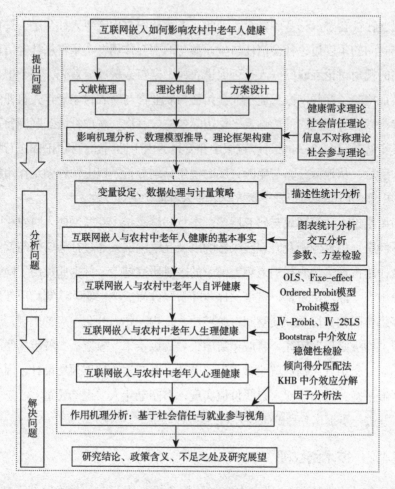

图1-1　技术路线图

用机理。首先研究基于社会信任理论，分析互联网嵌入如何重构农村中老年人
社会信任水平，激活社会融入意愿，进而促进农村中老年人社会参与。其次，
基于社会化理论、活动理论，分析互联网嵌入如何推动农村中老年人的就业参
与，进而加速再社会化进程。通过以上理论工具的应用及文献脉络梳理，从农
村中老年人微观视角创新性构建了"互联网嵌入—社会信任重构—就业参与促
进—农村中老年人社会化进程加速—健康增益"的影响机制。同时，基于健康
需求模型，通过数理模型推导，论证互联网嵌入对农村中老年人健康生产效率
提升的形成机理以及由此诱发的健康生产行为调整的内生逻辑，提供了"收入
替代效应"的分析框架。在一定程度上拓展了健康需求模型、社会信任理论、

活动理论和社会参与理论等理论体系在农村中老年人健康经济学领域的应用，丰富互联网嵌入对农村中老年人健康的影响机制。

其二，本文是已有研究中少有的专门聚焦于互联网嵌入对农村中老年人健康影响的理论与实证研究。农村中老年人的健康历来是学术界关注的焦点，涉及农村社会学、农业经济学、公共卫生和卫生经济学等多样化学科的交叉融合，但是关于"互联网+农村中老年人健康"的呼吁更多是从定性层面上探讨宏观层面的优化路径，本研究是已有研究中较少专门针对互联网嵌入对农村中老年人健康影响的理论与实证研究。研究以公开数据库（CFPS）作为数据样本来源，运用规范的计量经济学范式实证检验互联网嵌入如何影响农村中老年人自评健康、生理健康及心理健康，在此基础上，研究从社会信任与就业参与的中介作用视角验证了影响机制的微观传导机理。进一步地研究分析了影响机制在不同地区与不同年龄分层的异质性。此外，在所有实证过程中，针对变量之间可能存在的内生性问题，研究均通过计量经济学应用进行克服。

其三，拓展与延伸核心变量选取范围，提高研究深度，深化研究结论的科学性、准确性与全面性。第一，被解释变量农村中老年人健康衡量的多维度延伸，本研究的被解释变量为农村中老年人健康，从主观健康与客观健康两个维度构建。主观健康以自评健康作为代理变量，客观健康则细化为身体健康与心理健康。身体健康层面上，选取的代理变量有"过去两周身体是否不适""过去12个月是否因病住院""半年内是否有慢性病"等可识别健康状况的客观指标。此外，本文进一步利用身高体重数据测算了具有身体质量指数（BMI），将其作为客观健康的一部分。心理健康层面上，本研究根据流调用抑郁自评量表（center for epidemiologic studies depression scale，CES-D）作为抑郁水平分值的表征。解释变量方面，相对于单一的互联网使用，本研究以互联网嵌入替代，涵盖使用时长、信息获取、使用频率、使用偏好、使用认知和使用目的等分项变量，变量选取的拓展延伸有效提高了研究深度。第二，对于部分变量选取有相对创新，例如，对于空气污染的代理变量选取，本研究从呼吸道慢性病患病概率进行思考，联系到CFPS问卷中有询问受访者的哮喘与支气管炎患病史，因此以CFPS问卷中的社区编码作为依据，求取社区中确诊哮喘或支气管炎样本的比重，以此精准定位每一个农村社区的呼吸道慢性病患病概率，并作为空气污染程度的衡量指标。

其四，本研究揭示了互联网嵌入质量分化对农村中老年人健康影响的异质性。现有关于互联网使用与居民健康内在联系的研究中，大多数研究给出了肯定的结论，然而，鲜有研究关注到互联网嵌入质量分化所造成的影响效应差异，本研究不仅从整体层面实证分析了互联网嵌入对农村中老年人自评健康、生理健康及心理健康的具体影响，并在此基础上，聚焦于使用互联网的农村中老年人样本，深度剖析了互联网使用时长、使用频率、使用认知，以及不同使用偏好对农村中老年人自评健康、生理健康和心理健康的影响并进行量化，特别是本文分别检验了互联网学习、工作、社交、娱乐以及商业活动的使用频率与使用认知区别于自评健康、生理健康与心理健康影响的不一致，从整体与微观视角解析互联网嵌入质量对农村中老年人健康的影响差异。

其五，本文探究变量之间的非线性函数关系并进行Utest检验。已有研究对于互联网嵌入时长以及年龄对农村中老年人健康的影响基本止步于线性函数的计算，为了探究潜入时长与年龄是否会呈现"物极必反""否极泰来"的非线性函数关系，本研究分别引入了互联网使用时长二次项以及年龄二次项，通过求导获取临界值并进行Utest检验以确保不是伪"U"型曲线，在此基础上，进一步绘制了相应的函数图以全面呈现函数关系。

1.5.2　不足之处

1.5.2.1　因遗漏变量所导致的有偏估计

为了尽可能提高研究结论的精确性，本研究从个体内在特征、家庭资源禀赋以及社区外部环境三个层面加入了诸多控制变量，但是由于真实世界中的社会经济文化等因素是一个错综复杂且相互交织的集合，并且，CFPS微观数据库的社区、乡镇及县市等代码为保密信息，因此在控制变量层面较少考虑到县、市及省域层面的影响因素。此外，关于健康影响的因素不胜枚举，未能通盘考虑，因此，研究可能仍然遗漏了重要变量而造成一定程度的有偏估计。

1.5.2.2　个体认知差异形塑主客观健康水平的不一致

个体是自身健康的第一负责人，对于自身健康状况变化最具发言权，因此自评健康成为多数研究认可的有效标准。但是，尽管自评健康很大程度上反映了个体健康状况的综合评价，却仍然不得不承认健康感知与健康认知存在着密不可分的关系，在不同的情景中，健康感知往往会受到学历高低、社会经济地位和文化风俗等因素的干扰，进而导致自评健康等级的过分夸大与相对保守。尤其是对中老年人而言，年龄的增长加剧了身体机能的老化，记忆力下降、患病风险提升等健康冲击严重影响了农村中老年人的健康感知，而健康感知与真实健康的失衡很大程度上造成了自评健康的失真。本研究的被解释变量农村中老年人的自评健康、生理健康及心理健康可能存在"病与非病"的认知与现实的鸿沟。由此在一定程度上会影响本研究的估计结果。

1.5.2.3 对于互联网嵌入程度的衡量可进一步完善丰富

为了多维度地反映农村中老年人的互联网嵌入特征，本研究选取了互联网使用时长、信息获取、使用偏好与使用认知等变量，但是，由于CFPS的互联网使用模块信息搜集有限，因此微观视角下的农村中老年人的互联网嵌入模式与特征仍然可以继续完善与丰富。例如，对于在农村中老年人群体中风靡一时的短视频软件的使用频率并未考察，对于农村中老年人健康信息获取意识与能力也较少涉及。此外，与已有研究比较，本研究的互联网嵌入更多地着重于联系度、匹配度的考察，对于牺牲感的考察力度不足，后续研究中有待进一步补充。

2

概念界定、理论基础与分析框架

本章首先对研究对象农村中老年人、被解释变量健康以及解释变量互联网嵌入等学术概念进行范围界定。其次，论述健康需求模型、社会信任、社会参与及信息不对称等研究涉及的理论基础。最后，在梳理互联网嵌入对农村中老年人影响机制的基础上，进一步基于健康需求模型进行了数理模型推导，进而构建了本研究的理论分析框架。

2.1 概念界定

2.1.1 老龄化社会与农村中老年人

根据年龄大小标准，人口学将人口结构划分为幼年、青年、中年及老年等不同分层，中年人指年龄在45岁以上60岁以下的群体，老年人一般指60岁或65岁以上的人群，无论是哪一年龄段，都是人口结构不可或缺的一部分[195]。与之相对应的，老龄化社会表示老年人在人口结构中占比过大，根据国际通行的划分标准，当某个国家或地区65岁及以上的人口结构占比达到7%，代表该国家或地区迈入老龄化社会门槛，占比达到14%，为深度老龄化社会，占比超过20%，则进入超老龄化社会[196]。2021年5月，国家统计局公布了第七次全国人口普查的数据公报，报告显示我国60岁及以上人口2.64亿，占18.7%；65岁及以上人口1.9亿，占13.5%。根据该划分标准，我国已基本接近深度老龄化社会[197]。本文的研究对象为农村中老年人，如何界定城市居民与农村居民是研究对象筛选的关键。考虑到户籍制度之于我国居民代表了就业、教育、医疗、公共服务、财政转移和土地经营等一系列制度与政策差异的现实意义，因此，将户口性质为农业户口且年龄在45岁及以上的样本筛选为农村中老年人。

2.1.2 互联网与互联网嵌入

2.1.2.1 信息、数字化信息与信息技术

现实生活中，人们常常将信息等同于消息，但是忽略了内嵌于消息的价值与意义才是消息与信息的重要区别。事实上，学术对于信息的定义也是众说纷纭，尚未形成明确共识。早期关于信息概念的总结，多数源于西方学者。1984年，信息论奠基者克劳德·香农在《通信的数学理论》一文中提到，信息是对事物存在方式及运动状态的自我表述，有别于物质和能量[198]。同年，控制论创始人、美国著名数学家诺伯特·维纳在其著作《控制论》中进一步提到，信息不是物质或能量的任一形式，而是信息本身[199]。Longo认为信息是一类体现不同事物之间形式、关系和状态等差别的集合，存在于事物差异之中，与事物本身并无关系[200]。基于信息概念的梳理，本文将信息概念界定为"消息中能够消除部分不确定性的富含一定价值与意义的内容"，随着人类知识边界的膨胀以及信息传播技术的变迁，信息载体也处于动态的更新换代，由此也推动了信息类型的多样化，从原始的符号标记、口口相传，到现代的音频视频、蓝牙传送，信息的体量与传播效率已不可同日而语。尤其是进入21世纪以来，信息数字化逐渐成为主流趋势，信息数字化的概念建立在计算机之上，意指将文字、声音、图像和音频等类型的信息转化为可存储于计算机的虚拟代码[201]，而关于信息技术的概念则伴随学科发展和社会变迁而处于动态完善的过程中，本文参考了目前具有代表性的概述，将其定义为建基于微电子学理论与方法并有机融合了电信技术与计算机技术，能够对文字、图像、声音和数字等传感信号进行接收、处理、加工、存储、提取、使用以及传播的技术集合[202]。

2.1.2.2 互联网与互联网嵌入

互联网又称因特网，是通信信息技术的典型，最早起源于20世纪苏美冷战时期美国国防部研究计划管理局创建的名为ARPAnet的网络，此后历经数十年的发展演变，现已成为全球通行的基于TCP/IP协议集而实现世界网络互联的集合体[203]。从结构来看，互联网有骨干网与接入网的区别，骨干网部分指代基站、信号塔等数字基础设施建设，接入网部分则是表示宽带用户与骨干网络实

现对接的"最后一公里"，入网方式主要分为拨号上网与宽带上网，21世纪以来，在入网需求日益旺盛的驱动下，更加便捷且高速的宽带上网逐渐占据主导地位，目前国际通用的宽带概念来自经济合作与发展组织（OECD）的定义，表述为下载速度大于256kb的网络连接。在人文社会科学的研究中，对于互联网的关注基本聚焦于接入网部分，只有用户具备流畅使用网络应用、终端等服务的前提下，才能够在此基础上讨论互联网作为技术工具所能发挥的社会经济效应，关于互联网使用情况的衡量有宏观与微观视角，宏观层面的指标主要是宽带接通率、互联网用户基数、IP地址发展指数、网站数、域名数等反映互联网发展指数的综合指标，而微观层面主要是描述个体的互联网使用特征、计算机水平等技能应用[204]。

"嵌入"概念最早由人类学家Polanyi于1944年提出，主要用于描述内嵌于社会关系网络之中的经济行为决策[205]，此后，"嵌入"一词的学术概念就引起不同学科领域学者的关注，内涵也得到多维度的外延，Granovetter（1992）认为，个体与企业的经济行为无法脱离于社会关系与社会结构的框架[206]，因此，可将"嵌入"维度划分为关系嵌入与结构嵌入，其中，社会关系描述的是基于文化、信任以及剩余等一系列社会经济因素共同作用的结果，而社会结构则是社会经济地位等资源禀赋的体现[207]。在此基础上，Mitchell、Holtom（2001）基于传统离职模型解释力较低的思考而提出了工作性嵌入，弥补了该模型的不足[208]。21世纪以来，高度发达的信息技术催化了互联网的蔓延，在因特网的世界中，原本分散零乱的个体组织在互联网的编织下逐渐串联为一张无形的社会关系网络，不仅个体与组织的经济行为难以脱离于互联网，社会经济发展的内生动力也依赖于互联网赋能，为了解释互联网对人类经济行为及意识形态塑造的影响，我国学者徐笑梅将"嵌入"概念引入互联网，首创性提出互联网嵌入概念，核心思想是突出互联网使个体与组织深陷其中的"吸引力"，而嵌入程度则主要取决于个体与组织通过互联网相互联结的密切程度，越密切则嵌入程度越深，反之则越浅[209]。之于本研究，同样是关注用户与互联网骨干网络部分的有效联通，对于本文的研究对象农村中老年人而言，入网可及性首先建立地区的互联网公共产品资源丰裕度，在此基础上才具备进一步讨论互联网如何对个体与社会产生经济意义影响的必要。其次，关于互联网使用的社会经济影响，则很大程度上取决于个体的互联网认识意识形态主张，因此，本研究的互联网嵌入主要定义为微观个体视角下互联网对农村中老年人生产生活的影响，嵌入深度主要从互联网使用、使用时长、使用频率、使用认知以及互联网信息获取重要性等维度进行衡量。

2.1.3 健康

健康是个体实现自我发展的基本保障，是个体参与社会经济活动的基础条件。关于健康的概念界定，多见于生物医学学科[210]。在早期，限于医学技术发展水平的落后，人们对于健康的关注多数停留于身体机能及行动能力的生理层面，随着人类在科学研究上不断取得的重大突破，生物学、医学以及心理学等学科的知识体系日益完善，多学科交叉融合逐渐赋予了健康更多内涵，与此同时，技术变迁推动了生产效率的提升，生产力的释放促进物质生活得到极大丰富，高速运转的生活节奏催生了更多的心理问题，学术界也开始重视心理层面的健康。1948年，世界卫生组织（WHO）在生理健康的基础上进一步定义，总体而言，健康由生理与心理以及社会健康共同构成[211-212]。

其一，从生理层面而言，健康是指个体的各项身体机能指标正常、器官内脏没有感染疾病，能够独立行动以及拥有较强的劳动能力。此外，免疫系统具备疾病抵抗能力，可以针对入侵病毒自动调节身体应激系统[213-214]。

其二，从心理层面来说，健康是个体拥有健全的人格，生活心态乐观向上，情绪管理与行为控制能力较强，没有过激及极端的意识形态[215-216]。

其三，从社会层面来看，健康是个体对于社会环境的适应能力的体现，能够积极主动融入社会，促进个人的发展[217-218]。在经管学科中，健康被视为一种人力资本存量，同时具备投资品与消费品的属性，宏观层面的健康水平通过死亡率、婴儿死亡率、预期寿命以及发病率等卫生统计指标体现[219-220]，微观层面则是利用个体自评健康、慢性病、高血压和BMI指数等指标进行测度[221]。本研究关注农村中老年人健康，主要从自评健康、生理健康和心理健康三个维度量化微观个体的健康水平，考虑到衡量指标复杂多变且测量困难，因此，具体的衡量指标选取了受访样本自评健康、健康冲击、慢性病和抑郁自评量表分值等指标替代。

2.1.4 社会信任

信任，是社会秩序稳定的前提，是人类文明发展的基石。关于信任的概念，国内外不同学科学者们从未停止探讨，其内涵伴随时代变迁也不断地得到拓展。就我国而言，较早可在古代典籍《说文解字》中追溯到"信"从人言，诚实不欺的记载[222]，及至《论语》中"信"一词作为全书思想精髓"仁义礼智信"的重要组成部分之一，出现频率高达38次[223]，在此阶段，信任一直被阐释为诚实守信的传统定义，这种局限在国内学术界一直持续至20世纪90年代，此后信任才逐步成为社会学的一个正式议题[224]。之于国外，组织创建管理与市场创业交易等领域的学术研究较早就已出现该理论的应用，但是学科关注的重点各有侧重[225]。有学者认为信任是个体对他人行为期望的心理状态[226]；有学者强调信任是个体对他人行为决策预期[227]；有学者提出信任是双方在没有法律承诺文件的背景下，其中一方自愿将资源支配权移交给别人但对回报抱有相应的期待[228]。

社会是无数个交换关系的集合，而信任是交易的前提，是市场经济繁荣的基石。没有信任存在，交易就是无本之木、无源之水，市场也就失去了依托的基础，当社会陷入普遍不信任时，交易成本的高昂或将导致市场经济举步维艰。换言之，信任之于市场经济，如同空气、阳光和水等自然元素之于人类生存一样不可或缺[229]。简言之，社会信任是个体根据自身对某个事件的发生预期而采取与之相应的调整行为，即使可能需要因事件未发生而承担相应的成本[230]。关于信任的分类，主要从信任来源与信任对象两个维度进行区分，而信任来源又可以进一步细分为个性信任、制度信任与信誉信任，同样地，信任对象也可进一步细化为个体信任、组织信任与政府信任[231]。在本研究的语境中，研究对象是农村中老年人，从外部约束的环境来看，大多数农村社区的社会组织相对稀缺，而契合农村中老年人群体需求的社会团体更是少之又少，导致农村中老年人组织参与经验相对欠缺，并且，普遍低下的受教育程度也在很大程度上制约了农村中老年人对于社会、政治、经济和文化制度的理解，此外，对于政府的信任也往往是停留在基层政府的具体人或事。因此，基于以上考虑，本文的社会信任不聚焦于制度、组织或个体的某一层面，只从综合视角出发而把握农村中老年人对于熟人或陌生人人际关系信任程度的整体感知，具体而言，社会信任是衡量农村中老年人对于社会大部分人是选择信任倾向抑或是持怀疑态度。

2.1.5 就业参与

从学术概念层面而言，就业参与既是社会参与的主要途径也是构成内容之一，因此，用社会参与概述就业参与更为契合。由于学科视角差异性的存在，社会参与的学术概念宽泛且多样，最早来源于传播学理论。1967年，美国学者巴伦发表了《对报纸的参与权》一文，指出大众传播媒介的使用权不应只局限于报纸等媒体机构，更重要的是属于全体公民，为了提高信息的公开与透明程度，宪法应该出台相关法律法规来保障公民的信息知情权、传播权，鼓励公民共同参与信息传播及信息共享[232]。至20世纪70年代，日本传播学学者进一步扩展与深化了该理论，从两方面对社会参与的内涵进行了总结：一是大众传媒机构及全体公民有权要求政府保证官方信息的真实有效；二是受传者的个人在社交媒介的意见发表自由权应该得到保障，且个人也有权参与大众传播的[233]。此外，作为具有公信力的大众传播媒介应该为普通民众发声，应该代表最广大人民的利益，政府也应积极为公民的表达创造条件，鼓励公民通过报纸、广播及电视等途径参与信息传播[234]。总之，社会参与的核心思想是指社会成员通过某种方式和途径直接或间接地介入、参与以及干预国家政治、经济、文化以及社会工作活动[235]，并且，主体的社会活动参与不仅体现在行为上，也表现在思想意识的参与，例如青年对我国社会经济发展现状及未来趋势的关心、对社会问题的建言献策等活动参与，无论是行为上的社会参与或意识上的社会参与，都是社会发展不可或缺的一部分[236]。

在本研究中，研究对象聚焦于农村中老年人，其社会参与形式相对集中，本文所关注与表述社会参与形式主要是农村中老年人通过再就业而融入社会的过程。换言之，本研究着重于考察农村中老年人是否退出劳动力市场而非工作性质、就业形势、薪酬水平、劳动时间和职业性质，只要是在业工作状态或参与生产劳动均视为就业参与。

2.2 理论基础

2.2.1 健康需求模型

2.2.1.1 Grossman健康需求理论

健康被视为人力资本的思想萌芽可追溯至20世纪60年代初的经济学，彼时已有许多经济学家对此进行了讨论。1962年，S.J.Mushkin博士在*Health as An Investment*一文中构建了人力资本的构成框架，文中提出劳动者的人力资本水平可以从知识、健康、技能和工作经验四个主要方面来衡量，并将健康与教育并列为重要组成要素，由此标志着健康正式融入了人力资本的学术概念[237]。1972年，Grossman博士的经典之作*On the Concept of Health Captial and Demand for Health*问世，由此也奠定了健康需求模型[238]。在该模型中，Grossman将个体健康视为一种动态变化的资本存量，其质量由先天及后天因素共同决定，先天因素主要基于生物学视角进行解释，一般情况下，个体出生时的基础健康资本存量趋于相同，随着年龄增长健康资本存量首先会保持同步提升，但是当进入中老年的某个临界点后，健康资本存量则会发生边际递减，即健康资本存量与年龄呈现倒"U"型的先升后降函数关系。后天因素与收入、阶层和医疗卫生水平等个体的资源禀赋相关，当健康资本存量进入不断折旧的阶段后，年龄的增加反而会加速健康资本流失，为了弥补健康损耗抑或是促进健康资本积累，个体就必须持续增加人力资本投资，从这个角度来说，年龄的增长将会强化健康资本消费者（中老年人）对于医疗卫生服务的需求[239]。

Grossman还指出，个体对健康的投资力度则取决于对收益与成本的衡量，其中收益包含增强投资者整体效用的消费品以及可用于市场与非市场活动的资本两部分。成本则涵盖时间、金钱、商品和饮食等物质要素以及影响健康投资效率的环境变量两部分[240]。当投资收益大于成本时，用户就会选择增加健康投资，反之则减少投资，同时，Grossman在文章中强调，健康资本不同于其他人力资本，一般而言，人力资本与个体的市场与非市场活动生产力大小存在显著的相关性，健康资本则决定个体能够开展生产活动的时间长度，换言之，提高受教育程度以及参与职业技能培训等人力资本投资产生的收益使收入渠道扩宽、就业机会增加，而健康资本投资所带来的回报是延长个体可用于生产消费活动的时间，但是，只有健康资本才同时具备消费品与投资品的双重属性。首先，任何理性的经济人都会排斥患病，因此当健康存量作为消费品时，个体从健康损耗中并不能得到任何效用。另外，个体的健康状况直接影响了生存期限，因此当健康作为投资品时，决定的是能够参与市场与非市场活动的时间长度[241]。

2.2.1.2 Becker健康需求模型

历经几个世纪的沉淀与发展，经济学已逐步形成为以效用理论、需求理论、有用性理论、无差异曲线理论和消费者行为选择理论等为基石的完善理论体系，虽然这些基础理论在模型层面能够对消费者的个人决策给予科学的解释，但是在面对充满不确定性的真实世界中也面临着显而易见的局限。在现实生活中，理性的经济人为了追求效用的最大化，会寻求个人资源配置的合理，而效用的获得并非都来源于市场购买，许多"快乐"无法直接用货币进行量化也难以交易[242]，例如亲朋好友的非正式支持以及个人成就的实现。此外，一般的消费函数，只能从可量化的价格、动态变化的收入以及具体数量的消费品等角度对消费者的行为决策进行分析，对于文化习俗、制度诱导和政策限制等难以用价格量化的不可观测的随机干扰因素，只能笼统地归因于消费者偏好差异抑或是选择性忽略[243]。

为了解决消费函数的上述局限性，Becker于1956年构建了家庭生产函数。该模型首先创造性地定义并区分可直接从市场购买的商品以及需要经过消费者再加工的消费品两种概念[244]，以健康管理为例，体检、保健产品和家庭医生等医疗卫生服务及商品可以通过市场交易完成，但是这些可以直接通过市场购买的产品最终能否转化为提升健康水平的有效要素则有赖于消费者进一步投入时间与精力进行加工[245]，从这种意义上说，消费者购买医疗服务与保健产品的驱动力在于对健康的需求，医疗卫生服务与保健产品本质上是消费者为了生产健康而投入的生产要素，是消费者对于健康的引申需求[246]。基于Becker的理论，消费者的效用来源于消费品，而消费品则建立在消费者对市场购买的产品进行加工的基础之上，为了获得效用最大化，理性的消费者会根据自身的收入与时间限制进行合理的要素分配进而需求最优配置方案[247]。理论函数组合表达以下公式组所示：

$$U=(H, Z) \tag{2-1}$$

$$H=G_1(M, Th; E) \tag{2-2}$$

$$Z=G_2(X, Tz; E) \tag{2-3}$$

$$PmM+PxX=R=N+WTw \tag{2-4}$$

$$T=Tw+Th+Tz \tag{2-5}$$

式（2-1）表示消费者效用生产函数，其中，U、H、Z分别指代消费者效用、消费者健康资本存量以及其他可满足消费者效用的消费品。式（2-2）是消费者的健康资本存量生产函数，其中，M指代消费者从市场购买的医疗卫生服务与养生保健产品等用于生产健康的要素投入。Th指代消费者为了生产健康所投入的时间要素，E表示影响消费者非市场部门生产效率的环境变量。式（2-3）是除健康外能够满足消费者效用的其他消费品生产函数，其中，X指代除健康外的其他消费品数量，Tz指代消费者生产健康以外的消费品所投入的时间要素。式（2-4）是消费者可支配的收入函数。其中，R指代消费者的收入，收入右边公式由薪资与非薪资两部分构成，N指代非薪资收入，薪资部分计算公式是消费者每小时工资率W与消费者可用于工作的时间Tw的乘积。收入左边公式是消费者用于购买健康服务与其他产品的支出之和。Pm指代消费者从市场上购买用于生产健康的每单位医疗卫生服务或养生保健产品的价格，Px指代其他产品的每单位价格，二者乘积之和就是消费者的总支出。式（2-5）是消费者时间约束函数，总时间T等于生产健康的时间投入、生产其他消费品的时间投入以及用于获取薪资的时间投入之和。

从函数意义来看，式（2-1）表示将消费者效用的组成简化为健康及其他消费品，为了便于深入分析，进一步将Z视为复合消费品（Composite commodity），同时假设两种消费品都能为消费者带来正效用且遵循边际效用递减的规律，即$Uh>0$，$Uz>0$，$Uhh<0$，$Uzz<0$[248]。式（2-2）表示，消费者健康效用建立在消费者对购买的医疗服务以及在就医过程投入的时间要素的生产之上，而消费者生产健康的技术效率则会受到学历高低、社会地位、社会资本、家庭人口规模和社区经济水平等环境变量的干扰，与该函数的意义相类似的式（2-3）表示消费者除健康外其他消费品效用来源[249]。式（2-4）表示消费者对于健康及其他消费品的总支出需要界定在收入范围之内，而消费者可支配的收入又由薪资与非薪资构成。式（2-5）强调了消费者的时间资源具有明确的约束边界，为了实现个人效用最大化，消费者必需将有限的时间合理分配为两部分，一部分用于生产健康及其他消费品，另一部分用于参加工作以获取收入[250]。

2.2.2 再社会化理论

2.2.2.1 活动理论

1963年，美国学者Havighust首次提出了活动理论，该理论的研究对象针对老年人群体，主旨思想在于积极倡导和推动老年人通过就业、社交等途径来加速自身融入社会进程[251]。核心观点主要可归纳如下：

其一，与其他年龄阶段的成年人相比，老年人的社会角色选择拥有更多的自主性与自由度。一般而言，个体在进入老年阶段后，所需要承担的生活压力会极大程度减轻，行为和思想的约束也相对较少，拓宽了社会角色重塑的选择多样性。

其二，强调老年人社会参与的重要性。受限于行动与认知能力的弱化，老年人的社会活动参与频率往往伴随年龄的增长而逐渐减少，进而抑制了社会融入意愿，最终陷入"社会参与减少—社会融入意愿抑制—社会化进程脱节"的恶性循环。为了打破闭环，适当的社会活动参与就显得尤为重要，如果老年人始终保持积极主动的社会活动参与意愿，那么在社会角色重塑的过程中将会获取源源不断的成就感与满足感，这有益于身心健康状况的改善。

其三，在主观意愿积极的前提下，老年人的身心健康状况与社会角色重塑数量保持密切的正相关关系。为了在心理上拒绝年迈的事实，老年人需要更多的社会活动参与来证明自己的价值，消弥自身与社会的"鸿沟"。从这个角度说，多重社会角色能够赋予老年人更多的心理慰藉，提升自我认同，促进身心健康，社会应该主动为老年人创造更多的自我价值实现途径，满足社会角色重塑要求，鼓励老年人的社会活动参与。

总体而言，个体在进入老年人阶段后，每况愈下的健康水平基本是一个无法拒绝的生物学事实，但是，退休后的社会角色转变是老年人不愿承认与接受的事实，也需要一段时间的过渡期，为了弥补老年人的自我认同感缺失，就有必要通过社会角色重塑以及社会活动参与的方式来帮助老年人重温社会角色感受，活化生活态度，改善身心健康。尤其是对于农村中老年人而言，社会活动之于健康的意义更加凸显。第一，农村基础设施建设以及公共服务供给的普遍稀缺决定了农村老年人的社会活动项目选择十分有限或几乎没有。第二，农村中老年人的生活常态是留守务农及隔代抚养，双重的压力往往更容易造成老年人身心健康的疲乏，从这个角度来看，基于活动理论讨论互联网使用如何通过促进农村中老年人的社会参与进而作用健康水平提升具有重要的理论意义[252]。

2.2.2.2 连续性理论

活动理论的提出对老年人身心健康状况改善指明了新方向，然而，该理论仍然存在许多模糊的边界尚未定调。第一，活动的具体概念如何界定，是否存在形式、地点和时间的要求，不同形式的活动是否会造成影响效应的差异，如居家做家务、观鸟赏花以及艺术作品创作等活动是否算是活动定义范围之内，抑或是只有融入社会的再就业才是活动？第二，老年人群体共性特征之外的个性因素是否意味着并非所有的老年人都适合社会活动参与，活动理论的局限性停留在何种程度？第三，社会活动对老年人幸福感的影响差异是否与家庭资源禀赋以及社会外部环境也存在关系。不同老年人之间的家庭收入差距、家庭成员关系和谐程度以及生活理念都会影响老年人的个体幸福感，而老年人的身心健康与生活幸福感存在显著的正相关，那社会活动的影响效应如何单独剥离呢？以上问题最终均指向老年人个体因素如何影响再社会化进程的连续性。

为了弥补以上的理论不足，Robert Atchley于1971年在《退休和休闲参与：连续型或危机？》一文中提出了基于性格差异的连续性理论[253]，又称作性格理论。该理论强调了个性因素在干预老年人主观衰老态度以及生活满意度感知的重要性，其核心观点认为长期不变的生活模式会逐步固化个体的思维方式与行为习惯。因此，即使老年阶段发生了心理与社会地位的转变，但是在社交关系、性格色彩和活动参与等方面也会继续保持与年轻阶段的一致性，换言之，虽然活动有助于老年人的社会化进程，但是不同个性的老年人适合不同的活动方式，不可一概论之[254]。根据连续性理论，老年人的活动选择应有针对性地考虑个性因素，保守含蓄内敛的老年人适合开展读书、种花和养鸟等可在家内部独立完成的活动，外向活泼的老年人适合参加聚餐、社区工作和集体回忆等与家庭外部交互融合的社交活动[255]。相较于活动理论的局限性，连续性理论对个性因素的影响效应进行了部分补充，但是仍然不够全面。即使老年人的行为被视为存在中青年时期的路径依赖，但是社会环境的改变也可能会改变老年人的生活方式[256]。作为一种现代信息技术，互联网之于大部分农村中老年人而言是一种新鲜事物，因此，是否入网的决策首先与中老年人的个性因素密不可分，但无论是保守或外向的性格，互联网使用都能有效践行活动理论和连续性理论。保守的农村中老年人可选择独自在家上网冲浪，享受网络娱乐活动，而外向的农村中老年人不仅可以通过互联网延伸社交网络参与社交活动，还可以多方位获取就业信息实现再就业。因此，通过互联网使用，农村中老年互联网用户的社会活动日益增加，社会融入的程度逐步深化，身心健康得到有益影响[257]。

2.2.3 互联网信息效应理论

2.2.3.1 信息不对称
信息不对称理论是奠定信息经济学理论大厦的基石之一，核心思想诞生于阿克洛夫的二手车市场[258]。该理论认为，在二手车交易中买卖双方所了解的二手车信息并不对等，卖方作为二手车的产权拥有者，相较于买方掌握充分且完全的二手车信息，由此形塑的供需双方信息不对称壁垒意味着卖方在二手车交易中更具主导性，而信息匮乏的买方则相应处于不利地位，假如买方利益持续受损，那么最终可能导致二手车市场的崩溃。事实上，由于市场经济活动的参与主体存在先天或后天形成的资源禀赋与人力资本鸿沟决定了信息检索能力与了解程度存在差距，因此市场经济中的信息不对称问题无处不在，这也导致了市场充满不确定性且难以实现均衡，但由此催生的利润也恰恰是市场经济的意义所在[259]。信息不对称理论的构建不仅宣告古典经济学中对于自由市场中信息可以完全自由流动的论述只能是一种不切实际的假设，同时也以信息经济学的视角丰富与完善了市场经济理论。

随着我国老龄化趋势的日渐加剧，医疗保健市场持续扩容，将农村中老年人视为健康消费品的需求者，那么医疗卫生服务的保健产品的生产商均是健康消费品的供给者，在信息传播不发达的时代，医患之间、商家与消费者之间横亘巨大的信息鸿沟，健康消费品的供给方在交易中占据信息博弈的主导地位，一些不法商家常常利用信息不对称进行不正当的牟利，农村中老年人的利益无法得到有效保障[260]。进入信息时代后，作为一种现代化的信息技术，互联网的介入引发了农村中老年人的信息获取与通信方式的变革，一方面是互联网拓宽了农村中老年人的信息获取渠道；另一方面是官方媒体与权威专家的科普有力解构了医疗卫生保健服务供给者的话语权，此外，政府监管力度的加强在很大程度上保障了农村中老年人的健康认识获得有效输入，驱动健康管理行为与健康投资策略的更加理性与理智[261]。

2.2.3.2　网络外部性

1974年，Rohlfs提出如果某种产品的价值增长源泉建立在消费者规模增加的基础上，那么这种产品就能够为市场需求者提供规模经济的实现路径，这成为外部性概念的起源[262]。1985年，Katz和Shapiro进一步较为正式地定义了网络外部性的概念，消费者从某一种产品或服务中所获得的效用高低与该产品或服务的消费者规模大小保持正相关，并且随着用户基数的扩大，消费者获得效用与价值变化或将呈现指数增长[263]。发展至今，网络外部性已成为新经济学的重要概念之一，广泛应用于信息技术、航空和社交软件等领域的研究。在本文的语境中，网络外部性不仅适用于数字基础设施铺设，还适用于互联网使用对农村老年人健康的影响效应。从网络运营商以及政府的角度出发，信号基站等数字基础设施铺设需要建立在网络外部性的考虑之上，当互联网用户基数达到某个临界点，数字公共产品的供给才能实现收益递增。从互联网需求者的视角来看，一方面，随着农村中老年用户规模的增加，新用户的入网边际成本会不断递减，而网络运营商的维护成本也在降低，无形中提升了服务水平；另一方面，健康作为一种消费品，赋予农村中老年人的效用也会在互联网网络外部性的作用下不断放大。

2.2.4 农户行为理论

2.2.4.1 理性小农理论

理性小农理论是理性学派提出的建立在"理性经济人"假设之上的理论之一，该学派认为，如果农业市场是处于一个信息自由流动、交易没有摩擦的完全竞争环境之中，那么为了实现利益最大化，每个理性的小农都会在综合评估自身资源禀赋以及所面临的社会经济环境的基础之上调整资源配置方式，最后选择成本最低、收益最大的方案，并且，在具体的生产过程中，生产要素配置也是一种帕累托改进的动态变化的过程，其目的在于寻求帕累托最优的配置方案。因此，即使小农户普遍不具备较高的受教育程度，但是对生产要素的配置并不一定都是低下、无效率的[264]。2007年，美国芝加哥经济学派成员舒尔茨提出一个影响深远的假说进一步深化了该理论，不同于一般重工轻农的经济学家的观点，他认为发展中国家的农业生产单位虽然都是以家庭作为基本单位，但是小农户都是十分理性的经济人，他们能够有效平衡风险与收益，选择最合理的生产要素配置方案以实现利益最大化。传统的生产方式并不是效率低下的代名词，产量无法突破在于分配到户的生产要素的十分有限，因此发展中国家的家庭农业是"贫穷但有效率"。此外，利益的量化也不能简单局限于货币等价物形式，小农户在农业生产劳作中所获得的精神效用满足也应成为收益的重要组成部分[265]。

基于该理论，农村中老年人的互联网采纳决策同样也可以用理性小农理论进行解释，自农村剩余劳动力从农业部门大量流向工业部门后，现阶段留守农村的农民多数是从事自给自足的小农经济的中老年人，对这一群体而言，互联网就是一项新型技术，是否入网的选择建立在对收益成本的衡量之上，农村中老年人首先要估算宽带开通或移动通信设备购买的成本。同时，还会对比不同网络运营商的收费标准和优惠制度，在此基础上，进一步衡量互联网信息技术采纳所能获得的物质效益以及精神效用，通过对收益成本的深入权衡之后，农村中老年人会选择符合个体资源禀赋的最优方案，以寻求资源配置的帕累托改进，进而实现帕累托最优解。

2.2.4.2　羊群效应

羊群效应的来源最早可追溯到1934年凯恩斯提出的"选美"理论，他认为金融股票投资市场中参与者如果要降低失败的风险，就要时刻猜测其他投资者的心理与可能发生的动向[266]。而后理论经过完善发展，羊群效应成为行为经济学的重要理论之一。从字面意思来看，羊群效应表述的是头羊行为变化对羊群中其他羊的影响，其内涵强调羊群在从众心理的驱使下盲目模仿头羊的行为。引申至人类社会经济领域，羊群效应表示跟风从众心理是多数经济个体的一种常态化心理，在外部环境或者周边群体的诱导下，经济个体的行为与动态也会发生随波逐流，出现集体不理性的现象[267]。

在本研究的语境下，农村中老年人的互联网使用决策既是取决于理性小农对收益成本分析的结果，同时也会在"羊群效应"的作用下模仿跟风社区中的互联网用户。受限于保守意识与知识技能水平，农村中老年人对于互联网的认知远远滞后于城镇中老年人或农村年轻人，对于互联网使用的态度转变更多依赖于亲朋好友或社区年轻人在日常生活中潜移默化的影响，由此产生意识形态方面的干扰。另外，即时高效的互联网社交为农村中老年人与外出务工子女以及远在他乡亲戚提供了沟通交流平台，因此当家庭或社区成员的互联网用户规模逐渐增多时，农村中老年人能够通过互联网社交获得更多来自社区内部与外部的非正式社会支持，这是触发"羊群效应"的主要驱动要素之一。

2.3　分析框架与假说提出

2.3.1　影响机制构建

2.3.1.1　互联网嵌入通过社会信任重构的微观作用机理影响农村中老年人健康

自德国社会学家齐美尔提出陌生人理论论证了信任对于社会发展的重要性

之后，社会信任就成为学术界长期关注的热点话题并经久不衰。从学术概念出发，信任有特殊信任与普遍信任之分，前者来源于个体与被信任对象之间的长期人际交往所塑的肯定与认同，主要对象以亲朋好友为主，后者则是个体基于自身对制度体系、公民素质和社会治安等方面的认知而形成的对待社会的主观意识，主要指个体对陌生人信任程度的选择倾向[268]。在经济学视角下，信任是保障市场经济体制运作的根基所在，只有生产者与消费者建立了基本的社会信任，市场交易的秩序才具备理性公平的前提，信任才可以在其中发挥降低交易费用、促进帕累托优化的重要作用[269]。数字经济时代，互联网虽然为生产效率的提高赋予了强大的技术动能，但是网络的虚拟属性也导致市场交易夹杂更多不确定性因素，并且不断迭代更新的信息技术在提高线上交易便捷性的同时也滋生了更多难以防控的监管漏洞，信任成为除法律法规及道德之外的约束网络经济体行为的一项重要替代工具，从这种意义上来说，互联网使用如何影响社会信任将直接关系到数字经济的发展质量[270]。

关于互联网使用对社会信任的影响，已有文献的研究结论并不一致。早在电话作为主要信息媒介的时代，Fisman和Khanna就提出电话等公共设施建设加快信息流动的同时也强化了人们的情感联结，有助于社会信任水平的提高[271]。随着移动互联网时代的到来，百花齐放的自媒体一方面不断解构报纸、书籍、广播和电视等传统信息传播媒介的公共话语权；另一方面也在持续推动公开透明的社会舆论公共空间构建[272]。与此同时，多样化与方便快捷的信息获取渠道赋予了社会公民更多的知情权，这在很大程度上消弭了长期横亘于公众人物与公民之间的信息不对称鸿沟[273]。此外，基于互联网技术的电子政务平台打开了群众意见反馈的大门，打破了以往公众与政府的隔离，高效便捷的行政服务不仅为诸多民生问题提供了即时的解决路径，同时也潜移默化地塑造了新型的政治关系，提高了群众的政治信任程度[274]。但是，也有不少学者提出不同的看法，首先，由于缺少线下交流的情感基础，基于网络环境所塑造的社会关系更具易碎性，这意味着通过互联网所建立的社会信任同样缺乏可靠的现实保障，主要受到个人内在特质的影响[275]。其次，在遵循流量至上规则的互联网市场中，不少自媒体常常为追求热点而炒作话题刻意制造社会对立矛盾，经过大肆渲染的负向新闻进一步加剧了互联网信息的混杂失真，无形之中侵蚀了居民的社会信任，进而造成官方机构的社会公信力缺失，其中一个代表性的例子就是日渐紧张的医患关系[276]。并且，对于那些依赖于互联网作为信息渠道的青年网民而言，其社会信任水平也显著低于那些通过报纸、书籍等传统媒介获取信息的青年[277]。此外，还有观点认为互联网使用与社会信任水平并非是简单的线性关系，而是一种类似于倒"U"型的相对模糊的函数关系[278]，当消费者通过电商平台与商家实现了愉悦的市场交易合作后，双方的社会信任水平均会得到明显提升[279]。但是，随着使用深度的加剧以及互联网经验的累积，网络主体不可避免会遭受欺诈等不愉快的电商经历，此时利益受损的一方将会改变社会信任选择倾向[280]。而Uslaner则认为，作为一个服务于信息传递的媒介工具，互联网使用只是为社交网络的维护提供便捷渠道，与个体社会信任并不存在经济意义上的联系[281]。之于农村中老年人，内嵌于互联网的社交属性激活了农村中老年人的社交意愿。一方面，即时通信软件为农村中老年人与外出务工子女搭建了高效便捷的沟通渠道，通过视频、语音等交流方式，相隔两地的家庭成员也可以动态了解相互的近况，在促进农村中老年人压力释放的同时也刺激了消沉的社交意愿，同时也有助于农村中老年人维系固有的社交网络[282]。另一方面，移动互联网经济的蓬勃发展激化了互联网企业的竞争，短视频、网络购物平台以及移动游戏软件等携带浓厚社交属性的软件逐渐下沉至农村中老年人群体，毋庸置疑，移动APP的应用不仅提升了农村中老年人的生活质量，同时通过线上互动模式也推动农村中老年人与陌生人的社交关系重构，社交网络的外延意味着农村中老年人的社会参与途径与空间更加广泛化与多元化，有助于强化社会信任[283]。

2.3.1.2 互联网嵌入通过就业参与促进的微观作用机理影响农村中老年人健康

一般而言，个体在步入中老年后由于身体机能的退化容易发生认知障碍、反应迟缓等一系列健康折旧问题，劳动技能会随之加速弱化进而由于竞争力缺失而逐步退出高标准高要求的劳动力市场，或退休在家或寻找与技能水平相契合的新工作。但是，就城乡差别而言，完善的公共基础服务设施以及高度发达的市场经济意味着城镇中老年人再就业的机会与选择远远高于农村中老年人[284]。之于农村中老年人，受教育程度的普遍低层次以及劳动技能的普遍平庸意味着这一群体更加难以得到劳动市场的青睐。大部分农村中老年人或是以农业生产作为主要的自我价值实现方式或是参与隔代抚养的家庭分工，而受限于市场经济的单一化，非农就业的途径也只能集中于短期的简单劳力劳动，同时，由于工作的可替代性较强且市场也伴随着众多难以观测的不确定性，农村中老年人的非农就业参与往往需要承担较高的风险。此外，为了追求简便性以及中老年人劳动力的意识淡薄，农业生产雇佣关系的合同缔结或是不完整或是缺失，这种契约精神的缺位无形中为农村中老年人在劳动市场的维权埋下了隐患[285]，长此以往，农村中老年人的就业参与意愿被持续抑制，进而也抑制了社会活动的健康促进效应[286]。

21世纪以来，数字经济的崛起为农业生产注入了强大的内生动力，一方面，"互联网+农业"的发展理念强烈冲击传统的粗放型农业生产方式，农业新业态在诱致性技术变迁的驱动下迎来产业结构的重新洗牌[287]；另一方面，有为政府通过政策体系与制度框架的构建营造了自由有序的市场经济氛围，催生与孵化了多样化的新型农业经营主体。此外，农村三产融合战略的持续深化有力地驱动产业链的整合，在拓展非农就业的工作模式的同时也有效提高了农民的利益分享，成为弥合城乡收入差距长效增长机制的重要环节，不断涌现的"电商村""淘宝村"就是一个有力的现实佐证依据[288]。与此同时，数字乡村战略的实施为互联网在农村地区的普及奠定了基本条件，公共服务水平的提升不断推动入网外部约束外移，农村中老年人互联网用户基数在近几年内连续攀升。而关于互联网是否能够促进农村中老年人的非农就业，已有不少学者对此进行了探讨，解释视角可总结为信息搜寻效应、人力资本效应和社会网络效应。

其一，降低交易费用、提高工作质量并促进增收。作为一种现代信息工具，互联网日益深刻地嵌入农村中老年人的生产生活之中，有效拓宽了农村剩余劳动力的信息获取渠道，为信息获取提供了技术充能。与传统的纸媒查阅、口头传播等信息获取相比，互联网信息传播高效、即时与便捷的内核优势破解了农村中老年人信息获取的时间、空间阻碍，显著降低了农村中老年人就业信息搜寻成本并有效匹配雇主与劳动力的需求，并且，信息流动自由度的提升与覆盖面的扩散意味着农村就业市场的公开透明得到了有效的保障。进而在减少交易费用的同时提高农村劳动力工作质量与促进增收[289]。

其二，拓宽社交网络外延，促进社会资本积累。改革开放以后，在工资差距的诱导下农业部门的劳动力持续向工业部门单向流动，依托于农村社区"熟人社会"而形成社交圈"差序格局"在市场经济浪潮的冲击下逐步转型为"原子化"社会，农村中老年人的社交网络日趋收敛，而伴随着互联网的深刻嵌入，农村中老年人的社交圈不再局限于线下的狭隘空间，线上社交的灵活性与即时性有力推动了农村中老年人社交网络的外延，进而逐步形塑了新型社会资本，而社会资本的累积则会进一步带来就业机会的扩容提升，并显著增加了农村居民家庭创业概率[290]。

其三，提升农村中老年人学习工作能力，加速实现再就业。互联网不仅是社交娱乐的玩具，同时更兼具"工作学习"的技术性功能，在互联网未得到广泛普及之前，信息流动受到多方面因素的阻碍，农村中老年人的就业参与并未得到良好的宣传与提倡，劳动力市场的歧视成为一种常态化现象，长期的就业排斥削弱了农村中老年人的社会融入意愿，陷入消极老化的恶性循环。随着互联网在农村地区的广泛普及，发挥老年人余热、转变中老年人劳动力为社会财富的新观念借助于互联网传播在农村地区广而告之，社会观念的改变驱使中老年人逐步由消极老化态度向积极方向过渡转型，部分学习能力较强的农村中老年人率先利用互联网了解新事物、掌握新方法、理解社会变迁、动态更新知识体系，进而依靠劳动技能的提升而实现再就业[291]。

之于农村中老年人，内嵌于互联网的技术属性改变了农村中老年人就业参与模式，推动了再社会化进程的深化进而促进了农村中老年人健康。一方面，基于互联网信息技术的电商平台贯通了消费者与生产者的对话距离，交易环节的缩减有效降低了交易费用，农村电子商务的蓬勃发展不仅催生了众多新型农业经营主体，而且加速了农村物流等配套产业链的延伸，拓宽了农村中老年人的非农就业空间[292]。另一方面，互联网蕴含了海量学习资源，农村中老年人通过互联网学习功能的应用有效提升了劳动技能水平，迎合了数字经济的发展趋势。并且，信息搜寻效率的提高也极大程度降低了就业交易费用，农村中老年人与雇主借助互联网平台对接能够获得有效的就业市场的供需匹配，进而再就业重新赋予了农村中老年人社会角色定位，建立在工作基础上的自我价值实现不断充实农村中老年人的获得感、满足感与幸福感，进一步催化了农村中老年人的社会融入意愿，加速了社会化进程。并且，依靠于社会参与所聚合的非正式社会支持缓解农村中老年人的抑郁水平，构成"社会融入意愿积极性激活—社会化进程加速—身心健康水平提升"的良性循环[293]。

综上所述，互联网嵌入之于农村中老年人的社会信任重构与就业参与促进具有显著的积极意义，有效激活了农村中老年人的社会融入意愿，有力加快了农村中老年人的再社会化进程，进而为身心健康优化提供了技术赋能，基于上述分析，本研究进一步绘制了影响机制分析图，如图2-1所示。

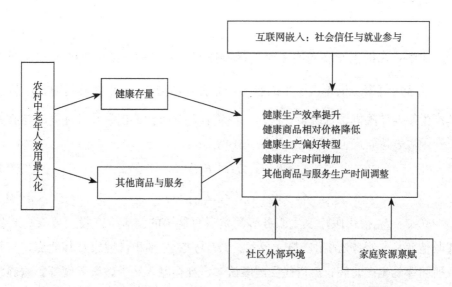

图2-1 互联网嵌入下农村中老年人健康生产行为调整的逻辑框架

2.3.2 数理模型推导

借鉴王玉泽、罗能生（2020）[294]的推理思路，整理了互联网嵌入对农村中老年人健康影响的数理模型推导过程。首先，根据Grossman–Becker健康需求模型可知，健康是一种可以产生效用的投资品，因此，农村中老年人在人生各个阶段的效用函数如式（2-6）所示：

$$U = U(\phi_0 H_0, \cdots, \phi_n H_n, Z_0, \cdots, Z_n), n = 0, 1, \cdots, t \qquad （2-6）$$

式中：H_0指代农村中老年人出生的健康初始禀赋；H_n是农村中老年人在n时期的健康存量；$\phi_n H_n = h_n$是个体在n时期所剩余的健康时间；Z_n是农村中老年人第n期消费的其他商品与服务数量。作为一种消耗品，健康会伴随年龄而发生折旧，因此，农村中老年人在n期的健康存量函数如式（2-7）所示：

$$H_{n+1} = I_n - \delta_n H_n \qquad （2-7）$$

式中：I_n指代第n期的健康投资；δ_n是第n期的健康折旧率，取值范围在大于0小于1。前文的影响机制分析表明，互联网嵌入将通过社会信任重构与就业参与的中介作用而加速农村中老年人再社会化进程，进而延缓了健康资本折旧率，将其引入健康资本折旧，则农村中老年人健康资本折旧率的函数表达式如式（2-8）所示：

$$\delta_n = \delta_0 e^{\tilde{\delta}t} e^{\tilde{\delta}s} f(F) \qquad (2\text{-}8)$$

式中：δ_0 指代互联网嵌入之前的健康折旧率；t 和 s 指代年龄与互联网嵌入，二者对健康折旧率 δ_n 产生的影响固定弹性 $\tilde{\delta}t$ 与 $\tilde{\delta}s$；F 指代其他对健康折旧率产生影响的随机干扰因素。此时，消费者对健康投资函数及其他商品与服务投资函数表达如式（2-9）及式（2-10）所示：

$$I_n = I_n(M_n, TH_n, E_n,) \qquad (2\text{-}9)$$

$$Z_n = Z_n(X_n, TZ_n, E_n,) \qquad (2\text{-}10)$$

式中：M_n 指代医疗卫生服务等消费者可购买的健康生产投入要素；X_n 指代其他商品与服务 Z 的生产投入要素；TH_n 与 TZ_n 分别指代健康及其他商品与服务所需要的生产时间；E_n 指代受健康认知、社会融入和受教育程度等影响健康生产效率的人力资本。显然，无论是健康抑或是其他商品与服务，其生产要素主要由市场购买与时间两部分构成，因此，健康及其他商品与服务的生产将面临预算约束与时间约束，函数表达式如式（2-11）及式（2-12）所示：

$$\sum_{n=0}^{l} \frac{P_n M_n + Q_n X_n}{(1+r)^n} = \sum_{n=0}^{l} \frac{W_n TW_n}{(1+r)^n} + A_0 \qquad (2\text{-}11)$$

$$TW_n + TK_n + TH_n + TZ_n = \Omega \qquad (2\text{-}12)$$

式中：P_n 与 Q_n 分别指代 M_n 与 X_n 的市场价格；W_n 是第 n 期的工资率；TW_n 是第 n 期的工作时间；r 是利率；A_0 指代消费者的初始财富禀赋；TK_n 是消费者由于健康冲击而损失的时间；Ω 是以上所有时间的加总。该函数组合表明，消费者在第 n 期购买的健康生产投入要素以及其他商品与服务投入要素的资金折现需要在工资与非工资收入的约束之内，第 n 期的劳动时间、健康冲击损耗时间以及用于生产其他商品与服务时间的总和应与第 n 期的总时间持平，由此，可进一步得到以下函数，如式（2-13）所示：

$$\sum_{n=0}^{l} \frac{P_n M_n + Q_n X_n + W_n(TK_n + TH_n + TZ_n)}{(1+r)^n} = \sum_{n=0}^{l} \frac{W_n \Omega}{(1+r)^n} + A_0 = R \qquad (2\text{-}13)$$

换言之，农村中老年人的全部财富等于初始财富禀赋与将所有时间投入工作所得工资折现的总和，而财富的配置主要有两个方向：一是用于在市场上购买医疗卫生服务等健康生产投入要素；二是在非市场上生产健康消费品及其他一般消费品。另外，有部分财富由于健康损耗而消散，因此，农村中老年人的健康投资总成本CH_n以及其他商品与服务总成本ZH_n的计算公式可以表达为式（2-14）：

$$CH_n = P_n M_n + W_n TH_n \text{与} ZH_n = Q_n X_n + W_n TZ_n \qquad (2-14)$$

上述分析表明，农村中老年人在追求效用最大化的过程中需要同时面对健康资本折旧率、财富预算、生产时间和生产效率四个函数方程的约束，其中，健康折旧率和健康禀赋由先天遗传基因决定，因此，健康存量的极大化依赖于健康投资的优化，其均衡条件如式（2-15）所示：

$$\gamma_n + g_n = r - \tilde{\pi}_{n-1} + \delta_t \qquad (2-15)$$

其中，

$$\gamma_n = \frac{W_n U_n}{\pi_{n-1}} \qquad (2-16)$$

$$g_n = \frac{\dfrac{V_{hn}}{\lambda}(1+\gamma)^n U_n}{\pi_{n-1}} = \frac{V_{hn} U_n (1+\gamma)^n}{\pi_{n-1}} \qquad (2-17)$$

式（2-16）中，$U_n = \partial h_n / \partial H_n$，$U_n$指代健康资本生产的边际收益，$\pi_{n-1} = \mathrm{d}CH_{n-1} / \mathrm{d}CI_{n-1}$，$\pi_{n-1}$指代健康资本投资在$n-1$期的边际成本；$W_n$指代工资率，因此健康投资的边际货币回报率（MEC）可以用γ_n表示。

式（2-17）中，$V_{hn} = \partial V / \partial H_n$，$V_{hn}$与$\lambda$分别指代健康时间以及财富拥有赋予农村中老年人的边际效用；$V_{hn} U_n (1+\gamma)^n$表示健康投资每增加一单位所产生的健康时间将会为农村中老年人带来的效用价值；g_n就是健康投资的边际效用回报率。

综上所述，$\gamma_n + g_n$描述了由货币与效用构成的健康投资的边际回报率，刻画了健康资本同时兼具消费品与投资品的双重属性，$r - \tilde{\pi}_{n-1} + \delta_t$则表示货币的机会成本利率$r$与健康投资边际成本变化率$[\tilde{\pi}_{n-1} = (\pi_n - \pi_{n-1}) / \pi_{n-1}]$之差再加上健康资本折旧率之和，换言之，式（2-17）的经济含义为当健康资本投资回报率与健康资本投资成本实现均衡时，农村中老年人的健康投资将达到最优解。以上分析建立在同时将健康视为消费品与投资品的前提条件下，分析过程中面临的约束烦琐复杂，为了尽可能排除健康投资成本变动的干扰，Grossman在忽略健康消费品性质的基础上构建了一个假设$\tilde{\pi}_{n-1} = 0$的纯投资模

型,即式(2-17)可简化为式(2-18):

$$\frac{W_n U_n}{\pi_{n-1}} = \gamma_n = r + \delta_n \qquad (2-18)$$

由于在该模型中健康被简化为"商品",农村中老年人的健康投资的最优解 H^* 则可以利用经济学中的供需定理辅助寻找,同时结合式(2-13)所刻画的均衡条件,可知健康需求曲线是体现 H_n 与 γ_n 的内在联系,斜率计算如式(2-19)所示:

$$\frac{\mathrm{d}\gamma_n}{\mathrm{d}H_n} = \frac{\mathrm{d}\left(\frac{W_n U_n}{\pi_{n-1}}\right)}{\mathrm{d}H_n} = \frac{W_n}{\pi_{n-1}}\frac{\mathrm{d}U_n}{\mathrm{d}H_n} \qquad (2-19)$$

式中: W_n 与 π_{n-1} 大于0并且不会因为健康资本存量 H_n 的变化而发生改变,因此, $\mathrm{d}U_n / \mathrm{d}H_n$ 直接决定该公式是否为正数; $U_n = \partial h_n / \partial H_n$。与此同时,时间的有限性意味着健康时间同样存在约束边界,以月为健康度量单位,则健康时间 h_n 与时间约束 H_n 的函数关系如图2-2所示,在该函数中,曲线斜率指代 H_n 的边际产出 U_n, U_n 不为负数且随 H_n 的增加而递减,即 $\mathrm{d}U_n / \mathrm{d}H_n < 0$,进而 $\mathrm{d}\gamma_t / \mathrm{d}H_n < 0$,即健康需求曲线的斜率为负。另外,由于 H_n 并不影响 $r + \delta_n$ 的结果,并且健康供给曲线反映的是 $r + \delta_n$ 与 H_n 的关系,因此,健康供给曲线的斜率为0。

综合以上推理,本文进一步绘制了图辅助解释,如图2-2所示,横轴表示健康需求最优解,纵轴为健康投资的要素成本,曲线 D 与 S 分别表示健康需求曲线与供给曲线,当互联网未嵌入时,农村中老年人健康最优解为 H_0^*,而互联网嵌入后,健康生产效率的提高意味着健康折旧率降低,供给曲线将从 S_1 下移至 S_0,相应的健康最优解由 H_0^* 提高到 H_1^*。此外,由于互联网嵌入带来了健康认知的提升,健康生产的"替代效应"会驱动健康需求曲线由 D 外移至 D_1,健康需求曲线与供给曲线重新相交至 H_2^*,显然, $H_2^* > H_1^* > H_0^*$,换言之,互联网嵌入将推动农村中老年人健康生产效率提升以及健康投资意愿增强,二者共同作用下最终表现为健康资本存量增加的结果。

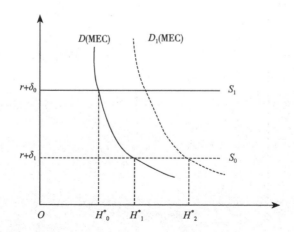

图2-2 农村中老年人健康需求与健康供给

2.3.3 理论分析框架及研究假说提出

2.3.3.1 健康存量与效用

在经济学中，健康被视为人力资本的核心构成部分，初始存量在出生时就已决定并随年龄的增长而波动变化[295]。但是，健康存量同时也是一种可以投资与生产的消费品，通过投入时间、金钱等生产要素能够延缓健康折旧，进而促进健康存量的增加[296]。作为个体幸福感的重要影响因素之一，健康是效用的主要源泉，当个体健康时，幸福感增强，"效用"也随之增加；而当个体不健康时，幸福感降低，"效用"随之下降。为了创造最大化效用，个体需要同时增加健康存量与其他商品消费[297]，图2-3展示了在给定其他商品与服务的约束条件下，农村中老年人效用如何跟随健康存量的变化而变化。如图2-3所示，横坐标代表农村中老年人健康存量，纵坐标表示农村中老年人效用，从"商品"属性而言，健康是一种能够提供正效用的正常品，因此，一般情况下，心智健全的个体对健康需求保持线性增长函数，当限定了农村中老年人的资源禀赋数量后，健康是赋予农村中老年人效用的唯一源泉，健康存量的增加必定会带来效用的增强，增长轨迹以健康生产函数H进行刻画。

2.3.3.2 健康生产效率与健康存量

然而，不同于一般商品，健康存量的增加无法从市场直接购买，而是需要通过卫生保健服务等形式才能换算为商品，并且，卫生服务抑或健康管理行为

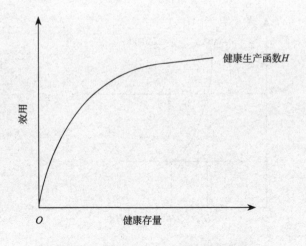

图2-3 农村中老年人健康生产函数

都要经过时间要素的加工。换言之，健康存量增加不能一蹴而就，需要投入时间成本，当个体用于生产健康的时间投入更多时，健康存量的增长就会加快，反之，则减少。如图2-3所示，假设农村中老年人健康生产函数为Health=H $(X_1,\ X_2,\ X_3,\ \cdots)$，而$H_1$、$H_2$、$H_3$、$H_4$分别表示生产效率由低到高的四类健康生产函数。横坐标表示除健康以外能够为农村中老年人提供效用的其他商品拥有数量，纵坐标表示农村中老年人从健康其他商品组合中获得的效用。在给定其他商品与服务拥有数量N的条件下，四类健康生产函数分别产生四个健康存量结果H_{11}、H_{21}、H_{31}和H_{41}，显然，四个健康结果的值随着健康生产效率的提高而逐步递增，与之相互呼应的是，农村中老年人的效用大小也随之从U_1增加至U_4，即健康生产效率是造成农村中老年人健康不平等与幸福感知的重要因素。同理，假定农村中老年人的效用维持在U_1，那么，为了维持同等效用农村中老年人需要相应调整健康与其他商品及服务的组合，但是，不同的健康生产效率约束下的农村中老年人所需要调整的其他商品与服务数量也不尽相同，由于健康生产函数H_2的生产效率高于H_1，因此，在健康生产效率为函数H_2的条件下，农村中老年人维持U_1效用所需的其他商品与服务数量为M个，而在健康生产效率为函数H_1的条件下，农村中老年人维持U_1效用则需要N个其他商品与服务数量，MN之间则为健康生产效率差距所导致的健康存量差异，如图2-4所示。

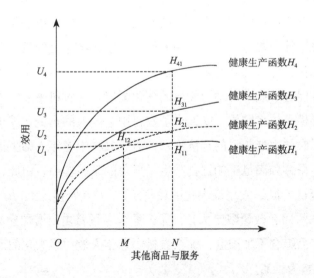

图2-4 农村中老年人健康生产效用与健康存量变化

2.3.3.3 健康生产效率与效用

前文分析是在假定其他商品与服务拥有量或健康存量不变的约束条件下，但在现实世界，不仅健康生产函数的效率会影响农村中老年人健康存量，效用的变化也会驱动健康存量的增加或减少，因此，研究进一步地分析健康存量及其他商品与服务如何与农村中老年人效用相互影响，如图2-5所示，横坐标与纵坐标分别表示能为农村中老年人提供效用的健康存量及其他商品数量，无差异曲线U_1、U_2和U_3是用于表征农村中老年人通过由健康与其他商品的自由组合而获得的效用，未嵌入互联网之前，农村中老年人的效用函数由无差异曲线U_1代表，在该曲线上，无论健康与其他商品如何组合，农村中老年人所获得效用是同等的，以C点与D点为例，在C点上，农村中老年人的健康存量为X_1，其他商品与服务的拥有数量与Y_2；在D点上，农村中老年人健康存量为X_2，其他商品与服务的拥有数量为Y_1，虽然两种商品组合数量不一致但均在无差异曲线U_1上，因此两种组合均产生了相同的幸福水平，也可将该两点称为等效用点。

随着互联网嵌入程度日益深刻，农村中老年人的学习工作方式发生了巨大变革，社交娱乐活动等休闲模式也呈现多样化，生产生活方式的改变潜移默化地重构了农村中老年人的社会信任，并为就业参与提供了便利化途径，进而通过再社会化改造而提升农村中老年人健康。一方面，社会信任的重构强化了农村中老年人社会合作意愿，在社会融入过程中，个体与社会的良性互动为农村中老年人的自我价值实现提供了正向反馈，刺激了农村中老年人的社会融入积极性，促进了社会参与频率。另一方面，数字经济时代的机遇造就了就业参与模式的多元化，与传统农业生产工作相比，线上工作参与拓展了时空调度的灵活性，有效促进了剩余劳动力资源的优化配置，为农村中老年人的人力资本挖掘与提升提供了技术赋能，既迎合了农村中老年人的再就业需求，也在一定程度上满足了农村中老年人的经济诉求，对于农村中老年人的生活满意度提升与幸福感、获得感和满足感的强化产生了显著的正向作用，由此，等效曲线随之从 U_1 外移至 U_2、U_3，效用最大化的点将从 C、D 点外移至 A、B 点，如果将其他商品与服务的拥有数量限定为 Y_2，那么健康存量将由 X_2 增加为 X_3、X_4，如果产生效用的产品组合不加限制，那么农村中老年人效用最大化的商品组合将由 $(X_2、Y_1)$ 调整为 $(X_3、Y_2)$ 与 $(X_4、Y_2)$。

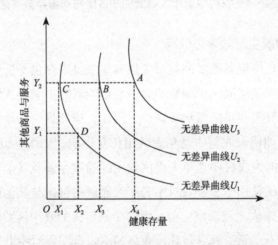

图2-5　农村中老年人健康生产效率与效用变化

2.3.3.4　互联网嵌入与农村中老年人健康存量的"收入替代效应"

前文的分析，已清晰解释了农村中老年人效用、健康存量以及其他商品与服务数量如何相互影响的内在逻辑，此部分将结合理论分析与数理推导来解释互联网嵌入如何通过改变农村中老年人社会融入意愿，增加社会参与频率和时长，触发健康生产的"收入效应"与"替代效应"，进而通过推进再社会化进程而加快健康存量积累的微观作用机理。从实际情况而言，农村中老年人的资源禀赋十分有限，并且，本文关注的是互联网嵌入通过社会信任与就业参与影响机制所赋予的健康生产效率提升的技术赋能，因此，本研究的预算约束外移的内生动力主要聚焦于农村中老年人生产每单位健康商品所要投入的要素成本变化。图2-6是本研究构建的分析互联网嵌入如何通过社会信任与就业参与的中介作用而影响农村中老年人健康的理论推导过程，假设农村中老年人的效用函数由健康存量及其他商品构成，预算约束AB为农村中老年人可用于生产效用商品的时间、收入等资源禀赋，则横坐标表示农村中老年人在预算约束的健康商品购买数量配置，纵坐标表示农村中老年人在预算约束内购买的除健康之外能够产生效用的其他商品数量，预算约束AB_1表示农村中老年人在健康生产效率变迁推动而发生的预算约束外移，FG则是剔除了因单位健康商品相对价格下降而带来资源禀赋增量之后的补偿预算线，U_1、U_2是用于表征农村中老年人效用的无差异曲线，X_{1a}、X_{1b}和X_{1c}分别表示农村中老年人健康存量变化。

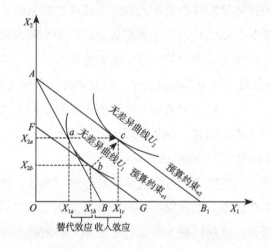

图2-6 互联网嵌入与健康商品生产的"收入替代效应"

在给定农村中老年人的时间、收入等资源禀赋要素数量约束的前提下，农村中老年人需要基于效用最大化的考虑而在限定的资源禀赋内选择健康商品以及其他商品与服务的购买，但是，无论是健康抑或是其他商品与服务，其市场价格并非一成不变，而是随市场供需情况而动态变化，因此，农村中老年人在"理性经济人"思维的驱使下也将根据价格变化而不断调整商品组合而维持效用最大化诉求。在嵌入互联网之前，农村中老年人生产健康商品的途径相对有限。农业生产与隔代照料的双重家庭分工需要大量的时间分配，挤兑压缩了健康生产时间投入，同时，受限于社区休闲娱乐设施缺失的外部环境约束，农村中老年人闲暇时间的配置选项过于单一，社会参与途径的缺乏与生活模式的单调潜移默化地固化了农村中老年人的闲暇偏好并进一步增加农业生产活动的时间配置。另外，农村中老年人信息获取渠道来源极度有限，这一方面容易导致个体对于他人行动预期不断调整并逐步腐蚀已经建立的"熟人社会"信任根基，进而强化了农村中老年人怀疑保守的风险规避意识，滋生消极的社会融入态度，减少社会参与活动。另一方面，信息获取的匮乏很大程度上限制了农村中老年人的健康管理意识甚至误导健康管理行为。

综上所述，农村中老年人嵌入互联网之前无法通过互联网社交娱乐功能的应用而提高健康生产效率，同时，较低的社会信任水平与有限的社会参与途径也将加剧自我隔离，换言之，在已有预算约束下，健康商品的单位生产成本过高与健康意识薄弱意味着农村中老年人的效用获取主要依赖于其他商品与服务的购买，在此情境下，AB线代表用于购买效用商品的预算约束线，无差异曲线 U_1 象征健康存量与其他商品组合的效用，当无差异曲线 U_1 与健康生产时间的预算约束 AB 相切于 a 点时，效用实现最大化，对应的健康存量为 X_{1a}。

随着互联网的嵌入，农村中老年人社会信任得到重构，就业参与方式实现变革，社会参与途径有力拓宽，健康管理知识日益丰富，进而通过提高健康生产效率的方式逐步降低了健康商品的单位生产成本。

其一，互联网嵌入拓宽了农村中老年人社会参与途径，提高健康生产效率的同时降低单位生产成本，而健康商品相对价格变化则触发了健康商品购买的"收入效应"。首先，互联网嵌入为农村中老年人的闲暇时间配置提供了多样化选择，互联网平台是一个集聚大量休闲娱乐项目的平台，通过短视频、网上商城和即时通信等App的应用，农村中老年人不仅可以与外出务工的家庭成员保持密切联系，同时也能够与亲友及村庄外部实现互动交流，方便快捷的社会参与途径减少了健康商品的生产成本，健康商品相对价格降低。其次，近年来数字经济的蓬勃发展进一步催化了农村三产融合，农村中老年人的非农就业迎来时代机遇，相较于传统的农业生产作业而言，互联网提高了农村中老年人就业时间与地点的灵活性，造就了多元化就业参与方式。与此同时，基于互联网学习工作功能的应用，农村中老年人的劳动技能水平也得到了相应的提升与丰富，劳动力资源配置进一步优化，并且，通过就业参与，农村中老年人普遍能够增加收入，不仅弥补了子女经济支持的缺失，同时拓宽了医疗卫生保健商品与服务购买的预算约束，奠定了健康生产的物质基础。换言之，互联网嵌入降低了健康生产的要素投入，提高了健康生产效率，即健康商品单位生产成本的下降意味着农村中老年人在相同的资源禀赋预算下能够购买更多的健康商品，其预算约束发生了"收入效应"。

其二，互联网嵌入刺激健康商品生产偏好转型，改变效用商品购买组合。内嵌于互联网的信息海洋为农村中老年人的健康知识拓宽了渠道，强化了健康意识，引导科学的健康管理行为，形塑了健康生产偏好，由此驱使农村中老年人在效用最大化的框架内动态置换健康与其他商品以形成新的组合偏好。即互联网嵌入通过改变农村中老年人健康管理意识与健康生产偏好而触发了农村中老年人健康商品购买的"替代效应"。

其三，互联网嵌入影响了农村中老年人对于社会规范、社会制度与经济主体的感知，激活社会融入意愿。信任的根基建立在个体对他人行为决策的预期，作为一种高效即时的信息媒介，互联网开拓了农村中老年人的信息接收渠道，为农村中老年人观察与理解社会变迁提供了多维度视角，与不使用互联网的农村中老年人相比，互联网嵌入下的农村中老年人掌握的信息更加全面且具备较高的时效性，而信息不对称难题的破解很大程度上深化了农村中老年人对于社会规范与制度体系的理解，同时也驱动农村中老年人调整政府、组织与个体行为决策的预期判断，进而通过社会信任重构提升社会融入意愿，驱使农村中老年人逐步突破自我封闭的社会隔离边界。

总体而言，互联网嵌入缓解农村中老年人信任困境并提供社会融入多样化选择途径，催化了农村中老年人再社会化进程，在推动预算约束外移的同时增加了效用，进而提高了农村中老年人健康商品购买数量。基于上述的分析，进一步结合微观作用机理的理论推导图分析互联网嵌入通过社会信任与就业参与的中介作用触发了健康生产的"替代效应"与"收入效应"。在互联网嵌入情境下，健康生产成本下降意味着健康商品的相对价格发生变化，农村中老年人在初始资源禀赋预算约束下能够购买更多的健康商品，因此，预算约束将由初始值AB外移至AB_1，与此同时，互联网嵌入所带来生活满意度提升与幸福感增强也意味着等效用曲线将由U_1上升至另一条代表更高效水平的无差异曲线U_2，此时，反映农村中老年人效用最大化的均衡点从a点平移至c点，与之相对应的是，农村中老年人的健康商品购买由X_{1a}增加至X_{1c}，但此部分健康存量增加是一个总效应的量化，健康生产效率的提高会降低健康生产的边际成本，相同的预算约束能够购买更多的健康商品，为了剔除农村中老年人实际收入水平变化的影响，进一步将总效应分解分为"收入效应"与"替代效应"，为此，引入补偿预算约束线工具辅助分析。为了剥离农村中老年人健康商品增加的"收入效应"，应使表征效用提升的无差异曲线U_2上的c点能够回归效用未变化之前的无差异曲线U_1上，基于此考虑，作一条与预算AB_1平行并与初始预算AB相交的新的预算约束AB。另外，由于无差异曲线上U_1的隐含意义是该条曲线上的任一商品组合均可使农村中老年人获得同等效用，故而补偿预算线FG还应与初始无差异曲线U_1相切才可准确定位交点的位置，此时b点对应的是农村中老年人健康与其他商品购买组合偏好转变后能够实现效用最大化的最优健康商品与其他商品组合。换言之，X_{1b}即为剥离了"收入效应"后农村中老年人在"替代效应"作用下所拥有的健康商品，而$X_{2a}X_{2b}$、$X_{1a}X_{1b}$则分别代表了在初始健康预算约束条件下农村中老年人减少的可产生效用的其他商品数量，以及经过商品组合调整后增加的健康商品数量。

基于以上分析，本文提出以下研究假说：

假说1：互联网嵌入对农村中老年人自评健康有正向作用。

假说2：互联网嵌入对农村中老年人生理健康有正向作用。

假说3：互联网嵌入对农村中老年人心理健康有正向作用。

假说4：互联网嵌入对农村中老年人社会信任产生正向影响。

假说5：互联网嵌入对农村中老年人就业参与产生正向影响。

假说6：互联网嵌入对农村中老年人健康的影响会通过社会信任水平提升的微观作用机理实现。

假说7：互联网嵌入对农村中老年人健康的影响会通过就业参与机会增加的微观作用机理实现。

假说8：互联网嵌入对农村中老年人健康的影响机制存在异质性。

3

数据来源、变量设定与计量策略

在前文分析中，本文基于对已有研究的系统梳理深度归纳总结了互联网嵌入对农村中老年人健康影响的理论机制，同时，结合健康需求模型的数理模型推导给出了数学解释，在此基础上，进一步利用经济学的效用、无差异曲线以及收入替代效应等理论工具深入分析了互联网嵌入如何通过社会信任与微观作用机理而加速农村中老年人的再社会化进程，进而优化身心健康水平。本章中，主要进行一些实证分析前的准备工作。首先，简要说明研究的数据来源及处理过程。其次，根据本研究构建的分析框架并结合已有文献数据设定研究变量并给出相应依据，同时，选取CFPS问卷中的具体问题并按照实证要求重新赋值以作为代理变量。再次，对筛选后的样本数据进行描述性统计分析以初步刻画各变量的现状轮廓。最后，遵循实证分析思路构建本研究的计量经济模型。

3.1 数据来源与处理

本研究的数据均来源于中国家庭追踪调查（CFPS），该项目由北京大学全程主持，覆盖了全国25个省/市/自治区，致力于从个体、家庭及社区三个层面的经济、教育和健康等数据来反映我国社会经济发展转型的变迁过程，为学术研究与公共政策分析提供了可靠的数据基础。课题首先于2008年、2009年进行预调查，于2010年开始首次正式调查，此后间隔两年进行一次追踪调查，至今为止完成并公开了2012年、2014年、2016年和2018年的调查数据，本研究选取了最新数据CFPS2018进行实证检验。CFPS2018调查开始于2018年6月5日，至2019年3月结束，此轮调查共完成家庭样本约15 000户，个人问卷约44 000份。

基于研究对象与变量设置的考虑，以户籍性质作为农村居民识别标准，剔除城市居民的样本，此处理方式主要考虑两个原因：第一，我国户口性质分为农业户口与非农业户口，而户口性质的转变一般只限于单向，即可以农转非，但不能非转农。因此，户籍性质为农业户口的样本基本排除了城市居民[298]。第二，随着城镇化进程的推进，人口流动已成为常态化的社会现象，但是具体到农村中老年人，由于年龄与技能的制约，其流动性通常局限于短途短期的探亲或旅游形式。此外，农业户口赋予了农村居民家庭土地承包权、宅基地使用权等权利，即使家庭部分成员进城务工，但为了农业生产仍然需要留守劳动力，并且，年轻劳动力的进城务工也带来了留守儿童的抚养问题，因此，具备农业生产经验的农村中老年人往往需要同时承担留守务农以及隔代抚养的家庭分工[299]。综上所述，以户籍性质作为识别标准能够最大程度保留农村中老年人样本。另外，在农村居民样本中进一步筛选年龄在45岁及以上并删除变量数据异常的样本，经过清理之后最终共筛选出农村中老年人样本12 522个。

3.2 变量设定

3.2.1 被解释变量

本研究的被解释变量为农村中老年人健康，由主观健康与客观健康构成。主观健康选取受访样本的自评健康等级作为代理变量。客观健康则进一步细化为生理健康和心理健康，其中，生理健康涵盖生理健康障碍综合感知、过去两周身体是否不适、过去12个月内是否因病住院、半年内是否确诊慢性疾病，以及过去6个月内是否确诊呼吸道疾病和BMI等一系列具有代表性的医学观测变量。心理健康则利用国际通行的CESD8抑郁水平测评量表的分值与睡眠质量自评作为衡量标准，具体代理变量说明如下所示。

3.2.1.1 主观健康变量设置

个体是自身健康的管理者也是第一负责人，自评健康是个体基于健康知识认知并结合身体素质变化动态感知而对自身健康水平做出的综合评价性（Yael Benyamini，2011）[300]，与其他健康水平衡量指标相比或许携带主观色彩干扰，但仍然是贴合实际情况的重要指标之一，被多数学术研究广泛采纳[301-302]。因此，为了从整体视角系统分析农村中老年人的健康水平，本文首先将受访样本的自评健康纳入主观健康的评判标准。该指标在CFPS问卷中的问题表述为"您认为自己的健康状况如何",选项共划分为五个等级并相应赋值,"非常健康"赋值为1,"很健康"赋值为2,"比较健康"赋值为3,"一般"赋值为4,"不健康"赋值为5。在具体的计量模型实证分析中,本研究结合具体的数据,对自评健康的分类标准进行了几种处理,具体如下。

第一,为了便于结果读取,将原变量的赋值作逆向化处理以符合正向递增的常态化思维方式,"非常健康"赋值为5,"很健康"赋值为4,"比较健康"赋值为3,"一般"赋值为2,"不健康"赋值为1。第二,由于Ⅳ–Probit以及PSM等内生性问题克服模型适用于二值分类变量,同时结合互联网使用频率等不同解释变量的具体调整,基于对自评健康的分类标准的综合考虑,重新将自评进行两种二分类变量赋值:一是将自评健康为不健康的样本赋值为0,将自评健康为非常健康、很健康、比较健康以及一般赋值为1;二是将自评健康为不健康、一般的样本赋值为0,将非常健康、很健康与比较健康的样本赋值为1。

3.2.1.2 客观健康变量设置

客观健康是个体行动认知能力、免疫系统功能和疾病罹患风险等维度的综合反映,也是个体健康状况的直观体现,其真实水平的衡量建立在可靠的医学检查之上,通过准确测度各项指标并参考相关标准进行观察与判断。为了尽可能避免指标单一化和简单化对结果造成干扰或导致分析不完整不深入,本研究结合CFPS问卷中的健康信息搜集部分提取了多样化的测量依据,既包括了身体不适、慢性病、呼吸道疾病和身体质量指数等生理健康指标,也涵盖CESD抑郁水平测评量表分值等心理健康指标。

生理健康变量选取。本文的研究对象是农村中老年人,从生物学角度来看,个体的患病风险与年龄增长呈现显著的正相关,而患病及住院治疗等健康冲击是导致健康资本流失的直接原因。因此首先利用个人自答问卷中健康部分的"过去两周内,您身体是否不适?""过去12个月,您是否因病住过院?""过去6个月内,您是否患过经医生诊断的慢性疾病?"三个问题来监测农村中老年人近期患病与住院情况。其次,考虑到近年来由于高污染产业的城乡转移日益频繁,农村地区的空气污染程度不断恶化,加剧了农村中老年人支气管炎与哮喘等呼吸道慢性疾病的患病风险,分别选取"过去6个月内,您是否患过经医生诊断的支气管炎/哮喘"两个问题来测度农村中老年人呼吸系统功能的发病概率，同时，将两个变量合并且重新定义为是否患呼吸道慢性疾病的新变量，在此基础上，为了从整体视角把握农村中老年人的综合健康状况，尽可能客观地反映农村中老年人健康损耗动态，基于对以上变量的梳理进一步生成生理健康障碍感知的新变量，只要农村中老年人发生过以上任意一种健康冲击，均视为出现生理健康障碍感知。以上代理变量的选项均为二分类变量，"是"赋值为1，"否"赋值为0。最后，利用已有的受访样本体重身高数据计算个体的BMI，以此辅助观测农村中老年人的身体素质，具体计算公式为（体重/身高^2），同时，参考老年人标准进行BMI正常与异常的样本区分。

心理健康变量选取。心理健康水平由于受到主观态度等不可观测因素的干扰而难以用量化的指标判断，幸运的是，CFPS问卷中关于受访样本的心理健康测试采用流调用抑郁自评量表（center for epidemiologic studies depression scale，CES-D）进行量化。该量表由Radloff编制，总共包含20个题目，现已成为心理学研究的权威测评项目之一，并广泛应用于学术研究。在CFPS2012中，课题组使用的问卷与CES-D量表所设置的题目保持一致，全部包括了20个题目。但是在实际调研的过程中，相对过多的题量造成受访者对该测试量表的接受度普遍不高，数据反馈并不理想，因此，自CFPS2016开始课题组将量表结构调整为8道题的精简模式。同时，为了保障不同轮次调查之间的抑郁分值比对，保留1/5的样本依然采用CESD20模式，剩余4/5的样本使用新的CESD8版本，经过CFPS2016的过渡后，自CFPS2018开始已全部替换为CESD8。因此，本研究首先利用最新公开数据CFPS2018中的CESD8量表作为农村中老年人抑郁水平的代理变量。其次，众多医学研究已揭示了睡眠质量与中老年人抑郁水平存在反向因果关系，因此，进一步将CESD8的关于睡眠质量感知的问题"在过去一周内感受过睡眠质量不好的发生频率"剥离作为心理健康水平的另一个代理变量，将选项划分为四个等级，分别为几乎没有（不到1天），赋值为1；有些时候（1~2天），赋值为2；经常有（3~4天），赋值为3；大多数时候有（5~7天），赋值为4。

3.2.2 解释变量

本研究的关键解释变量为互联网嵌入。已有研究普遍以是否使用互联网作为单一标准。为了更加深刻地理解互联网嵌入对农村中老年人健康的影响，本研究进一步拓展了互联网嵌入的内涵及意义，将互联网使用、使用时长、使用频率、使用认知和互联网作为信息渠道的重要程度等指标纳入互联网嵌入的衡量依据。

3.2.2.1 互联网使用

自CFPS2016开始，问卷对受访者的互联网使用方式进行了区分，由原本"是否使用互联网"细分为"是否移动上网"与"是否计算机上网"，本文将移动上网与计算机上网合并为新变量并赋值，无论是否移动上网或计算机上网，只要二者占据其一，均视为互联网使用，赋值为1，否则，赋值为0。

3.2.2.2 互联网使用时长

根据边际效应递减理论，经济行为主体从商品或服务中获得的效用与消费数量呈现倒"U"型的抛物线关系，在消费数量未达到临界值之前，效用与消费数量保持递增关系，当消费数量到达拐点时，效用实现最大化，随后效用将伴随消费数量的增加而发生边际递减。如果将互联网视为一种赋予农村中老年人健康效用的产品，那么互联网使用时长与健康促进效应也可能存在边际递减效应。在初始接触的过程中，互联网使用的新鲜感能够不断赋予农村中老年人满足感从而促进健康，但是，过度的互联网使用不仅会发生效用的边际递减，还可能会导致对健康的负面作用。为了探索互联网使用对健康影响效应可能存在的极值点，本研究选取了CFPS问卷中的每周互联网使用时长作为变量，并将使用时长做平方处理以利用函数求导获得拐点值，为农村中老年人互联网使用的合理化提供了依据。该变量在CFPS问卷中具体表述为"一般情况下，每周业余时间里有多少小时用于上网？"

3.2.2.3 互联网作为信息来源的重要程度

在通信落后年代，信息不对称广泛存在于医疗保健市场以及医患关系。健康认识匮乏的农村中老年人在健康投资市场中长期居于不利地位，利益也容易受损。进入信息时代后，互联网的介入引发了农村中老年人的信息获取渠道，不仅为农村中老年人提供了多元化的信息获取，而且提高了信息检索的效率，因此，作为现代化的信息媒介，互联网已成为破解健康信息不对称的有效工具。为了检验农村中老年人在信息获取方面对于互联网依赖程度的强弱是否会造成健康效应的差异，本研究选取了在CFPS问卷的问题"互联网对您/你获取新的重要性"作为互联网信息获取依赖程度的代理变量，选项划分为五个等级由低至高层层递进，1表示非常不重要，5表示非常重要。对于未使用互联网的受访样本，CFPS问卷默认为选择非常不重要选项，赋值为1。

3.2.2.4 互联网使用频率

消费者的行为决策由偏好主导，为了观测农村中老年人的互联网使用偏好，选取了互联网使用频率作为代理变量。CFPS问卷中从互联网学习、工作、娱乐、社交和商业活动五个维度全面考察了受访者的互联网使用频率特征。具体的问题表述为"一般情况下，使用互联网学习/工作/娱乐/社交/商业活动的频率有多高？"，互联网学习表述为"一般情况下，您/你使用互联网络学习（如搜索学习资料、上网络学习课程等）的频率有多高？"互联网工作表述为"一般情况下，包括使用单位的内部网，您/你使用互联网络工作的频率有多高？"需要说明的是，问卷中对于互联网工作使用频率的询问建立在在业状态的基础之上，因此在后续设计该变量的计量分析过程中进一步对样本进行了筛选。互联网社交表述为"一般情况下，使用互联网络进行社交活动（如聊天、发微博等）的频率有多高？"。互联网娱乐表述为"一般情况下，使用互联网络娱乐（如看视频、下载歌曲等）的频率有多高？"互联网商业活动表述为"一般情况下，您使用互联网络进行商业活动（如使用网银、网上购物）的频率有多高？"

以上问题的选项划分为7个等级由高至低层层递减，具体而言，几乎每天，赋值为1；一周3~4次，赋值为2；一周1~2次，赋值为3；一个月2~3次，赋值为4；一个月1次，赋值为5；几个月1次，赋值为6；从不，赋值为7。为了检验不同的互联网使用频率组合是否会造成农村中老年人健康的影响效应差异，本研究将其纳入互联网使用深度的判别标准之一，但是，本研究认为不同的选项划分标准适用于不同人群，相较于青少年，农村中老年人的认知以出现较大幅度的衰退，并且，较低的受教育程度也阻碍了农村中老年人的理解，过于细致的选项分类反而会造成模棱两可的干扰，进而模糊了判断，因此，研究根据选项的接近程度，将7类赋值合并为四类，几乎每天归为一类，重新赋值为4；一周3~4次与一周1~2次以及一个月2~3次归为一类，重新赋值为3；一个月1次与几个月1次归为一类，重新赋值为2；从不归为一类，重新赋值为1。

3.2.2.5 互联网使用认知

不同互联网功能的使用频率差异本质上反映了农村中老年人的互联网使用偏好，而偏好在某种程度上反映了个体的意识形态，因此，为检验互联网使用认知差异对农村中老年人健康影响。本研究选取"使用互联网时，学习/工作/

社交/娱乐/商业活动对你/您有多重要"作为互联网使用认知的代理变量以分析认知差异是否会导致影响效应的异质性,选项同样划分五个等级由低至高层层递进,1表示非常不重要,5表示非常重要。

3.2.3 中介变量

基于前文的影响机制梳理、数理模型推导以及微观作用机理分析,本研究构建了相对清晰的互联网嵌入对农村中老年人健康影响的理论分析框架,总体而言,本研究构建了互联网嵌入通过社会信任提升与就业参与促进的驱动作用加速了农村中老年人再社会化进程,进而优化了身心健康水平。为了验证本研究的影响机制是否成立,进一步选取社会信任与就业参与作为中介变量并进行实证分析,具体而言,社会信任的代理变量是"喜欢信任还是怀疑别人",选项分为两个:"大多数人是可以信任"赋值为1,"要越小心越好"赋值为0。就业参与的代理变量为"当前工作状态",选项分别为有工作、失业以及退出劳动力市场,将有工作赋值为1,其余均赋值为0。

3.2.4 控制变量

在经济管理学科视角中,健康水平不仅是由生物学意义上的体质差异主导,更多的是由健康认知、健康管理及健康投资等后天影响因素相互交织干扰的共同结果,为了全方面、多维度地降低随机因素的干扰,本研究从个体内在特征、家庭资源禀赋以及社区外部环境三个层面加入控制变量,具体变量选取及依据如下。

3.2.4.1 个体内在特征层面

选取变量为:①年龄。生物学知识表明,个体在迈入中老年阶段后行动与认知能力均会出现不同程度的弱化,并且身体素质的弱化会随年龄的增长而逐步加剧[303]。②性别。从医学的角度而言,性别差异不仅会造成预期寿命存在差距,还会影响个体的思维方式。此外,由于社会分工的不同,农村家庭的话语权基本由男性主导,这意味着家庭资源配置往往向男性倾斜,并且农村地区仍然根深蒂固的封建思想也容易导致农村女性比农村男性承受更多的生活压力,这可能会造成女性的预期健康更差[304]。③最高学历。教育是人才振兴的基石,无论是个人的自我价值实现,抑或是生活来源保障与生活质量优化,均需要依赖于教育赋予的知识技能储备。从农村中老年人的实际情况出发，受教育程度的提升代表着健康知识的学习与检索能力的强化，并且高学历的人群更加会自觉地开展健康管理行为。因此，学历越高，健康管理与投资的意识可能会更加强烈，由此也意味着拥有更好的健康状况[305]。该变量在问卷中的问题表述为"已经完成的最高学历？"。④婚姻状态。配偶对于健康的促进作用不仅体现在生活工作的相互照料，而且是精神情感世界的支撑，尤其对于留守农村中老年人而言，子女外出务工意味着赡养主体的暂时性缺位，弱化了来自家人的非正式社会支持，不利于心理健康建设。因此，婚姻状态对于农村中老年人的健康或将产生影响[306]。⑤每月税后收入。个人收入首先是体现了农村中老年人的预算约束，直接关系到农村中老年人医疗卫生服务购买能力，此外，收入是社会资本衡量的重要维度，潜移默化地影响了个体健康意识与健康行为。因此，收入越高则社会经济地位也会随时提升，进而为健康不平等埋下了伏笔[307]。该变量在问卷中的问题表述为"把工资、奖金、现金福利和实物补贴都算在内，并扣除税和五险一金，您这份工作一般每月的收入是多少？"。⑥健康管理行为。现有的医学知识表明，科学的养生习惯培养会促进个体的健康水平提升。远离吸烟饮酒等不良生活习惯会避免健康损耗，而积极参与体育锻炼，培养午休习惯等良好健康行为则有助于健康水平的提升。因此，本研究进一步观测是否频繁饮酒（每周饮酒3次以上）、是否午睡、是否吸烟以及每周锻炼身体频率如何影响农村中老年人健康[308]。

3.2.4.2 家庭资源禀赋层面

基于收入替代效应理论，消费者的行为改变依赖于收入提高与偏好改变的共同作用。农村家庭是一个理性小农的集合，农村中老年人的健康投资意愿与家庭收入水平以及家庭成员观念引导密不可分。首先，由于我国国情的特殊性，稀缺分散的土地资源与庞大复杂的农村劳动力基数成为多数地区推广机械农业的制约，以家庭为单位小农经营模式在农业农村经济中长期占据重要地位。改革开放以后，城乡一体化与市场经济赋予了农村剩余劳动力就业转移的时代机遇，为了优化家庭劳动力资源的优化配置，部分家庭成员的外出务工成为一个帕累托改进的选择。家庭成员的外出务工，一方面是改变了家庭的农业生产要素投入结构，提高了农业生产效率，增加了农业收入；另一方面是获取了非农就业收入，优化了家庭收入结构，提升了家庭总收入水平，产生了收入效应。此外，在整体经济水平普遍欠发达的农村地区，家庭的社会阶级地位很大程度上是通过家庭收入差距进行分化。家庭收入越高，意味着拥有更多可用于健康资本投资的资源，同时也可能拥有更多的阶层流动机会[309]。其次，社会是个体生存发展的容器，无论是市场交易的匹配，抑或是意识形态的塑造，个体与社会都无可避免地需要建立联系，农村居民家庭成员的外出务工意味着城乡居民家庭沟通边界的逐渐消解，因此，城镇居民在健康投资方面的"示范效应"不仅会潜移默化地影响农村居民的健康认知转变，同时也会驱动农村居民家庭寻求消费结构的一致性，优化相对滞后的家庭消费结构，进而推动健康管理行为的培养与健康投资偏好的转型[310]。根据以上的分析，家庭资源禀赋对农村中老年人健康的影响机制会通过收入替代效应实现，因此，本研究从社会交际网络以及社会阶层划分的角度来体现不同家庭的资源禀赋差异，具体而言，①社交网络，选取家中是否有人外出务工、家中是否有人从事个体私营作为代理变量，在CFPS问卷中的问题表述分别为"过去12个月，您家是否有人外出打工（如去城市打工）挣钱？""过去12个月，您家是否有家庭成员从事个体私营或开办私营企业？"，选项为是或否的二分类变量，分别赋值0和1。②社会阶层，选取家庭收入层级与家庭社会地位作为代理变量，在CFPS问卷中的问题表述为"您给自己收入在本地的位置打几分？"以及"您给自己在本地的社会地位打几分？"。选项为1~5的五分类变量，1表示很低，5表示很高。

3.2.4.3 社区外部环境层面

选取以下变量：①村庄医疗与养老保险覆盖范围。积极老龄化与健康老龄化的推进依托于完善的社会保障体系，由于我国发展不平衡不充分的问题仍然凸显，不同地区的公共资源供给参差不齐，不仅是城乡之间的公共管理水平存在明显差距，村庄之间的社会福利也因为财政收支而难以协同推进。医疗保险与养老金领取的办理与否会直接关系到农村中老年人晚年生活质量，进而对健康水平产生影响[311]。因此，首先选取"您享有哪些医疗保险？"作为医疗保险的代理指标，选项共分为六个，分别为公费医疗、城镇职工医疗保险、城镇居民医疗保险（含一老一小保险）、补充医疗保险、新型农村合作医疗以及以上都没有，将没有享受任何医疗保险的赋值为0，将享有以上任意一类医疗保险的样本赋值为1。其次，选取"您是否有领取养老保险〔如基本养老保险、企业补充养老保险、商业养老保险、农村养老保险（老农保）、新型农村社会养老保险（新农保）和城镇居民养老保险〕"作为养老保险的代理指标，否赋值为0，是赋值为1。在此基础上，以村居编码为区分的依据，分别计算不同村居的农村中老年人医疗保险与养老保险覆盖率，以此反映村庄社会保障体系建设水平。②社区经济水平。尽管我国社会经济发展自改革开放以来迈入腾飞时代，但人民日益增长的美好生活需要和不平衡、不充分的发展之间的矛盾仍然是社会主要矛盾。从宏观层面来看，城乡发展鸿沟还需要加速弥合，细化到农村社区的微观视角，经济水平差异也十分显著。经济是驱动社会运作发展的根本性动力之一，社区之间的收入差距最终又会反映到医疗资源供给、公共服务水平、文化风俗和消费理念，进而影响农村中老年人的健康管理理念与健康投资意愿[312]，因此，本研究根据问卷中的问题"把所有工资、奖金、现金福利和实物补贴都算在内，并扣除税和五险一金，过去12个月在这份工作中总共拿到多少钱？"赋值个人年收入。以村居编码作为相同农村社区的识别依据，在此基础上，将同一社区中的年收入加总并除以全部社区成员，包括没有收入来源的妇女、老人及少儿均视为平均基数，求取的平均数生成社区经济水平的代理变量。③社区空气污染程度。自工业革命之后，社会生产效率的跳跃式提高一方面推动财富的极大增长；另一方面却也因高污染与化学物而引发生态环境破坏的争议，其中尤以空气污染问题最凸显。近年来，由于城镇地区的工业用地日趋减少以及环保规制政策日益严格，高昂的管理费用驱使生产者逐步将污染成本转嫁至农村地区以寻求效益最大化，农村地区的空气污染程度不断加剧，成为农村中老年人健康损耗的主要威胁。与此同时，随着农村居民经济水平的持续改善，农村中老年人对于个人发展的关注点逐渐从物质追求转向健康投资，对于绿水青山的呼唤是新时代亟待解决的社会问题，因此有必要从空气污染的角度思考影响农村中老年人健康的社区外部环境因素。医学研究表明，空气污染是呼吸道慢性疾病的主要致病原因之一，换言之，社区的空气污染程度可能与农村中老年人的呼吸道疾病患病概率存在显著相关性[313]。已有文献多数以PM2.5浓度作为大气污染的衡量指标，但是，聚焦到社区的微观层面，空气污染程度存在或多或少的差异，难以用统一的宏观指标衡量全面覆盖。因此，为了尽可能因地制宜地量化不同农村社区的空气污染程度，本研究将选取社区居民的呼吸道患病概率。具体的替代变量选取，本研究以受访样本中的支气管炎与哮喘病患者所占比重作为依据。在CFPS调查中，个人自问答卷的健康部分数据搜集涵盖了支气管炎与哮喘两类呼吸道疾病，问题表述为"过去6个月内，您是否患过经医生诊断的支气管炎？"与"过去6个月内"，本研究首先重新定义一个新变量代表受访样本的呼吸道慢性疾病患病情况，无论是确诊支气管炎或哮喘，只要二者占其一，均视为患有呼吸道慢性疾病，赋值为1，否则，赋值为0。其次，以农村社区编码为依据，计算不同社区的呼吸道慢性疾病患者在受访样本中的比重，以此作为社区的呼吸道慢性病患病概率，用于反映社区空气污染程度。患病的概率越高，表示空气污染可能越严重；反之，污染程度越低。

3.3 描述性统计分析

以上变量经过整理后的描述性统计分析如表3–1所示。

被解释变量为农村中老年人健康，由主观健康与客观健康构成，客观健康又细分为生理健康与心理健康。具体而言，主观健康的代理变量自评健康等级均值为3.363，表明多数样本的自我健康状况感知介于比较健康与一般之间。客观健康分为生理健康与心理健康两个维度，其中生理健康的测度指标生理健康障碍感知、过去两周身体是否不适、过去12个月内是否因病住院、6个月内是否确诊慢性疾病、过去6个月内是否确诊支气管炎、过去6个月内是否确诊哮喘以及过去6个月内是否确诊呼吸道疾病的均值分别为0.526、0.388、0.178、0.229、0.071、0.037和0.081，表明受访农村中老年人样本中发生过生理健康障碍感知的比重约为52.6%，在过去两周内出现过身体不适的比重约为38.8%，在过去12个月内因病住院的比重约为17.8%，在过去6个月内罹患经医生确诊的慢性疾病的比重约为22.9%，在过去6个月内罹患经医生诊断的支气管炎的比重约为7.1%，在过去6个月内罹患经医生诊断的哮喘的比重约为3.7%，在过去6个月内罹患经医生诊断的呼吸道慢性疾病的比重约为8.1%。此外，经过计算得到受访农村中老年人的BMI均值为23.177，按照我国的BMI标准划分，处于正常取值范围之内。但是，考虑到中老年人的BMI衡量标准不同于年轻人，中老年人的BMI取值不超过26即为正常范围，因此，进一步以26作为分界线，将样本身体质量指数划分正常与异常两部分，统计得到农村中老年人BMI正常与否的均值为0.780，表明受访农村中老年人样本中的身体质量指数正常比重为78%。心理

表3-1 变量的描述性统计分析

变量类型	变量分类	二级指标	变量名称	变量含义及赋值	均值	标准差
被解释变量	主观健康	自评健康	自评健康	非常健康=5;很健康=4;比较健康=3;一般=2;不健康=1	2.637	1.299
			生理健康障碍感知	发生过身体不适、因病住院、确诊呼吸道疾病、确诊慢性病的任意一种生理障碍感知（否=0;是=1）	0.526	0.499
	客观健康	生理健康	身体不适	过去两周身体是否不适（否=0;是=1）	0.388	0.487
			因病住院	过去12个月是否因病住院（否=0;是=1）	0.178	0.383
			确诊慢性病	6个月内是否有慢性疾病（否=0;是=1）	0.229	0.420
			支气管炎	6个月内是否患经医生确诊的支气管炎（否=0;是=1）	0.071	0.258
			哮喘	6个月内是否患经医生确诊的哮喘（否=0;是=1）	0.037	0.188
			呼吸道疾病	6个月内是否患过经医生确诊的支气管炎/哮喘（否=0;是=1）	0.081	0.273
			BMI	身高（米）/体重^2（千克）	23.177	3.707
			BMI标准	BMI是否在标准取值范围之内，老年人标准不同，老年人BMI小于26即为正常范围（否=0;是=1）	0.780	0.414

续表

变量类型	变量分类	二级指标	变量名称	变量含义及赋值	均值	标准差
	客观健康	心理健康	抑郁水平	CESD8分值	14.122	4.406
			抑郁诊断	抑郁自评量表是否抑郁（否=0；是=1）	0.965	0.185
			睡眠质量	我的睡眠不好（几乎没有=1；有些时候=2；经常有=3；大多数时候有=4）	1.909	0.999
解释变量	互联网嵌入	互联网嵌入	互联网嵌入	从分项指标中提取一个公因子作为互联网嵌入的代理变量	−0.030	0.968
		互联网使用	移动上网或计算机上网二者占其一	是否使用移动设备，比如手机、平板上网或是否使用计算机上网（否=0；是=1）	0.207	0.405
		入网方式	移动上网	是否使用移动设备，如手机、平板上网（否=0；是=1）	0.986	0.117
			计算机上网	是否使用计算机上网（否=0；是=1）	0.129	0.161
		互联网依赖程度	互联网使用时长	每周业余上网时长	8.881	8.817
			使用时长的平方	每周业余上网时长的平方	156.581	429.429

续表

变量类型	变量分类	二级指标	变量名称	变量含义及赋值	均值	标准差
解释变量	互联网嵌入	互联网使用频率	互联网学习频率	几乎每天=1;一周3~4次或月2~3次=2;一个月1次或几月个1次=3;从不=4	3.402	1.031
			互联网工作频率	几乎每天=1;一周3~4次或月2~3次=2;一个月1次或几月个1次=3;从不=4	3.503	1.014
			互联网社交频率	几乎每天=1;一周3~4次或月2~3次=2;一个月1次或几月个1次=3;从不=4	1.941	1.089
			互联网娱乐频率	几乎每天=1;一周3~4次或月2~3次=2;一个月1次或几月个1次=3;从不=4	2.113	1.138
			互联网商业活动频率	几乎每天=1;一周3~4次或月2~3次=2;一个月1次或几月个1次=3;从不=4	3.424	0.898
		互联网使用认知	互联网学习重要程度	1表示非常不重要,5表示非常重要	1.768	1.401
			互联网工作重要程度	1表示非常不重要,5表示非常重要	1.625	1.341
			互联网社交重要程度	1表示非常不重要,5表示非常重要	3.141	1.536
			互联网娱乐重要程度	1表示非常不重要,5表示非常重要	2.742	1.468
			互联网商业活动重要程度	1表示非常不重要,5表示非常重要	1.750	1.320

续表

变量类型	变量分类	二级指标	变量名称	变量含义及赋值	均值	标准差
解释变量	互联网嵌入	互联网信息获取	信息获取渠道依赖	将互联网作为信息渠道的重要程度（非常重要=1；很重要=2；比较重要=3；一般=4；不重要=5）	3.389	1.374
中介变量		就业参与	工作状态	当前工作状态（0=失业、退出劳动力市场；1=有工作）	0.769	0.422
		社会信任	人际信任	喜欢信任还是怀疑别人（要越小心越好=0；大多数人是可以信任的=1）	0.528	0.499
控制变量	个体内在特征	人口特征	年龄	受访者年龄	58.864	9.621
			性别	女=0；男=1	0.491	0.499
			最高学历	文盲/半文盲=0；小学=1；初中=2；高中/中专/技校/职高=3；大专=4；大学及以上=5	0.088	0.367
			婚姻状态	无配偶=0；有配偶=1	0.875	0.331
			月工资	每月税后收入	989.396	2 254.079
			非农就业	工作是农业工作还是非农工作（农业工作=0；非农工作=1）	0.223	0.416

续表

变量类型	变量分类	二级指标	变量名称	变量含义及赋值	均值	标准差
	个体内在特征	健康管理	饮酒	过去一个月内是否每周喝酒3次以上（否=0；是=1）	0.177	0.382
			吸烟	过去一个月内是否吸烟（否=0；是=1）	0.307	0.461
			午休	现在是否有午休习惯（否=0；是=1）	0.581	0.493
			锻炼	过去一周锻炼身体的频率	2.600	3.471
	家庭资源禀赋	社交网络	外出务工	过去12个月，家中是否有人外出务工（否=0；是=1）	0.147	0.354
			个体经营	过去12个月，家中是否有家庭成员从事个体私营或开办私营企业（否=0；是=1）	0.035	0.183
		社会阶层	收入层次	给自己收入在本地的位置打几分（1表示很低，5表示很高）	2.906	1.214
			社会地位	给自己在本地的社会地位打几分（1表示很低，5表示很高）	3.294	1.179
控制变量	社区外部环境	经济水平	社区人均纯收入	相同村居编码的所有受访样本的个人税后月工资加总再对所得求平均	7 758.943	6 717.646
		社会保障	社区医疗保障覆盖率	相同村居编码的所有受访样本办理医疗保险的比重	0.777	0.119
			社区养老保障覆盖率	相同村居编码的所有受访样本领取养老保险的比重	0.165	0.111
		空气污染	社区呼吸道慢性患病率	相同村居编码的受访样本在6个月内确诊呼吸道慢性患病的比重	0.051	0.048

健康层面，个人抑郁水平测评量表CESD8的平均分为14.122分，使用百分位数等方法将分值生成可比的CESD20量表，换算分数为34.332分，参考相应的抑郁程度区分标准，对其中的两个反向计分的问题作反向计分处理，结果仍然反映出部分受访农村中老年人陷入抑郁情绪状态，心理健康疏导应引起重视。单独将睡眠障碍剥离后，计算所得均值为1.909，表明农村中老年人的几乎或者较少出现睡眠障碍。总体而言，我国农村中老年人的整体健康水平并不乐观，需要引起重视。

解释变量为互联网嵌入，从是否入网、入网方式、互联网使用依赖程度、互联网使用频率、互联网使用认知和互联网信息获取依赖程度来区分不同互联网使用方式对健康造成的影响效应差异。具体而言，互联网嵌入的均值为-0.030，表明互联网嵌入在农村中老年人尚未形成常态化现象，这与互联网使用比重相互呼应。另外，该变量的标准差达到了0.968，这意味着在互联网嵌入很大程度上具备"马太效应"，在互联网嵌入的群体中，嵌入深度存在明显差距。互联使用的均值为0.207，其中移动上网与计算机上网的均值分别为0.986、0.129，表明受访农村中老年人样本中入网人数比重约为20.7%，而网民中通过移动上网的比例高达98.6%，计算机上网的比重为12.9%，这也意味着约有11.54%的农村中老年网民同时使用移动上网与计算机上网。互联网使用时长的均值为8.881h/周，表明农村中老年人每天业余时间用于上网的时间1.267h左右。互联网使用频率的统计涵盖了互联网学习、工作、社交、娱乐以及商业活动五个维度，均值分别为3.402、3.503、1.941、2.113和3.480，表明农村中老年人使用互联网进行学习、工作及商业活动的频率介于1个月1次、几个月1次抑或从未使用，使用互联网进行社交娱乐的频率则维持在几乎每天与每周数次之间，并且互联网社交频率相对高于互联网娱乐频率。显然，互联网的社交娱乐功能是农村中老年人的主要入网诉求。互联网认知方面，互联网学习、工作、社交、娱乐和商业活动的均值分别为1.768、1.625、3.141、2.742和1.750，表明农村中老年人使用互联网时，功能需求的优先性依次为社交、娱乐、学习、商业活动以及工作。其中，社交功能的优先级别最高，这也反映出农村中老年人对于社会支持的强烈诉求。互联网对信息获取重要性的均值为3.389，表明互联网已成为多数农村中老年人获取信息的主要工具，依赖性随互联网嵌入深度而逐步增强。中介变量为就业参与及社会信任。就业参与的均值为0.769，表明受访农村中老年人样本中约有76.9%的比重目前处于工作状态，这是农村产业振兴的缩影之一。社会信任的均值为0.528，表明约有52.8%的受访农村中老年人样本倾向于选择信任他人。

控制变量由个体内在特征、家庭资源禀赋以及社区外部环境三部分组成，尝试综合个体、家庭以及社区三个视角以最大程度降低外在因素的干扰。

个体内在特征层面，主要划分为人口学特征以及健康管理行为。人口学特征方面，受访农村中老年人样本年龄均值为58.864岁，表明受访者以老年人为主体。性别均值为0.491，表明受访样本性别比例基本持平，最高学历均值仅为0.088，意味着绝大部分农村中老年人的受教育程度介于文盲与小学学历之间，这主要与我国的教育发展的历史原因有关，受限于早期农村社会经济的落后，当前处于中老年人阶段的农村居民在学龄阶段恰逢我国的教育事业发展的艰难期，这将导致农村中老年人普遍未能接受正规教育。婚姻状态的均值为0.875，表明87.5%的农村中老年人有配偶陪伴。健康管理行为方面，沾染频繁饮酒、吸烟史等不健康的生活习惯均值分别为0.177与0.307，表明受访农村中老年人中在过去一个月内每周饮酒超过3次的比重约17.7%，在过去一个月内曾吸烟的比重约30.7%；午休与锻炼的健康养生行为的均值分别为0.566与2.600，表明受访农村中老年人的每周锻炼频率约为2.6次，且大约有58.1%的受访样本培养了午休习惯。

家庭资源禀赋分为社交网络与社会阶层两个视角，社交网络的代理变量外出务工与个体经营的均值分别为0.147、0.032，表明受访农村中老年人的家庭成员在过去12个月内有外出打工的比重大约为14.7%，从事个体私营或开办私营企业的比重大约为3.2%。社会阶层的代理变量收入层级与社会地位的均值分别为2.906与3.294，表明受访农村中老年人对家庭社会经济地位的自我感知集中于中等层级，与现实的家庭财富收入差距较为相符。

社区外部环境层面的控制变量由整体经济水平、社会保障体系以及空气污染程度三个维度构成，经济水平选取社区人均年税后收入作为代理变量，平均基数包括了未有收入来源的相同农村社区中的少儿与老人，经计算得到均值为7 758.943元，标准差却达到了6 717.646元。这一方面这体现了我国农村居民人均收入水平仍有待提高，另一方面也反映了不同农村社区之间的难以逾越的"基尼系数"，社会保障包括医疗与养老保险普及率，均值分别为0.777与0.165，表明受访农村中老年人所在农村社区的医疗保险与养老保险参保的比重分别为77.7%与16.5%，空气污染的代理变量为社区居民的呼吸道慢性病患病概率，经计算得到平均值为0.051，表明所有受访农村社区的平均呼吸道慢性病患病概率为5.1%，空气污染已成为威胁农村居民健康的不容忽视的隐患。

3.4 计量策略

3.4.1 基准模型构建

在前文的分析框架中，本文基于理论工具的奠基，同时结合已有研究的系统梳理，提出了本研究的理论假说。本研究的目的在于实证检验互联网嵌入与农村中老年人健康的内在逻辑，关键被解释变量农村中老年人健康涵盖了自评健康、生理健康及心理健康，变量赋值包括了五分类变量、二分类变量和连续型数值变量，因此，根据变量赋值的差异，本研究分别设定了如下基准计量经济模型。

3.4.1.1 Ordered Probit模型

当被解释变量为自评健康时，选项赋值为五分类变量，则构建Ordered Probit模型[314]，假设被解释变量自评健康为Y，且Y的原始数据取值范围为$1\sim m$，则该模型的数学解释表述为公式（3–1）：

$$Y_i = j, \text{当} u_{j-1} < Y_i^* \leq u_j, \quad j = 1, \cdots, m \tag{3–1}$$

式中，Y_i^*指代有序分类变量自评健康Y_i^*背后的潜在连续变量，取值来自农村中老年人的主观判断，但是数值可能会受到关键解释变量互联网嵌入、个体内在特征、家庭资源禀赋以及社区外部环境等控制变量以及随机扰动项的干扰，即：

$$Y_i^* = \beta \text{internet} + \gamma X_i + \mu_c + u_i, u_i \sim N(0,1) \tag{3–2}$$

此外，$u_0 = -\infty$，$u_j \leq u_{j+1}$，$u_m = \infty$，根据式（3–2）对u_i的假设，Y_i取值为j的概率为$P_{ij} = P(Y_i = j) = \Phi(u_j - \beta \text{internet} - \gamma X_i - \mu_c) - \Phi(u_{j-1} - \beta \text{internet} - \gamma X_i - \mu_c)$，其中，$\Phi(\cdot)$为标准正态分布的累积密度函数，且$j$为1~5的分类变量，假设$\beta$系数为正，那就意味着当样本容量足够大时，解释变量互联网嵌入会降低被解释变量农村中老年人自评健康取值为差的概率，同时提高自评健康取值为优的概率。

3.4.1.2 Probit模型

针对被解释变量为农村中老年人是否因病住院、是否身体不适、是否确诊慢性病和是否确诊呼吸道疾病等二分类变量时，本研究构建二分类Probit模型[315]，如式（3–3）所示：

$$P(y = j | x_i) = \frac{1}{1 + e^{-(\alpha + \beta x_i)}} \qquad (3-3)$$

式中：x_i指代第i个指标变量；y指代农村中老年人健康类别中的二分类变量，分别赋值为0和1。此外，为了衡量在研究中无法直接观测的影响农村中社会信任水平的变量，构建潜在变量y^*的方程式，如式（3–4）所示：

$$y^* = Ax + \varepsilon_i \qquad (3-4)$$

式中：X指代自变量；A指代待估参数向量；ε_i为截距项；在计算A和ε_i的参数估计基础上，可以得到测量结果农村中老年人健康的取值概率y，如式（3–5）所示：

$$P(y \leq j | x_i) = \frac{e^{-(\alpha + \beta x_i)}}{1 + e^{-(\alpha + \beta x_i)}} \qquad (3-5)$$

3.4.1.3 多元线性回归模型（OLS）

在互联网嵌入与农村中老年人心理健康章节，被解释变量农村中老年人心理健康是一个连续的数值型变量，因此，本研究构建了相应的多元线性回归模型[316]，如式（3–6）所示：

$$Y = \alpha_0 + \beta_1 IU + \gamma_1 X_i + \varepsilon_i \qquad (3-6)$$

式中：Y为被解释变量农村中老年人抑郁水平测试分值；α_0为截距项；IU表示农村中老年人互联网嵌入；X_i表示年龄、性别、最高学历、婚姻状态、税后月收入、频繁饮酒、吸烟、午休习惯、锻炼频率、外出务工和个体经营等一系列控制变量；β_1、γ_1为变量的相关系数；ε_i为服从正态分布的随机扰动项。

3.4.2 内生性问题克服

工具变量法（Ⅳ–2SLS与Ⅳ–Probit）

在进行实证分析时，研究所构建的回归模型可能存在解释变量x与被解释变量y之间相互影响的反向因果关系，为了克服模型的内生性问题，就有必要利用工具变量法检验结论的稳健性。首先，选择一个同时满足与内生解释变量相关但与随机扰动项不相关的工具变量。其次，对该工具变量进行弱工具变量的检验。最后，在符合以上要求的基础上将该工具变量纳入模型进行2SLS回归[316]。在本研究中，考虑到使用互联网的农村中老年人本身可能具备较优的健康水平，即解释变量互联网使用与被解释变量农村中老年人健康存在相互影响的反向因果关系，因此本研究将利用工具变量法来验证结论的稳健性。

本文根据受访农村中老年人所在的农村社区编码，计算同一社区的互联网普及率，以此作为工具变量。另外，利用2SLS，第一阶段用以排除弱工具变量问题，第二阶段将该工具变量替换解释变量并纳入模型重新回归，最终所得结果就是排除了内生性干扰后的互联网嵌入对农村中老年人健康的真实影响。由于研究的被解释变量农村中老年人健康涵盖多维度的代理变量，可分为五分类、二分类及连续型数字变量，因此，有必要根据被解释变量类型选择相应的工具变量法，当被解释变量为二值变量时，选择Ⅳ–Probit模型[317]，当被解释变量为数字型变量时，选择Ⅳ–2SLS模型，而当被解释变量为五分类变量时，同样利用Ⅳ–2SLS克服内生性问题。

3.4.3 稳健性检验

在现实生活中，常常需要评估一项培训或项目的处理效应，但由于参加项目或培训的控制组与对照组所持有的资源禀赋并不一致，因此存在"自选择偏差"。为了解决该问题，1974年，Rubin提出了"反事实框架"，即倾向得分匹配法的思想[318]。首先，根据受访者是否参加培训或项目将样本划分为处理组与控制组。其次，根据模型加入的控制变量，尽可能将两组中变量取值相似的个体进行匹配。最后，基于两组已经完成匹配的个体进行处理效应的平均，即可得到"匹配估计量"。在本研究中，为了进一步验证研究结果的稳健性，将利用该方法估算解释变量互联网使用与被解释变量农村中老年人健康的影响效应。首先，根据是否使用互联网将筛选的样本分为实验组与对照组，利用stata的随机排序命令将样本数据打乱重组。其次，利用pstest命令对于匹配结果进行了考察以检验匹配结果的平衡性，如符合要求，则进一步根据结果绘制倾向得分共同取值范围的条形图。最后，分别利用K近邻匹配、卡尺匹配以及卡尺内的k近邻匹配、核匹配以及局部线性回归匹配共计五种方法进行样本匹配测算互联网嵌入对农村中老年人健康影响ATT、ATU与ATE以估计真实效应。

3.4.4　影响机制检验

3.4.4.1　中介效应模型

在回归模型中，自变量 X 对因变量 Y 的影响或许不是直接传导而是间接传导，即 X 对 Y 的影响依赖于对第三个变量 M 的传导，这个承担间接影响作用的变量 M 就称为中介变量。为了测算中介变量是否为真以及具体的影响效应占比，我国学者温忠麟于2004年提出了中介效应检验程序[319]。在本研究的理论分析部分，研究假定互联网嵌入对农村中老年人健康影响的微观作用机理会通过社会信任提升与就业参与的中介作用进行传导，为了验证影响机制正确与否，基于中介效应测验程序，构建相应的方程组，如式（3–7）~式（3–9）所示：

$$\text{Health}_i = \alpha_0 + \beta_0 \text{internet}_i + \gamma_0 X_i + \varepsilon_i \tag{3–7}$$

$$Z = \alpha_1 + \beta_1 \text{internet}_i + \gamma_1 X_i + \varepsilon_i \tag{3–8}$$

$$\text{Health}_i = \alpha_2 + \beta_2 \text{internet}_i + \beta_3 Z + \gamma_2 X_i + \varepsilon_i \tag{3–9}$$

式中：Health_i 指代被解释变量农村中老年人健康；internet_i 指代关键解释变量互联网嵌入；Z 指代中介变量社会信任或就业参与。式（3–7）检验互联网嵌入对农村中老年人健康影响，式（3–8）检验自变量互联网嵌入对中介变量的影响，式（3–9）表示检验互联网嵌入通过中介变量进而影响农村中老年人健康的微观作用机理。根据中介效应测验程序步骤，首先，检验关键自变量互联网嵌入对被解释变量农村中老年人健康的影响，即系数 β_0 需要显著。其次，检验关键自变量互联网嵌入是否对中介变量产生影响，即 β_1 需要显著。最后，若以上两步都符合要求，则进一步将关键自变量与中介变量纳入同一模型进行检验，即 β_2、β_3 均需要显著。

3.4.4.2　KHB方法

与一般线性模型不同，Ordered Probit模型与Probit模型的总方差会跟随自变量的数量而动态变化，进而会由于不可观测的异质性问题而无法和线性回归一样直接比较嵌套模型间的系数，而此时的中介效应来源于两部分，其一是包含中介变量影响效应的混杂效应，其二是由于变量增加后总方差发生改变而导致的标尺效应，因此，混杂变量并不能直接解释被分解变量系数变化的原因。换言之，利用传统的中介效应模型进行社会信任与就业参与的影响机制分析时，可能会引发混杂效应与标尺效应相互混淆的问题，进而影响中介效应测度的准确性。为了获取更加契合真实情况的中介效应量，本研究在作用机理分析的部分进一步引入了KHB方法。与传统的中介效应模型相比，KHB不仅能够有效分解中介效应系数所涵盖的混杂效应与标尺效应，同时也能够为混杂影响相对于重新标度的影响提供相应的评估依据，有助于混杂影响的统计意义解释[320]。综上可知，KHB方法可以更好地规避中介效应测度中的系数比较问题，对于Oredered Probit与Probit模型回归的中介效应测度更具科学性与精准性，能够更精准地计算社会信任与就业参与的影响效应，从而帮助识别互联网嵌入对农村中老年人健康影响机制的微观作用机理。在本研究中，对KHB方法的具体应用思路说明如下：

分别构建对中介变量Y_1加以控制的模型以及不包含中介变量Y_1的模型，如式（3-10）与式（3-11）所示：

$$\text{Health}_i = \alpha_0 + \beta_0 \text{internet}_i + \delta_1 Z + \gamma_0 X_i' + \varepsilon_{2i} \qquad (3\text{-}10)$$

$$\text{Health}_i = \alpha_1 + \beta_1 \text{internet}_i + \gamma_1 X_i' + \varepsilon_{2i}' \qquad (3\text{-}11)$$

式中：X_i'表示从原始控制变量中排除中介变量后的剩余控制变量，将其分别纳入截距项与残差项，此时，中介变量Y_1的中介效应$\Delta\alpha = \beta_0 - \beta_1$，对拟合的OLS模型系数$b_1$和$b_2$来说，$b_1 = \beta_0 / \sigma_1$，$b_2 = \beta_1 / \sigma_2$，$\sigma_1$和$\sigma_2$表示由模型残差的标准差所决定的刻度参数，且会随模型的变化而变化，但是$b_2 - b_1 \approx \beta_1 - \beta_0$，针对该问题，KHB首先拟合以中介变量$Z$为因变量且$\text{Health}_i$为自变量的模型$Z = c + d\text{Health}_i + r$的残差$r$，其次，将残差$r$作为自变量对式（3-12）进行拟合，得到新式：

$$\text{Health}_i^* = \alpha_1^* +_1^* \text{internet}_i + \delta_2^* r + \gamma_1^* X_i' + \varepsilon_{2i}'^* \qquad (3\text{-}12)$$

由于式（3-10）与式（3-11）的拟合度一致，即$\varepsilon_{2i}' = \varepsilon_{2i}'^*$，这也意味着相应的刻度参数$\sigma_1 = \sigma_2^*$，同时，由于$\text{Health}_i$和$r$不完全相关，因此式（3-10）、式（3-11）对比之下可得到$\beta_0 = \beta_1$，与之对应的OLS模型内中介变量Z的效应可以表示为$b_2 - b_1 = \beta_1^* / \sigma_2^* - \beta_0 / \sigma_1 = (\beta_1^* - \beta_0) / \sigma_1$，基于此，可进一步分解并获取自变量$\text{internet}_i$对因变量$\text{Health}_i$的总效应、直接效应与间接效应的具体数值，而中介效应的比重则为间接效应与总效应的之比。

4

互联网嵌入与农村中老年人健康的基本事实

在进行互联网使用对农村中老年人健康的实证分析之前，需要从数据层面理解互联网嵌入与农村中老年人健康所呈现的基本事实关系，本章中，将基于中国家庭追踪调查（CFPS）2010—2018五期数据，从个体微观视角剖析我国农村中老年人的互联网嵌入特征以及健康现状。首先，对我国农村中老年人的上网途径、使用时长、使用目的与使用频率进行分析。其次，从自评健康、生理健康以及心理健康三个维度描述了我国农村中老年人的健康现状。最后，通过方差检验、交互分析等统计学检验尝试明晰二者的内在联系。

4.1　中国互联网发展概况：基于 CNNIC 宏观数据

4.1.1　互联网普及率发展趋势

1977年，为了从宏微观视角把握我国互联网络的发展形势，中共中央网络安全和信息化委员办公室以及中华人民共和国国家互联网信息办公室等国家主管部门决定由中国互联网网络信息中心牵头组织开展网络发展实际状况的统计调查，并以报告的形式分别于年初与年中定期发布。本文根据CNNIC发布的第39~47次《中国互联网络发展状况统计报告》的数据[321-331]，整理了近五年来我国整体及分城镇与乡村视角的互联网普及率变化趋势。如图4-1所示，从宏观时间视角来看，近五年来我国整体互联网普及率在时间维度上保持着稳步提升的趋势，从城乡差异而言，互联网普及率虽然尚存在一定差距但处于不断缩小的调控之中，尤其是2019年中共中央办公厅、国务院发布《数字乡村发展战略纲要》之后，农村的数字基础设施建设日臻完善，互联网普及率在近两年中实现了迅猛提升，增数字鸿沟渐趋弥合。

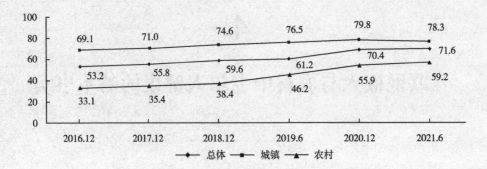

图4-1　我国互联网普及率发展趋势

4.1.2　互联网用户规模增长趋势

图4-2反映了2016—2020年五年间我国互联网用户规模增长趋势，无论是基于总体还是分城镇或农村视角，我国互联网用户规模均呈现加速度增长的发展态势，截至2021年6月，我国总体网民规模从7.31亿人增长至10.11亿人，增长率达38.22%，其中，农村网民规模为2.97亿人，占总体网民的29.4%，较2016年12月的27.4%提高了2%，农村网民的主体轮廓日益清晰。

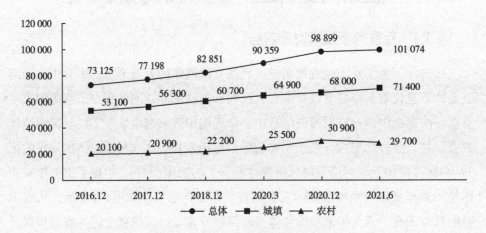

图4-2　我国网民规模增长趋势

4.1.3 中老年人网民规模增长趋势

随着我国数字社会转型脚步的加快，互联网已深刻嵌入居民的生产生活之中，互联网用户已不再局限于年轻人，中老年人的入网规模也随之呈现攀升的趋势，图4-3反映了2016—2020年我国40岁以上中老年人网民规模增长趋势，近五年我国中老年人网民规模的比重由23.1%增长至45.1%，尤其是2019—2020年的增长最明显，由30.9%骤升至45.1%，增幅达14.2%。这在某种程度上体现了我国数字乡村建设工作正在有序推进。

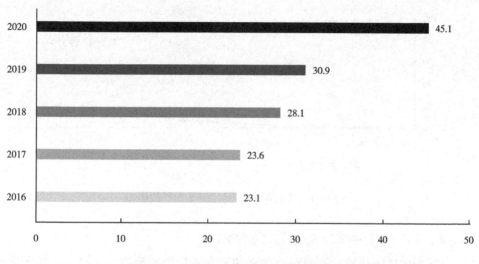

图4-3 中老年人网民规模增长趋势

4.2 农村中老年人互联网嵌入特征：基于 CFPS 微观数据

通过对国家宏观层面的统计数据整理，可以直观感受到我国互联网发展历程与取得的瞩目成绩，而要进一步理解我国农村中老年人互联网使用特征及认知程度变化，则需要从个体的微观视角切入，鉴于此，本文基于CFPS2010—CFPS2018数据对我国农村中老年人的互联网嵌入与健康特征的基本事实进行统计学方法的陈述，需要说明的是，由于CFPS2012未调查受访者的互联网使用情况，因此分析基础建立在CFPS2010、CFPS2014、CFPS2016和CFPS2018四期数据，整理后的农村中老年人入网基数走势图如图4-4所示。

4.2.1 农村中老年人网民规模增长趋势

4.2.1.1 农村中老年人互联网用户增长趋势

由图4-4可知，2010期数据样本表明受访农村中老年人中使用互联网的比重仅为0.7%，及至2014期数据，稳步增长至2.45%，比重增加超过3倍，在2016期数据实现了攀升，同比涨幅达208%，此后，在2016—2018年阶段，比重进一步跳跃式剧增为19.33%，农村中老年人微观个体视角下的互联网使用决策与我国宏观层面的互联网发展形势相互呼应。

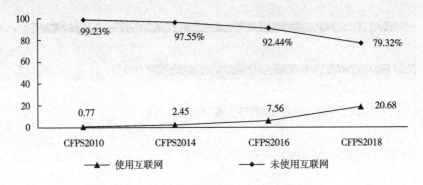

图4-4 农村中老年网民规模增长趋势

4.2.1.2 农村中老年人主要入网途径选择

从CFPS2016开始，问卷对受访者的互联网使用类型进行了调查，为了明晰农村中老年人的互联网使用主要途径的差异，分别进一步统计了农村中老年人移动上网与计算机上网的样本比重。由图4-5可知，2016年入网方式涵盖了移动上网的用户比重为99.32%，计算机上网的用户比重为30.69%，二者皆有的用户比重为21.36%，及至2018年，移动上网的用户比重上升了7.1%，而移动上网和二者皆有的用户比重则分别下降了17.76%与9.82%，入网途径选择的变化生动反映了近年来移动互联网的迅猛发展态势，一方面，得益于信息技术变迁速度的加快与移动互联设备的普及，移动上网已逐步取代计算机上网成为入网的主流方式；另一方面，相较于计算机上网，移动上网操作更简单，使用门槛更低，因此对于受教育程度及健康状况等人力资本相对薄弱的农村中老年人而言，快捷方便的移动互联网更能获得青睐。

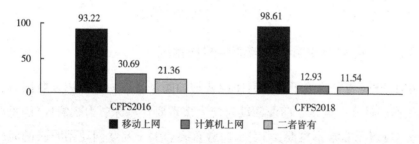

图4-5 农村中老年人互联网嵌入途径选择

4.2.2 互联网使用频率特征

在CFPS问卷中,互联网使用频率的问题表述为"一般情况下,使用互联网学习、工作、社交、娱乐、商业活动的频率有多高?"选项按照七个等级分别赋值,几乎每天,赋值为1;一周3~4次,赋值为2;一周1~2次,赋值为3;一个月2~3次,赋值为4;一个月1次,赋值为5;几个月一次,赋值为6;从不,赋值为7。图4-6是基于CFPS2014—CFPS2018三期数据整理而得的我国农村中老年人互联网使用频率均值变化特征,由图4-6可知,无论是学习、工作、社交、娱乐以及商业活动的使用频率均在时间维度上保持逐年递增的发展态势,尤其以互联网社交、娱乐及商业活动的比例增长最明显,互联网工作也有所提高,但是互联网学习的使用频率的变化却相对细微。这一方面从侧面体现了我国农村中老年人入网门槛不断下降;另一方面也意味着数字化时代背景下原本独立个体逐步被互联网编织串联为一张张巨型的社交网络,网络社交和娱乐日

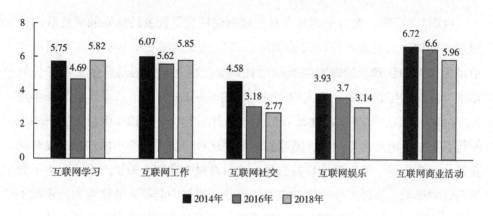

图4-6 农村中老年人互联网使用频率特征

益成为加深农村中老年人互联网黏性的主要驱动因素。

4.2.3　互联网使用认知与使用时长特征

在CFPS问卷中，关于互联网使用认知的问题表述为"使用互联网时，学习、工作、社交、娱乐、商业活动对您有多重要？"选项为赋值1~5的重要程度打分，1表示非常不重要，5表示非常重要。关于互联网使用时长的问题表述为"一般情况下，您每周业余时间里有多少小时用于上网？"图4-7是根据CFPS2010~CFPS2018四期数据整理而得的农村中老年人互联网使用认知以及每周业余上网时长的变化特征，由于CFPS2010并未有互联网商业活动使用的信息，因此此项数据空缺。

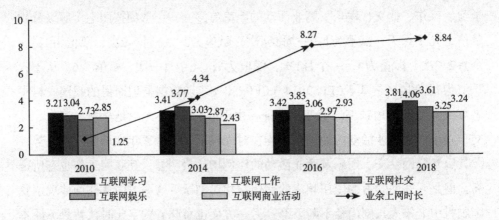

图4-7　农村中老年人互联网使用认知与使用时长特征

由图4-7可知，农村中老年人对互联网使用重要程度的认知随着互联网使用频率的增加均呈现不同程度的加深，其中改变较深刻的是对于互联网商业活动重要性的认知。同时，与互联网认知变化相互契合的是业余上网时长的增加，从2010年农村中老年人的业余上网时长从1.25h/周一路攀升至2016年的8.27h/周，增幅达7.02h，同比增长516.6%，此后2016—2018年则稳定在8—9小时徘徊。21世纪是信息时代，随着我国数字化社会转型速度不断加快，互联网在社会经济发展中的重要性日益凸显，这对农村中老年人的生产生活产生了意义深远的影响，移动互联网的冲击不仅俘获了农村中老年人的注意力，还赋予了农村中老年人从事非农就业的时代机遇，进而促进对互联网商业活动认知的改观并驱使农村中老年人增加互联网使用时长。

4.3 农村中老年人健康特征

4.3.1 农村中老年人自评健康特征

　　自评健康是个体基于健康知识综合认知的主观判断，能够在一定程度上客观反映个体的身体活动状况，在CFPS2010与CFPS2012的问卷中，对于受访者的健康调查问题表述为"您认为自己的健康状况如何"，选项共划分为五个等级，"健康"赋值为1，"一般"赋值为2，"比较不健康"赋值为3，"不健康"赋值为4，"非常不健康"赋值为5，从CFPS2014调查开始，对受访样本自评健康信息采集的问题表述转变为"您认为自己健康状况如何"，选项共划分五个等级，"非常健康"赋值为1，"很健康"赋值为2，"比较健康"赋值为3，"一般"赋值为4，"不健康"赋值为5。为了统一口径且提升时效性，研究选取CFPS2014—CFPS2018三期数据进行统计，整理后的农村中老年人自评健康等级变化趋势如图4-8所示。

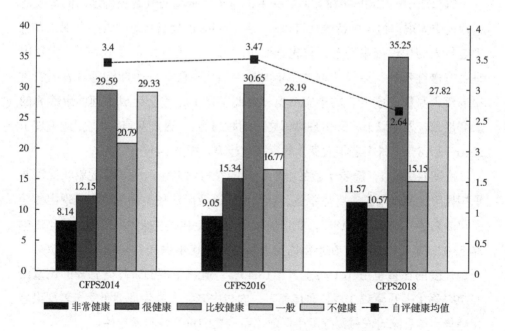

图4-8　农村中老年人自评健康变化特征

由图4-8可知，在CFPS2014~CFPS2018三期数据中，受访农村中老年人的自评健康主要集中于"比较健康"与"不健康"，每一期数据中二者样本比重相加均维持在60%左右，此外，自评健康为"非常健康"以及"比较健康"的样本比重逐年增加，自评健康为"很健康"的比重产生波动。与此同时，自评健康为"一般"与"不健康"的样本比重却表现出逐渐递减的趋势，从数据变化来看，我国农村中老年人的自评健康正逐步提升，这种趋势也反映在自评健康均值的增减变化之中。

4.3.2 农村中老年人生理健康特征

尽管自评健康是个体对身体素质的综合评价，但是，受限于个体内在特征、家庭资源禀赋以及社会文化习俗与制度等因素的影响，个体的健康认知水平的参差不齐可能导致健康认知与客观事实不一致的问题，因此自评健康等级也往往携带主观色彩。为了尽量克服自评健康的主观性局限，下面进一步结合CFPS问卷的相关问题从生理与心理的维度观测农村中老年人的健康动态的客观事实。

4.3.2.1 生理健康障碍感知

CFPS2010—CFPS2018五期数据中，对于哮喘与支气管炎确诊的问询仅在2018期中体现，为了维持统计口径的一致性同时也能够从时间维度上观察农村中老年人的生理健康动态，首先选取了"过去两周身体是否不适""半年内是否有慢性疾病"以及"过去一年内是否因病住院"三个能够客观表征农村中老年人身体健康变化的事实依据，在此基础上，重新生成生理健康障碍的新变量，若发生以上三种生理障碍之一均赋值为1，否则赋值为0，据此整理了2010—2018年农村中老年人身体健康变化趋势，如图4-9所示。

由图4-9可知，随着年龄的增长，我国农村中老年人的身体健康状况需要承担风险也同步增长，身体不适、患慢性病以及因病住院的概率都表现出显著恶化的趋势。2010—2018年，受访农村中老年人中发生身体不适感受的比重由34.53%上升至40.02%，在半年内身患慢性病的比重由16.98%增加至24.56%，因病住院的比重也由10.19%上升至18.43%，遭遇生理健康障碍感知的比重由45.79%逐步上升至52.27%。总体而言，农村中老年人的生理健康动态表现出恶化趋势，这意味着农村医疗卫生保障体系构建的重要性与紧迫性。

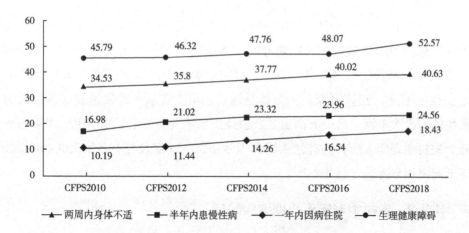

图4-9 农村中老年人生理健康变化特征

4.3.2.2 BMI特征

个体的胖瘦程度不仅影响行动能力，同时也与慢性病的患病风险存在密不可分的内在联系，当前国际上通常使用身体质量指数（BMI）作为衡量个体健康水平的重要参考依据之一，为了从微观视角感受我国农村中老年人的BMI指数变化特征，基于CFPS2010~CFPS2018五期数据，通过BMI计算公式（体重/身高^2）获取了受访样本的身体质量指数总体均值并根据中国标准划分为四类，将偏瘦、过重及肥胖合并为不标准大类，将正常值视为标准类，分别赋值为0和1，进一步统计了BMI正常与不标准的样本比重整理之后如图4-10所示。

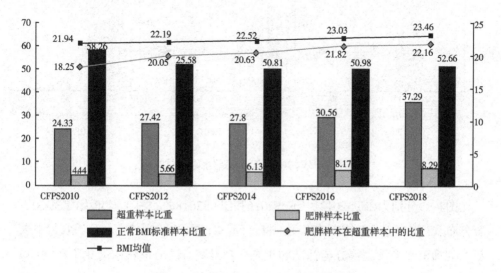

图4-10 农村中老年人BMI变化特征

由图4-10可知,2010—2018年我国农村中老年人的BMI指数均值逐年递增,虽然目前仍然稳定在我国划分的18.5~23.9正常标准取值之内,但是呈现向超重等级倾斜的发展态势,此外,BMI指数正常的农村中老年人样本比重却在逐年下降,究其原因,一方面是社会经济发展水平的快速发展所带来物质生活的极大丰富;另一方面也是社会经济水平发展带来了物质生活水平的提升,农村中老年人膳食选择约束边界不断拓宽,导致农村中老年人的BMI指数逐渐偏离正常值。

4.3.3　农村中老年人心理健康特征

4.3.3.1　农村中老年人抑郁水平变化

对于个体的心理健康状况的衡量,CFPS2012、CFPS2016及CFPS2018三次问卷调查均是采用国际通行流调用抑郁自评量表(center for epidemiologic studies depression scale,CES-D)来测试个体的抑郁水平,该量表包括20道题目,全面考察了受访者的食欲、快乐与沮丧等情绪变化感知、注意力集中程度、睡眠质量、社会融入、自我认同感等与精神状况密切相关的心理动态,由于目前公开的五期数据中仅CFPS2012、CFPS2016和CFPS2018采用的量表设置保持一致性,因此研究只统计了这三期数据,CESD20抑郁水平的均值变化如图4-11所示。

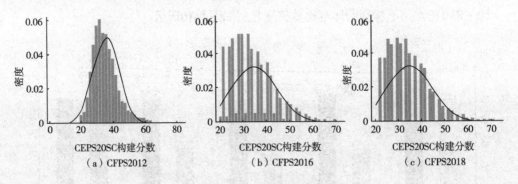

图4-11　农村中老年人抑郁水平变化特征

图4-11分别为CFPS2012、CFPS2016和CFPS2018的农村中老年人CESD20量表分布及其与正态分布的比较。由图4-11可知,在CFPS2012中,受访农村中老年人的抑郁水平量表得分与标准的正态分布最契合,分值核密度集中在26~44分区间,超过60分的异常值基本可以忽略。及至CFPS2016,集中趋势急剧消

解，峰度与偏度都发生较大程度的偏离，分值分布特征呈现两极化发展，不仅低分值得分频数有增加的趋势，同时超过60分的异常值也表现得更加明显，与正态分布存在较大的差距。从极端值的变化来看，农村中老年人的抑郁程度有加剧的倾向，抑郁症患病风险逐渐升高。

4.3.3.2 农村中老年人沮丧抑郁感知频率变化特征

21世纪以来，社会经济发展的瞬息万变不断加快着人们的生活节奏，身处时代旋涡的农村中老年人也难免会滋生方方面面的焦虑感，如何进行情绪的自我调整成为人们身心健康保持的关键所在。因此，首先选取了问卷中的沮丧抑郁感知频率来表征农村中老年人的心理健康水平。由于CFPS2010与CFPS2014两期数据对于悲伤难过感知频率的问题与其他三期问卷并不一致，因此，为了统一数据口径，本文选取CFPS2012、CFPS2016和CFPS2018三期数据进行分析，问题表述为"我感到悲伤难过"，选项共分为四个等级，几乎没有（不到1天）赋值为1，有些时候（1~2天）赋值为2，经常有（3~4天）赋值为3，大多数时候有（5~7天）赋值为4，整理后的农村中老年人悲伤难过感知频率如图4-12所示。

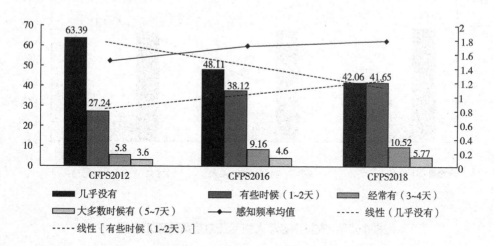

图4-12 农村中老年人抑郁情绪感知频率变化特征

由图4-12可知，农村中老年人的心理健康发展形势不容乐观，2012~2018年，表示"几乎没有"抑郁沮丧情绪的样本比重由63.39%骤降至42.06%，同比下降33.65%。与此同时，表示正经历"有些时候""经常有""大多数时候有"等不同程度沮丧抑郁情绪感知的样本比重却同步增长，其中增加最明显的是"有些时候有（1~2天）"程度的农村中老年人，由27.24%上升至41.65%，同比增长52.9%，图中代表"几乎没有"与"有些时候（1~2天）"的两条样本比重趋势线逐步相交的走势变化形象地反映了农村中老年人情绪感知的负面发展态势。

4.3.3.3 生活压力超负荷感知频率特征

城乡一体化进程的持续推进赋予了农村剩余劳动力向工业部门转移的时代机遇，然而，农村青壮年劳动力的不断流失却意味着代际赡养义务的缺位，并且，留守农村中老年人还需要替外出务工子女承担隔代照料的责任，在双重压力的作用下，农村中老年人的生活状态常常陷入超负荷的生活状态，严重影响了其心理健康的正常发展。因此，本文选取CFPS问卷中的问题"一周觉得生活无法继续的感知频率"作为心理健康的另一衡量指标，选项共分为四个，几乎没有，赋值为1；有些时候（1~2天），赋值为2；经常有（3~4天），赋值为3；大多数时候有（5~7天），赋值为4。2012~2018年的变化特征如图4-13所示。

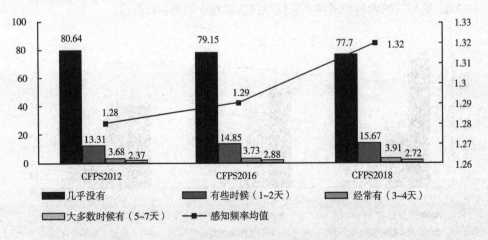

图4-13 农村中老年人生活压力超负荷感知特征

由图4-13可知，一周内感知过"我觉得生活无法继续"的农村中老年人在总体上仅为少部分，但是从统计数据来看，样本比重却仍然随时间的推移缓慢增加，2012~2018年比重增加了2.94%，这意味着越来越多的农村中老年人陷入了严重生活压力的超负荷困境，农村中老年人的心理疏导应引起足够重视，不仅需要警惕农村中老年人心理健康的进一步恶化，还要积极采取相应措施来干预不良趋势。

4.3.4　农村中老年人健康管理行为特征

个体行为与意识形态塑造存在着密不可分的联系，烟酒文化作为我国传统社交礼仪的组成部分，往往容易诱发个体发生吸烟与饮酒的不健康行为，而这种以烟酒作为实物媒介的社交方式在我国的农村地区更是被演绎得淋漓尽致，为了观测我国农村中老年人的健康意识形态变化，分别统计了CFPS2010—CFPS2018受访者中有频繁饮酒与抽烟两类非健康管理行为的样本比重，具体选取的指标为"过去一周喝酒超过3次吗"以及"过去一个月您吸烟吗"，同时，通过进一步计算农村中老年人的每周锻炼频率与时长以及午休习惯与时长，以此来反映我国农村中老年人的健康管理行为变化特征，如图4-14所示。

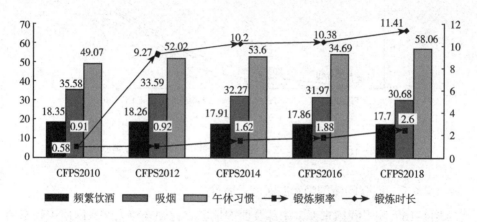

图4-14　农村中老年人健康管理行为变化特征

整体而言，农村中老年人的不健康行为发生频率逐渐减少，而健康行为的发生频率则缓慢增加，受访者中有饮酒与吸烟等不健康行为的比重逐年递减，而体育锻炼的频率与时长，尤其是每周锻炼时长，由2010年的0.58小时一路攀升至2012年的9.27小时，此后稳定在10h/周左右，相较之下，锻炼频率的波动幅度较小。此外，培养午休习惯的农村中老年人日益增多，2010~2018年比重上升了9%左右，午休时长则没有表现出显著特征，均值基本维持在1.2~1.3小时。

4.4 农村中老年人互联网嵌入与健康特征的区域异质性

4.4.1 互联网嵌入特征的区域异质性

4.4.1.1 农村中老年人网民增长趋势的区域异质性

受限于基础设施建设水平的不均衡，我国不同地区农村中老年人的互联网可及性存在一定程度的差异，从图4-15中连续四期的CFPS微观数据来看，农村中老年人入网人数比重始终呈现东部最高、中部次之、西部靠后的差序化格局，但是随着社会经济发展，这种"数字鸿沟"正加速弥合。

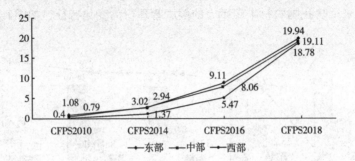

图4-15 农村中老年人网民规模增长趋势的区域异质性

4.4.1.2 互联网使用频率的区域异质性

图4-16反映了我国东部、中部及西部地区农村中老年人互联网使用频率的差异。从使用内容来看，相较于互联网学习、工作以及商业活动而言，我国农村中老年网民对于互联网社交与互联网娱乐的使用偏好并不存在地区差异；从使用频率来看，西部地区农村中老年网民在互联网社交及互联网娱乐方面略高

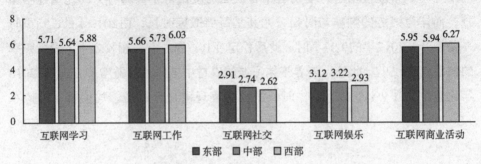

图4-16 农村中老年人互联网使用频率的区域异质性

于东部及中部地区，而在互联网学习、工作及商业活动方面，则是东部及中部地区农村中老年人网民相对较高。

4.4.1.3 互联网使用认知的区域异质性

图4-17反映了我国东部、中部、西部地区农村中老年人互联网使用认知的区域异质性，由图可知，无论东部、中部、西部地区，农村中老年人上网的主要目的是社交娱乐，学习、工作以及商业活动的重要性远远低于社交娱乐，但是相较而言，东部与中部地区农村中老年人上网时的学习、工作以及商业活动的优先级会略高于西部地区的农村中老年人。

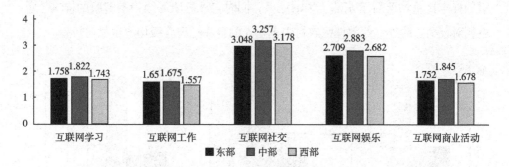

图4-17 农村中老年人互联网使用认知的区域异质性

4.4.1.4 互联网信息获取与使用时长的区域异质性

图4-18是我国不同区域农村中老年人互联网信息获取重要性及使用时长的异质性，由图4-18可知，相较于东部及中部地区农村中老年人而言，西部地区农村中老年人更加依赖于互联网媒介提供信息支持，这可能是由于西部地区农村中老年人信息获取渠道相对单一化，而东部与西部地区经济水平较发达，农村中老年人社会参与途径更加多元化，社会资本更加丰富。从使用时长来看，东部与中部地区农村中老年人较接近，但是与西部地区农村中老年人则存在一定差距。这体现了东部、中

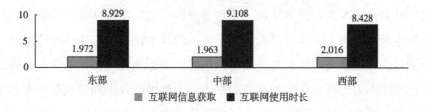

图4-18 农村中老年人互联网信息获取及使用时长的区域异质性

部地区的数字基础设施更加完善，农村中老年人互联网使用条件更加便利。

4.4.2 农村中老年人健康特征的区域异质性

4.4.2.1 自评健康的区域异质性

图4-19是基于CFPS2018数据分别统计了不同地区的农村中老年人自评健康等级样本比重分布以及自评健康均值。由图可知，东部与中部地区的自评健康等级样本比重分布特征高度相似，各等级的样本比重数值以及自评健康等级均值趋于相近，而对于西部地区农村中老年人而言，不仅自评健康等级为非常健康及很健康的样本比重均落后于东部、中部地区，同时自评健康等级为不健康的样本比重也相对较高。此外，西部地区农村中老年人的自评健康等级均值也相对较差。

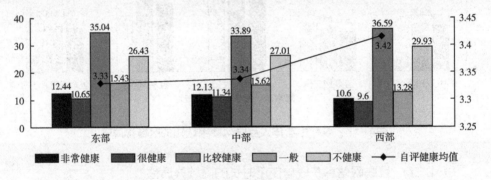

图4-19 农村中老年人自评健康的区域异质性

4.4.2.2 生理健康的区域差异

图4-20是基于CFPS2018数据计算了受访样本中两周内身体不适、半年内患慢性病以及一年内因病住院三类生理的样本比重。此外，重新定义一个新变量，将发生过三类生理不健康现象任意一种均赋值为1，并统计不同地区的样本比重，整理后如图4-20所示。整体来看，我国东部地区农村中老年人的健康水平显著优于中部、西部地区，无论是身体不适、患慢性病、因病住院抑或是总体生理不健康，东部地区农村中老年人的样本比重均与中部及西部地区农村中老年人存在明显差距。具体而言，东部、中部地区农村中老年人在两周内发生过身体不适的样本比重较小，而在半年内患慢性及因病住院的样本比重方面，中部、西部地区农村中老年人同质化程度较高，从慢性病以及因病住院的发生率来看，东部与中西部地区农村中老年人存在较清晰的"健康鸿沟"。

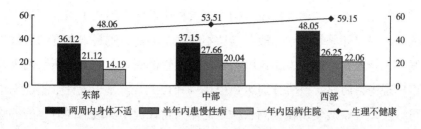

图4-20 农村中老年人生理健康的区域异质性

4.4.2.3 农村中老年人心理健康的区域异质性

图4-21反映了我国不同区域的农村中老年人抑郁水平测试分值（CESD8），由图可知，我国西部地区农村中老年人的CESD8分值明显高于东部与中部地区农村中老年人，这意味着相较于东部与东部地区的农村中老年人而言，西部地区农村中老年人的抑郁程度普遍更严重，应对西部地区农村中老年人的心理健康问题给予更多的关注。

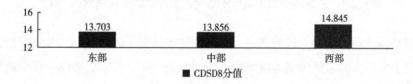

图4-21 农村中老年人心理健康的区域异质性

4.5 互联网嵌入与农村中老年人健康的特征事实

4.5.1 互联网嵌入与自评健康的特征事实

为了刻画互联网使用与农村中老年人自评健康等级内在逻辑的大致轮廓，首先分别计算了CFPS2018数据中的农村中老年人的不同自评健康等级比重，其次，进一步统计不同自评健康等级分别占入网与未入网农村中老年人的比重，如图4-22所示。总体而言，我国农村中老年人的自评健康等级集中于"比较健康"与"不健康"，其中"一般"与"不健康"的比重达到了42.53%，可见农村中老年人的健康水平需要加强关注。从比重来看，自评等级为"非常健康""很健康"以及"比较健康"的入网农村中老年人均高于未入网的农村中老年人,而在自评等级为"一般"与"不健康"方面,则是未入网的农村中老年人高于入网农村中老年人,这种差距在"比较健康"与"不健康"两个自评等级中体现得最明显,差值分别达到12.87%和12.17%。基于统计数据的简单比对,可以发现互联网使用在提高农村中老年人自评健康等级的同时也能够降低自评不健康的概率。

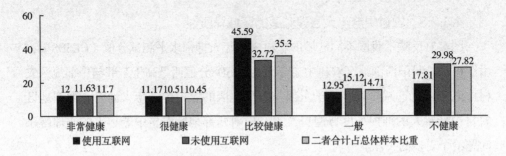

图4-22　互联网使用与农村中老年人自评健康的交互分析(a)

以是否使用互联网为区分依据,分不同样本计算了CFPS2014—2016三期数据的农村中老年人的自评健康等级均值。由图4-23可知,样本的整体自评健康均值随时间推移呈现出缓慢递增的变化,这是由于CFPS是一项追踪调查数据,受访者基本上是连续几期都接受调查的同一对象,而个体的身体机能在步入中老年阶段后会逐步发生退化,符合生物学角度知识。然而,即使总体样本的自评健康等级在持续下降,但是从是否为互联网用户的分样本来看,自评健康均值存在明显差值,在CFPS2014数据中,是否使用互联网的样本整体自评健康均值差距为0.35,此后差距保持逐渐扩大的趋势,相比CFPS2018差值同比增长了68.57%。

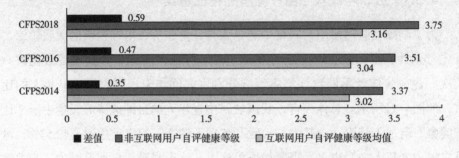

图4-23　互联网使用与农村中老年人自评健康的交互分析(b)

4.5.2 互联网嵌入与生理健康的特征事实

4.5.2.1 互联网使用与两周内是否身体不适的交互分析

基于CFPS2010、CFPS2014、CFPS2016、CFPS2018四期数据，分别统计了使用与未使用互联网的农村中老年人在两周内发生过身体不适感知的样本比重。由图4-24可知，四期数据中使用互联网的农村中老年人在两周内感觉身体不适的样本比重均明显低于未使用互联网的农村中老年人样本，这种差值在2010年的数据中表现得最明显，2012年差值虽骤降至6.71%，但是也始终稳定在6%~9%，统计结果的简单比对初步表明是否使用互联网对于农村中老年人的身体不适感知产生了一定程度的抑制作用。

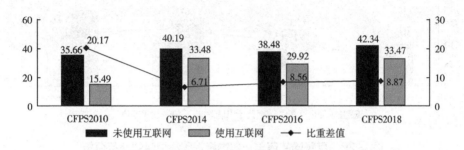

图4-24 互联网使用与两周内是否身体不适的交互分析

4.5.2.2 互联网使用与半年内是否患慢性病的比重分布

基于CFPS2010、CFPS2014、CFPS2016、CFPS2018四期数据，分别统计了使用与未使用互联网的农村中老年人半年内患慢性病样本比重，整理后如图4-25所示。由图可知，使用互联网可有效抑制农村中老年人的罹患慢性病的概率，四期数据中入网农村中老年人在半年内患慢性病样本比重始终低于未入

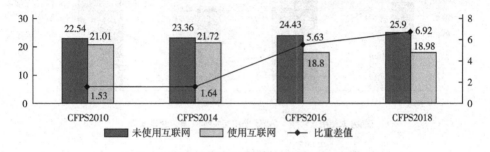

图4-25 互联网使用与半年内是否患慢性病的交互分析

网的农村中老年人，并且这种比重差值在时间维度上表现出逐渐扩大的趋势，尤其是在2014~2016年，比重差值达到3.99，同比增长243.29%。

4.5.2.3 互联网使用与一年内是否因病住院的比重分布

基于CFPS2010、CFPS2014、CFPS2016、CFPS2018四期数据，分别统计了使用与未使用互联网农村中老年人在一年内因病住院的样本比重，由图4-26可知，使用互联网在一定程度上降低了农村中老年人一年内因病住院的概率，相对于未使用互联网的农村中老年人，使用互联网的农村中老年人因病住院的样本比重始终保持相对较低的数值，同时，折线图较为稳定的斜率也体现出这种差值在四期数据中保持逐年递增的规律性变化。

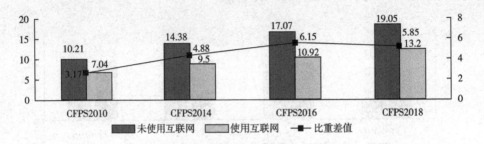

图4-26 互联网使用与一年内是否因病住院的交互分析

4.5.2.4 互联网使用与生理健康障碍感知的比重分布

基于CFPS2010、CFPS2014、CFPS2016、CFPS2018四期数据，分别统计了使用与未使用互联网的农村中老年人遭遇生理健康障碍感知的样本比重并计算了差值。由图4-27可知，四期数据中使用互联网的农村中老年人发生过生理健

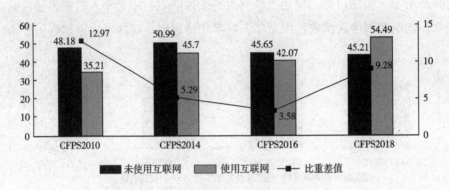

图4-27 互联网使用与生理健康交互分析

康障碍感知的比重始终低于未使用互联网的农村中老年人，二者的样本比重差值在3.58%~12.97%，其中，以CFPS2010及CFPS2018两期数据的差距表现得最突出，统计数据的简单比对后，初步表明互联网使用对于农村中老年人生理健康障碍感知规避发挥了一定程度的促进作用。

4.5.2.5 互联网使用与农村中老年人BMI

基于BMI中国标准，将农村中老年人BMI指数划分为四个等级，分别为偏瘦（≤18.4）、正常（18.5~23.9）、过重（24.0~27.9）、肥胖（≥28.0），在此基础上，将正常标准赋值为1，其余等级赋值为0，并基于CFPS数据统计入网与未入网农村中老年人的正常标准样本比重变化趋势，整理后如图4-28所示。

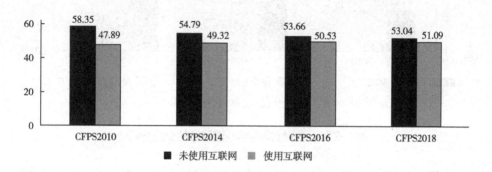

图4-28　互联网使用与农村中老年人BMI变化特征

由图4-28可知，以2010年为初始年，未入网农村中老年人中的BMI正常样本比重明显高于入网农村中老年人，这种差距一直保持到2018年，但是，将四期数据串联后发现另一规律：一方面，入网农村中老年人中BMI正常的样本比重逐渐增加；另一方面，未入网农村中老年人BMI正常样本比重逐渐减少，二者之间的差距不断缩小。

4.5.3 互联网嵌入与心理健康的特征事实

4.5.3.1 互联网使用与抑郁自评量表的比重分布

在CFPS2010—CFPS2016五期数据中，由于2012年未统计互联网使用指标且2014年的流调中心抑郁量表统计口径不一致，故而在此仅分析CFPS2010、CFPS2016及CFPS2018三期数据。首先，分别统计三期数据中使用与未使用互联网的农村中老年人抑郁与未抑郁的样本比重；其次，进一步计算两组样本的

CESD20得分均值，需要说明的是，CFPS2010对于抑郁水平的划分与另外两期会有所不同，CFPS2010是利用因子分析法从问卷设置的六道题中提取了因子并计算得分以此作为抑郁水平的衡量，因子大于1的视为不抑郁，小于1则视为抑郁，而在CFPS2016及CFPS2018两期数据中，则是根据CESD20量表进行分数测评，本节在总分的基础上进行了抑郁水平的区分，参考量表标准，将53分以下的样本均视为未抑郁；最后，将抑郁赋值为0，未抑郁赋值为1，整理后的样本比重分布如图4-29所示。

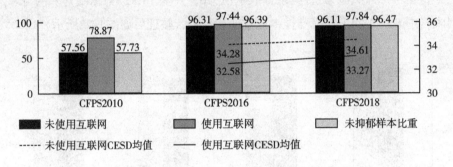

图4-29 互联网使用与心理健康的交互分析

由图4-29可知，CFPS2010的交互分析结果与CFPS2016、CFPS2018两期数据存在明显的差距，在该期数据中，判定为抑郁的农村中老年人样本比重仅为57.73%，而在CFPS2016及CFPS2018两期数据中，判定为未抑郁的农村中老年人占绝大多数，这可能是由于CFPS2010的抑郁因子的计算口径不一致，并且在该期数据中仅有极少部分农村中老年人使用互联网。总体而言，不同分组的样本比重分布表明了使用互联网有助于缓解农村中老年人的抑郁程度。从抑郁自评量表的分值来看，互联网使用分别导致2016年与2018年两期数据的CESD20均值下降了1.7分、1.34分，从是否抑郁的划分来看，互联网使用促使未抑郁样本比重分别提高了20.71%、1.13%和1.73%，

4.5.3.2 互联网使用与生活压力超负荷感知的交互分析

基于CFPS2018数据，分别统计了未入网与入网农村中老年人觉得生活无法继续的感知频率，由图4-30可知，入网农村中老年人中几乎没有感知过生活无法继续的比重比未入网农村中老年人高7.37%，而在感知过生活无法继续的样本中，入网农村中老年人的样本比重则低了7.31%，该结果在某

种程度上反映了互联网使用能够有效抑制农村中老年人陷入严重的心理压力困境。

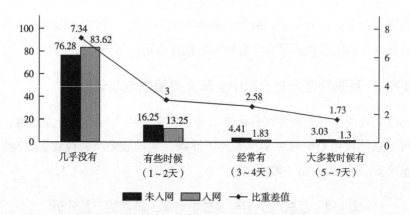

图4-30 互联网使用与农村中老年人生活压力超负荷感知的交互分析

4.5.3.3 互联网与郁闷沮丧感知频率的比重分布

基于CFPS2018数据，分别统计了农村中老年人互联网使用与否的郁闷沮丧感知频率样本比重分布，由图4-31可知，相较于未入网样本，已入网的受访者中表示几乎没有郁闷沮丧情绪感知的比重高出约4.28%，而对于大多数时候感知郁闷沮丧情绪的样本中，使用互联网的农村中老年人样本比重仅为未使用互联网农村中老年人的53.19%。

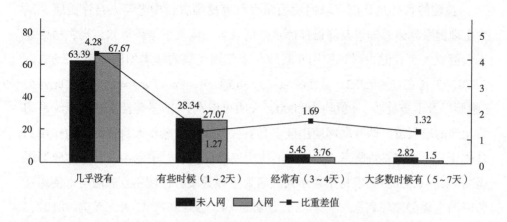

图4-31 互联网使用与郁闷沮丧感知的交互分析

4.6　互联网嵌入与农村中老年人健康的交互分析

在实证分析部分，研究将以CFPS2018作为数据来源，因此，为了深度反映互联网嵌入对农村中老年人健康影响的事实关系，进一步利用T检验、F检验、卡方检验以及单因素检验等方法对该期数据样本进行了方差分析[332]。

4.6.1　互联网使用与农村中老年人健康的方差分析

先以是否使用互联网为区分标准，将农村中老年人样本划分为两组；再分别进行互联网使用对农村中老年人自评健康、生理健康及心理健康的T检验与单因素检验。表4-1汇报了检验结果。

表4-1　互联网使用与农村中老年人健康的方差分析

农村中老年人健康	使用互联网		未使用互联网		t检验	F值	卡方
	均值	标准差	均值	标准差			
自评健康	2.861	1.201	2.578	1.317	−9.898***	97.96***	33.677***
生理健康	0.455	0.498	0.562	0.496	9.756***	95.19***	94.484***
心理健康	13.593	4.044	14.263	4.487	6.879***	47.31***	42.138***

注：***表示在1%的统计水平上显著。

t检验的目的是证明互联网使用是否具有提高农村中老年人自评健康、减少生理健康障碍感知以及降低抑郁水平的效果，由表中结果可知，当农村中老年人健康为自评健康时，使用互联网与未使用互联的样本均值分别为2.861、2.578，二者之差为0.282，且Ha：mean（diff）>0，Pr（$T>t$）=0.000 0。此外，F检验以及卡方检验，P值均为0.000，表明可以在1%的显著性水平上拒绝平均数相等的原假设，即互联网使用确实具有提高农村中老年人自评健康的作用。具体而言，有95%的概率认为互联网使用能够促使农村中老年人自评健康等级提高0.227~0.338。当农村中老年人健康为生理健康时，使用互联网与未使用互联网的生理健康障碍感知样本均值分别为0.455及0.562，二者之差为−0.107，且Ha：mean（diff）<0，Pr（$T<t$）=0.000 0。此外，F检验、卡方检验的P值同样均为0.000，表明可以在1%的显著性水平上拒绝平均数相等的原假设，即互

联网使用确实有助于农村中老年人规避生理健康障碍感知。具体而言，有95%的概率认为互联网使用导致农村中老年人遭遇生理健康障碍感知的概率减少了8.542%~12.837%。当农村中老年人健康为心理健康时，使用互联网与未使用互联网的抑郁水平测试分值（CESD8）分别为13.593、14.263，二者均值之差为-0.67，且Ha：mean（diff）<0，Pr（$T<t$）=0.000 0。此外，F检验与卡方检验的P值同样均为0.000，表明可以在1%的显著性水平上拒绝平均数相等的原假设，即互联网使用能够有效缓解农村中老年人的抑郁程度。具体而言，有95%的认为互联网使用能够促使农村中老年人抑郁水平测试分值降低0.479~0.861分。

4.6.2 农村中老年人健康与互联网嵌入及其分项的T检验

前文的分析表明，互联网嵌入与否之于农村中老年人自评健康、生理健康以及心理健康的显著意义均通过了统计学的检验，为了理解互联网嵌入程度及互联网嵌入方式的不同是否会加剧影响效应的差异化，将样本进一步界定为使用互联网的农村中老年人样本并划分为健康与不健康两组，在此基础上，分别进行互联网嵌入、互联网信息获取、互联网使用时长、互联网使用及互联网使用认知的统计学T检验，需要说明的是，由于自评健康是一个五分类变量，故而需要重新定义一个二分类新变量，将自评等级为一般、不健康的合并为不健康一类，将非常健康、很健康、比较健康合并为健康一类。此外，参考抑郁自评量表的标准，将CESD分值大于53分的视为抑郁，即以53分作为心理健康与否的分界线并划分为两类样本。整理后的样本T检验结果如表4-2所示。

表4-2 互联网嵌入与农村中老年人健康的T检验

健康类别	互联网嵌入	互联网信息获取	互联网使用时长	互联网使用频率	互联网使用认知
自评健康	−0.246*** （0.046）	−0.375*** （0.026）	−0.167 （0.373）	−0.221*** （0.042）	0.178*** （0.034）
生理健康	0.153*** （0.043）	0.176*** （0.026）	0.037 （0.348）	0.134*** （0.039）	0.127*** （0.032）
心理健康	−0.378*** （0.148）	−0.336*** （0.069）	−0.354 （1.191）	−0.227** （0.135）	−0.254*** （0.108）

注：**表示在5%的统计水平上显著，***表示在1%的统计水平上显著。

本部分的检验目的是验证互联网嵌入、互联网信息获取、互联网使用时长、互联网使用频率以及互联网使用认知是否能够促进农村中老年人自评健康向好发展、降低生理健康障碍规避以及优化心理健康水平，因此属于单侧检验，需要证明自评健康（不健康）–自评健康（健康）<0、生理健康（未感知障碍）–生理健康（感知障碍）>0、心理健康（抑郁）–心理健康（不抑郁）<0。由表中结果可知，针对于自评健康，健康与不健康两个分组的互联网嵌入、互联网信息获取、互联网使用时长、互联网使用频率以及互联网使用认知的均值差异分别为–0.246、–0.375、–0.167、–0.221和–0.178，并且，除互联网使用时长外，P值均为0.000，表明互联网嵌入、互联网信息获取、互联网使用频率以及互联网使用认知的提高都能够促进农村中老年人的自评健康向好发展。针对于生理健康，有无遭遇生理健康障碍感知的两个分组的互联网嵌入、互联网信息获取、互联网使用时长、互联网使用频率以及互联网使用认知的均值差异分别为0.153、0.176、0.037、0.134和0.127，并且，除互联网使用时长外，P值均小于0.001，表明互联网嵌入、互联网信息获取、互联网使用频率以及互联网使用认知的提高都有助于农村中老年人规避生理健康障碍感知。由表中的结果可知，针对于心理健康，抑郁与否两个分组的互联网嵌入、互联网信息获取、互联网使用时长、互联网使用频率以及互联网使用认知的均值差异分别为–0.378、–0.336、–0.354、–0.227和–0.254，P值均分别为0.005 2、0.000、0.383 2、0.046 1和0.009 6，表明互联网嵌入、互联网信息获取、互联网使用频率以及互联网使用认知的提高都能够降低农村中老年人的抑郁水平。

5

互联网嵌入与农村中老年人自评健康

21世纪以来,信息技术革命席卷全球,手机等移动通信设备的迅速普及造就了移动互联网经济的市场风口,短视频、即时通信等携带浓厚社交属性的移动APP逐渐成为资本角逐的战场,残酷激烈的市场份额竞争驱使更多的运营商将引流的目光扩散至农村中老年人群体,由此掀起了"银发一族"的上网热潮。随着互联网对农村中老年人生产生活的深刻嵌入,原本滞后闭塞的信息获取方式被技术变迁逐步替代,个体健康信息的获取渠道日益多元化,并潜移默化地重构农村中老年人的健康意识,那么,互联网嵌入是如何改变农村中老年人的自评健康倾向?正向抑或负向?使用时长、使用认知、使用频率以及信息获取依赖程度是否会造成影响效应的异质性?本章将尝试基于规范的计量经济学研究范式对以上问题展开实证分析并讨论估计结果。此外,考虑到自评健康虽然是个体基于自身健康认知水平与身体机能感知的综合评价,具备一定程度的全面性与客观性,但是,个体意识形态的塑造是内在特征、资源禀赋与社区环境共同作用的结果,异质性的存在意味着自评健康结果不可避免地会携带主观色彩,因此,有必要进一步克服内生问题与稳健性检验。

5.1 互联网嵌入对农村中老年人自评健康的影响

5.1.1 互联网使用、使用时长及信息获取对自评健康的影响

由于本研究的解释变量互联网嵌入涵盖了多项分项指标,有必要基于不同解释变量的视角分析互联网嵌入对农村中老年人自评健康的影响。首先,构建

Ordered Probit模型，以农村中老年人自评健康作为被解释变量并动态调整解释变量。其次，考虑到我国幅员辽阔，省份之间的风俗文化、经济水平以及社会制度等方面不尽相同，因此在加入所有控制变量的同时均控制了省份固定效应以刨除地区之间不可观测因素的干扰。表5-1汇报了基准回归结果，第（1）列的解释变量为是否使用互联网，第（2）列加入年龄平方以求取农村中老年人年龄与自评健康的函数关系临界值，第（3）列的解释变量为互联网使用时长，第（4）列同样加入互联网使用时长平方以求取互联网使用时长与农村中老年人自评健康的函数关系临界点。需要说明的是，由于互联网使用时长的信息搜集仅针对互联网用户，因此在该模型中本文排除了未使用互联网的农村中老年人样本。第（5）列的解释变量是互联网作为信息渠道的重要性。

表5-1　互联网使用、使用时长及信息获取对自评健康的影响

项目	（1）自评健康	（2）自评健康	（3）自评健康	（4）自评健康	（5）自评健康
互联网使用	0.087***（0.026）	0.068***（0.026）	—	—	—
互联网使用时长	—	—	0.010**（0.005）	0.029***（0.025）	—
使用时长平方	—	—	−0.000 2**（0.000 1）	—	—
互联网信息获取	—	—	—	—	0.025***（0.007）
个体内在特征					
年龄	−0.014***（0.001）	−0.073***（0.012）	−0.016***（0.004）	−0.016***（0.004）	−0.014***（0.001）
年龄平方	—	0.000 5***（0.000 1）	—	—	—

续表

项目	（1）自评健康	（2）自评健康	（3）自评健康	（4）自评健康	（5）自评健康
个体内在特征					
性别	0.134***	0.131***	0.163***	0.161***	0.132***
	（0.025）	（0.025）	（0.055）	（0.055）	（0.025）
最高学历	0.014	0.012	0.010	0.008	0.014
	（0.026）	（0.027）	（0.046）	（0.046）	（0.027）
配偶陪伴	−0.010	0.016	0.193**	0.193**	−0.011
	（0.031）	（0.031）	（0.087）	（0.087）	（0.031）
税后月收入	0.026***	0.027***	0.012*	0.012**	0.026***
	（0.003）	（0.003）	（0.007）	（0.007）	（0.003）
频繁饮酒	0.199***	0.201***	0.187***	0.189***	0.201***
	（0.028）	（0.028）	（0.059）	（0.059）	（0.028）
吸烟	0.121***	0.124***	0.062	0.067	0.122***
	（0.026）	（0.026）	（0.055）	（0.055）	（0.026）
午休习惯	−0.067***	−0.068***	−0.052	−0.053	−0.067***
	（0.020）	（0.020）	（0.044）	（0.044）	（0.020）
锻炼频率	0.011***	0.012***	0.012**	0.011*	0.011***
	（0.003）	（0.002）	（0.007）	（0.007）	（0.003）
家庭资源禀赋					
外出务工	0.030	0.032	0.085	0.084	0.030
	（0.033）	（0.032）	（0.069）	（0.069）	（0.033）
个体经营	0.112**	0.109**	0.308***	0.308***	0.111**
	（0.054）	（0.054）	（0.118）	（0.118）	（0.054）
收入层级	0.146***	0.147***	0.144***	0.146***	0.144***
	（0.009）	（0.009）	（0.024）	（0.024）	（0.009）
社会地位	0.081****	0.080***	0.095***	0.094***	0.079***
	（0.010）	（0.010）	（0.023）	（0.023）	（0.010）

项目	（1）自评健康	（2）自评健康	（3）自评健康	（4）自评健康	（5）自评健康
社区外部环境					
经济水平	0.027***	0.027***	0.039***	0.038***	0.027***
	（0.007）	（0.007）	（0.014）	（0.014）	（0.007）
医疗保险	0.235***	0.236***	−0.195	−0.194	0.242**
	（0.088）	（0.088）	（0.171）	（0.170）	（0.088）
养老保险	0.141	0.151	0.033	0.038	0.142**
	（0.102）	（0.102）	（0.229）	（0.229）	（0.102）
空气污染	−1.314***	−1.299***	−1.115**	−1.121**	−1.327***
	（0.211）	（0.211）	（0.461）	（0.461）	（0.211）
LR检验	1 540.90	1 565.31	254.43	249.99	1 509.93
Wald检验	1 509.46	1 534.09	258.32	253.74	1 426.01
省份固定效应	YES	YES	YES	YES	YES
Pseudo R^2	0.041 1	0.041 8	0.034 6	0.038 0	0.041 2
N	12 522	12 522	2 590	2 590	12 522

注：*表示在10%的统计水平上显著，**表示在5%的统计水平上显著，***表示在1%的统计水平上显著。

由表5-1可知，第（1）列模型结果显示，加入所有控制变量后，被解释变量互联网使用与解释变量农村中老年人自评健康保持正相关且在1%的统计水平上高度显著。具体而言，相较于不使用互联网的农村中老年人而言，使用互联网的农村中老年人自评健康向好的方向提升了0.087个Probit单位，具有强烈的现实经济意义。第（2）列模型结果显示，年龄的影响系数为负，表明随年龄的增长，农村中老年人对于自评健康倾向于保守态度，对于自身健康状况感知趋于负面。引入年龄平方变量后影响系数转变为正，这意味着农村中老年人的自评健康等级与年龄增长呈现先降后升的"U"型函数关系，但是，考虑到当自变量与因变量的函数曲线仅在某一段呈现凸型关系时，自变量的错误极值点会导致二次方检验出现显著性。换言之，传统的二次方检验并不能完全识别是否为真正的倒"U"型曲线，因此，还需要增加Utest检验（Lind & Mehlum，2010）[333]，计算得到极值点为75.300 92，完全落在受访农村中老年人的年龄分布范围[45~95]之内，同时，t值为3.34，P值为0.000，表明可以在1%的统计水平拒绝"不是倒U型曲线"的原假设。此外，结果中的slope在区间内存在负号，因此，有力论证了年龄与自评健康取值并非是简单的线性关系，而是随年龄增长而呈现先升后降的倒"U"型关系。在此基础上，通过函数求导可得拐点值为75.973岁，在此基础上，进一步求取年龄及年龄平方的平均边际效应。具体而言，年龄在45~76岁的区间内，农村中老年人自评健康与年龄保持负相关关系，年龄每增加一个标准差，自评健康为不健康、一般的概率将分别提高2.3%、0.4%，自评健康为比较健康、很健康和非常健康的概率将分别下降0.7%、0.7%和1.3%。但是超过76岁的临界点后，年龄的增长则反而会提高农村中老年人自评健康，年龄每增加一个标准差，自评健康为不健康、一般的概率将分别下降0.02%、0.003%，自评健康为比较健康、很健康和非常健康的概率将分别下降0.004%、0.004%和0.009%。整理后的农村中老年人自评健康与年龄二次项的拟合函数如图5-1所示。

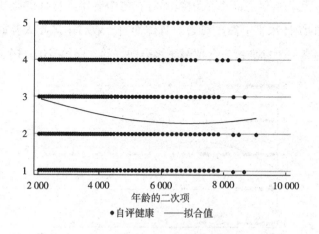

图5-1　自评健康与年龄二次项的拟合函数

第（3）列模型结果显示，加入所有控制变量后，互联网使用时长显著正向作用于农村中老年人自评健康，但是在第（4）列模型中引入互联网使用时长平方后，影响系数始终显著为负，表明使用时长的无限增加并不能持续促进农村中老年人自评健康提升，二者的函数关系为先升后降的倒"U"型发展态势，为了排除伪"U"型函数关系，同样利用Utest命令进行验证，经过计算求取极值点为20.492 5，完全落在农村中老年互联网用户的使用时长取值范围[0.1~84]之内，同时，t值为2.03，P值为0.021，表明在5%的显著性水平可以拒绝原假设，并且，slope在区间里存在负号，有力论证了农村中老年人互联网使用时长与自评健康的倒"U"型函数关系成立。在此基础上，进一步通过求导得到拐点值为20.453h，这意味着当互联网使用时长控制在20.453h/周时，互联网使用时长的增加能够有效地促进农村中老年人自评健康，但是，当互联网使用时长超过20.453h/周的极值点后，互联网使用对自评健康的促进作用会发生边际效应递减。具体而言，对于使用互联网的农村中老年人群体而言，互联网使用时长每增加一个标准差，自评健康向好的方向趋近0.01个probit单位。当使用时长超过临界值后，互联网使用时长每增加一个标准差，自评健康将向差的方向递减0.000 2个probit单位，以上结果表明互联网使用时长与农村中老年人自评健康存在非线性关系。因此，从健康资本增益的角度来看，不仅需要激活农村中老年人的入网意愿，同时有必要适当干预农村中老年人的互联网时长。农村中老年人自评健康与互联网使用时长二次项的拟合函数如图5-2所示。第（5）列模型结果显示，互联网信息获取依赖程度对农村中老年人自评健康始终保持正向影响且在1%的统计水平上高度显著。具体而言，农村中老年人互联网信息获取重要程度每提高一个标准差，自评健康将会向好的方向提升0.025个Probit单位。

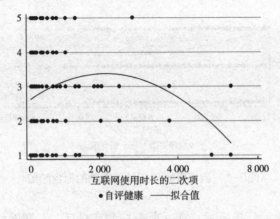

图5-2　自评健康与使用时长二次项的拟合函数

5.1.2 互联网使用频率对自评健康的影响

前文的研究初步表明互联网使用、互联网使用时长以及互联网信息获取重要性均会对农村中老年人自评健康产生显著影响，为了检验不同互联网使用特征是否会造成农村中老年人自评健康影响效应的差异化，分别从互联网学习、工作、社交、娱乐以及商业活动五个视角考察互联网使用频率对农村中老年人自评健康的影响。由于CFPS问卷中的互联网使用频率的考察界定在使用互联网的样本，因此首先将研究样本筛选为入网农村中老年人；其次，考虑到自评健康与互联网使用频率的分类标准过于密集，难以准确量化不同互联网使用频率对农村中老年人自评健康的影响。因此，本研究对自评健康与互联网使用频率均进行重新赋值，其中，自评健康的赋值为二分类变量，一般与不健康视为不健康，赋值为0，非常健康、很健康、比较健康归为健康，赋值为1。互联网使用频率赋值为四分类变量，几乎每天归为一类，重新赋值为4；一周3~4次与一周1~2次以及一月2~3次归为一类，重新赋值为3；一月1次与几个月1次归为一类，重新赋值为2；从不归为一类，重新赋值为1。此外，为了从整体视角观测互联网使用频率对农村中老年人自评健康影响，进一步利用因子分析法从互联网学习、工作、社交、娱乐以及商业活动使用频率中提取一个公共因子，并命名为互联网使用频率。

在进行因子分析前，对五个原始变量进行KMO检验，结果分别为0.605 1、0.599 2、0.652 0、0.609 4和0.743 3，整体KMO值为0.630 260，符合Kaiser制定的KMO度量标准，Bartlett球形检验的卡方值为1 275.435，P值为0.000，表明适合做因子分析，随后，以主成分分析为方法，以特征值大于1为标准，经过降维后提取一个公共因子，将其命名为互联网使用频率并作为解释变量之一。在此基础上，构建Probit模型分别进行互联网使用频率以及学习、工作、社交、娱乐与商业活动使用频率的实证分析。第（1）~（6）列的结果分别表示互联网总体使用频率以及学习、工作、社交、娱乐和商业活动使用频率对农村中老年人自评健康的基准回归结果。需要说明的是，由于CFPS问卷对于互联网工作使用频率以及互联网工作程度的重要程度的考察排除了目前失业或退出劳动力市场的受访者，因此，在实证分析互联网工作使用频率对农村中老年人自评健康影响时，本研究进一步将研究样本界定在工作状态为有工作的农村中老年人，筛选所得样本为2 258个。

由表5-2结果可知，互联网使用频率以及分项指标学习频率、工作频率、社交频率、娱乐频率与商业活动频率的影响系数分别为0.114、0.060、0.071、0.019、-0.005和0.071，其中，互联网使用频率、学习频率、工作频率以及商业活动频率分别在1%、5%、5%和10%的统计水平上显著，表明在入网的农村中老年人群体中，不仅互联网使用频率差距对农村中老年人自评健康产生了显著影响，同时互联网使用偏好的分化也会造成影响效应与影响方向的差异。总体而言，互联网学习、工作以及商业活动三个功能的使用频率增加正向作用于农村中老年人的自评健康提升，互联网社交频率的增加同样会对农村中老年人自评健康产生正向影响，但是不显著，与之相反的是，互联网娱乐频率与农村中老人自评健康保持负相关关系，从影响系数上来看，互联网使用频率对农村中老年人自评健康的影响程度的大小依次为互联网学习使用频率、互联网工作使用频率以及互联网商业活动使用频率。具体而言，互联网学习频率每提高一个标准差，农村中老年人自评健康向好的方向提升0.060个Probit单位，互联网工作频率每提高一个标准差，农村中老年人自评健康向好的方向提升0.071个Probit单位，互联网商业活动使用频率每提高一个标准差，农村中老年人自评健康向好的方向提升0.071个Probit单位。

表5-2　互联网使用频率对农村中老年人自评健康的影响

项目	（1）自评健康	（2）自评健康	（3）自评健康	（4）自评健康	（5）自评健康	（6）自评健康
互联网使用频率	0.114*** （0.039）	—	—	—	—	—
互联网学习频率	—	0.060* （0.027）	—	—	—	—
互联网工作频率	—	—	0.071** （0.029）	—	—	—

续表

项目	（1）自评健康	（2）自评健康	（3）自评健康	（4）自评健康	（5）自评健康	（6）自评健康
互联网社交频率	—	—	—	0.019（0.025）	—	—
互联网娱乐频率	—	—	—	—	−0.005（0.024）	—
互联网商业活动频率	—	—	—	—	—	0.071*（0.038）
截距项	0.104（0.638）	0.427（0.643）	0.302（0.376）	0.010（0.65）	0.114（0.649）	−0.020（0.646）
省份固定效应	YES	YES	YES	YES	YES	YES
Wald检验	180.87	177.21	143.84	173.57	173.00	176.30
LR	192.84	189.04	153.10	184.76	184.25	187.75
Pseud R^2	0.060 0	0.058 8	0.056 2	0.057 5	0.057 3	0.058 4
N	2 580	2 580	2 243	2 580	2 580	2 580

注：*表示在10%的统计水平上显著，**表示在5%的统计水平上显著，***表示在1%的统计水平上显著。

5.1.3　互联网使用认知对自评健康的影响

基于理性经济人的基本假设，个体行为决策的变化本质上归因于效用最大化的追求。对于农村中老年人而言，一方面，可用于互联网使用的闲暇时间以及物质成本等要素相对固定；另一方面，理性小农思维虽根植于意识形态之中，但也只能是有限理性，因此，在认知差异的驱使下农村中老年人会在既定的预算约束内动态分配不同功能的使用时间，形成多样化的无差异曲线，进而形塑了互联网使用偏好的分化，前文的研究表明不同互联网使用偏好会影响农村中老年人自评健康，为了检验使用认知是否与之相互呼应，同样构建Probit模型进行实证检验。

首先，分别以互联网学习、工作、社交、娱乐以及商业活动的重要程度作为解释变量进行基准回归。其次，利用因子分析法从以上五项分指标中提取一个公共因子以期从整体视角把握认知，在进行因子分析前，对五个原始变量进行KMO检验，结果分别为0.655 0、0.644 4、0.682 0、0.621 2和0.788 5，整体KMO值为0.673 8>0.6，符合Kaiser制定的KMO度量标准，Bartlett球形检验的卡方值为1 947.558，*P*值为0.000，表明适合做因子分析，随后，以主成分分析为方法，以特征值大于1为标准，经过降维后提取一个公共因子，将其命名为互联网使用认知。表5-3汇报了以上解释变量对农村中老年人自评健康影响的基准回归结果，第（1）~（6）列的模型中被解释变量依次表示为互联网使用认知以及互联网学习、工作、社交、娱乐与商业活动重要程度。

表5-3　互联网使用认知对农村中老年人自评健康的影响

项目	（1）自评健康	（2）自评健康	（3）自评健康	（4）自评健康	（5）自评健康	（6）自评健康
互联网使用认知	0.102***（0.036）	—	—	—	—	—
互联网学习认知	—	0.039**（0.020）	—	—	—	—
互联网工作认知	—	—	0.063***（0.022）	—	—	—
互联网社交认知	—	—	—	0.020（0.018）	—	—
互联网娱乐认知	—	—	—	—	−0.007（0.019）	—

续表

项目	（1）自评健康	（2）自评健康	（3）自评健康	（4）自评健康	（5）自评健康	（6）自评健康
互联网商业活动认知	—	—	—	—	—	0.046** （0.022）
截距项	0.126 （0.638）	0.053 （0.643）	0.314 （0.375）	0.011 （0.646）	0.108 （0.646）	0.027 （0.643）
省份固定效应	YES	YES	YES	YES	YES	YES
Wald检验	180.01	176.23	145.50	174.14	173.09	177.13
LR	192.13	187.95	115.19	185.47	184.33	188.74
Pseudo R^2	0.059 8	0.058 5	0.057 0	0.057 7	0.057 3	0.058 7
N	2 580	2 580	2 243	2 580	2 580	2 580

注：**表示在5%的统计水平上显著，***表示在1%的统计水平上显著

由表5-3可知，从总体视角上来看，互联网使用认知的影响系数为0.102，P值为0.005，表明在1%的统计水平上可以认为互联网使用认知显著影响了农村中老年互联网用户的自评健康倾向，互联网认知每增加一个标准差，自评健康向好的方向提升0.102个Probit单位。从分项指标上来看，农村中老年人上网时互联网学习、工作和商业活动的重要性每提高一个标准差，自评健康向好的方向分别提升0.039、0.063和0.046个Probit单位，其中，互联网工作重要性的影响系数最高且在1%的统计水上高度显著，互联网学习与商业活动重要性的影响系数在5%的统计水平上显著。此外，互联网社交重要性虽然同样正向，但不具备显著性，与之形成鲜明对比的是，互联网娱乐重要性对农村中老年人自评健康产生了负向影响，但是同样不显著。这意味着对于农村中老年互联网用户而言，互联网使用目的与自评健康存在内在逻辑，以社交娱乐为主要目的的农村中老年互联网用户或许过分沉溺于互联网的"玩具"功能，缺少对互联网"工具"性质的关注，缺失利用互

联网获取健康信息的检索技能，而以互联网学习、工作及商业活动为主要使用目的的农村中老年用户注重发挥互联网信息获取的重要功能，增强知识储备。

5.1.4　互联网嵌入对自评健康的影响

前文分析过程中，本研究分别选取是否使用互联网、互联网使用时长、互联网信息获取重要性、互联网使用频率和互联网使用认知等分项指标作为解释变量，为了从综合视角观测互联网使用对农村中老年人自评健康的影响，进一步利用因子分析法从以上互联网嵌入的分项指标中提取一个公共因子作为新的解释变量。在进行因子分析前，需要对是否使用互联网、互联网使用时长、互联网信息获取、互联网学习频率、互联网工作频率、互联网社交频率、互联网娱乐频率、互联网商业活动频率、互联网学习认知、互联网工作认知、互联网社交认知、互联网娱乐认知和互联网商业活动认知这十三个原始变量进行KMO检验，结果分别为0.926 0、0.941 3、0.982 6、0.793 7、0.764 2、0.891 1、0.877 0、0.879 9、0.798 9、0.768 5、0.890 0、0.889 4和0.878 6，整体KMO值为0.869 7远高于0.6，符合Kaiser制定的KMO度量标准，Bartlett球形检验的卡方值为1.69e+05，P值为0.000，表明适合做因子分析，随后，以主成分分析为方法，以特征值大于1为标准，经过降维后提取一个公共因子，将其命名为互联网嵌入。

表5-4汇报了互联网嵌入对农村中老年人自评健康影响的逐步回归结果，为了动态反映变量的显著性变化，采用逐步回归的方法考察互联网使用对农村中老年人自评健康的影响，第（1）列仅有单个解释变量，未加入任何控制变量，第（2）~（4）列依次加入个体内在特征、家庭资源禀赋以及社区外部环境三个层面的控制变量并同时纳入年龄平方变量以观测农村中老年人自评健康变化趋势是否与年龄增长保持一致，第（5）列是未纳入年龄平方变量的模型结果。

表5-4　互联网嵌入对农村中老年人自评健康的影响

项目	（1）自评健康	（2）自评健康	（3）自评健康	（4）自评健康	（5）自评健康
互联网嵌入	0.112*** （0.010）	0.050* （0.026）	0.076*** （0.026）	0.068*** （0.026）	0.087*** （0.026）

项目	（1）自评健康	（2）自评健康	（3）自评健康	（4）自评健康	（5）自评健康
个体内在特征					
年龄	—	−0.066***（0.012）	−0.075***（0.012）	−0.073***（0.012）	−0.014***（0.001）
年龄平方	—	0.000 4***（0.000 1）	0.000 5***（0.000 1）	0.000 5***（0.000 1）	—
性别	—	0.103***（0.025）	0.131***（0.025）	0.131***（0.025）	0.134***（0.025）
最高学历	—	0.019（0.026）	0.016（0.026）	0.012（0.027）	0.014（0.026）
配偶陪伴	—	0.061**（0.031）	0.016（0.031）	0.016（0.031）	−0.010（0.031）
税后月收入	—	0.034***（0.003）	0.028***（0.003）	0.027***（0.003）	0.026***（0.003）
频繁饮酒	—	0.210***（0.027）	0.196***（0.028）	0.201***（0.028）	0.199***（0.028）
吸烟	—	0.130***（0.026）	0.121***（0.026）	0.124***（0.026）	0.121***（0.026）
午休习惯	—	−0.050**（0.020）	−0.069***（0.020）	−0.068***（0.020）	−0.067***（0.020）
锻炼频率	—	0.017**（0.003）	0.01（0.003）	0.012***（0.003）	0.011***（0.003）
家庭资源禀赋					
外出务工	—	—	0.031（0.033）	0.032（0.033）	0.030（0.033）
个体经营	—	—	0.111**（0.054）	0.109**（0.054）	0.112**（0.054）
收入层级	—	—	0.147***（0.009）	0.147***（0.009）	0.146***（0.009）

项目	（1）自评健康	（2）自评健康	（3）自评健康	（4）自评健康	（5）自评健康
家庭资源禀赋					
社会地位	—	—	0.078*** （0.010）	0.080*** （0.010）	0.081*** （0.010）
社区外部环境					
经济水平	—	—	—	0.027*** （0.007）	0.027*** （0.007）
医疗保险	—	—	—	0.236*** （0.088）	0.235*** （0.088）
养老保险	—	—	—	0.151 （0.102）	0.141 （0.102）
空气污染	—	—	—	−1.299*** （0.211）	−1.314*** （0.211）
省份固定效应	YES	YES	YES	YES	YES
Wald检验	290.68	936.60	1 475.03	1 565.31	1 509.46
LR检验	291.74	927.70	1 502.60	1 534.07	1 540.90
Pseudo R^2	0.007 8	0.025 0	0.040 1	0.041 8	0.041 1
N	12 522	12 522	12 522	12 522	12 522

注：*表示在10%的统计水平上显著，**表示在5%的统计水平上显著，***表示在1%的统计水平上显著

由表5-4结果可知，无论控制变量如何增删，互联网嵌入始终对农村中老年人自评健康产生了负向影响且至少在10%的统计水平上显著。在加入所有控制变量且未引入年龄平方变量前，互联网嵌入的影响系数为0.087，P值为0.001，表明在1%的统计水平上可以认为互联网嵌入能够促使农村中老年人自评健康向好的方向提升8.7个Probit单位。引入年龄平方后，影响系数下降至0.068，但仍然在1%的统计水平上高度显著，此外，年龄平方变量在所有模型中均保持显著性。这一方面说明了互联网嵌入对于提升农村中老年人健康水平的重要经济意义，另一方面也验证了互

联网使用时长与农村中老年人心理健康之间的倒"U"型函数关系具备稳健性。

　　针对具体的控制变量，个体内在特征层面，性别影响系数随控制变量的增加而增加且始终显著为正，表明男性农村中老年人的自评健康优于女性农村中老年人。这可能是由于"男主外，女主内"的封建思想在部分农村地区仍然根深蒂固，多数农村女性的家庭角色以家务整理为主，而收入权重又决定了家庭资源配置的话语权集中于男性，农村女性健康资本的获取途径有限且需要承受更多的心理压力，身心健康更加值得关注（Oksuzyan A et al., 2014）[334]。学历的影响系数为正但是不显著，受访农村中老年人的学历基本为文盲或小学等低文化程度，模糊的区分度并不能体现统计学的显著性。配偶陪伴的影响系数为负，但显著性会随控制变量的变化而变化，加入个体内在特征层面变量后在10%的统计水平上显著，在加入所有控制变量后不显著。税后月收入的影响系数始终显著为正，表明农村中老年人的自评健康会随个人收入的增加而向好发展，这在某种程度上佐证了健康不平等的收入差距假说。健康管理行为方面，变量始终在1%的统计水平上高度显著，但影响方向与预期理论猜想相悖，不仅频繁饮酒、吸烟两项不健康的生活习惯与自评健康保持显著的正相关，并且午休习惯显著负向作用于农村中老年人的自评健康，显然有悖于医学常识。究其原因，可能在于受访样本自选择偏差而引发的内生性问题。首先，自评健康是个体的主观认知，与客观健康并非一定完全契合，个体的健康感知容易受到性格特征、风险偏好的干扰；其次，农村中老年人是追求个人效用最大化的理性小农，在健康资本存量允许的前提下倾向于消费研究增加效用，尤其是在生活娱乐方式单一的农村地区，烟酒文化盛行的氛围体现得更加淋漓尽致；最后，问卷对于吸烟饮酒行为的访问是过去一个月内，对于选择频繁饮酒、吸烟等不健康行为的样本而言，正因为个体主观健康感知良好，所以也更加能够接受短期内不会对身体机能造成严重威胁的慢性的健康损耗。此外，也有研究表明，喜欢饮酒的老年人一般拥有更高的学历与收入以及更加丰富的社会资本[335-336]，其社会融入与就业参与的意愿也相对强烈，社会网络的延伸促进了人际交往频率的增加，有效纾解了负面情绪，进而提升自评健康等级。与之相反的是，拒绝健康损耗行为的受访样本，恰恰拥有健康问题的警惕与规避意识，因此不仅会拒绝烟酒，还会通过午休习惯培养、增强锻炼等方式增加健康投资。

　　家庭资源禀赋层面，外出务工的影响系数为正，但加入社区层面的控制变量后并不显著。个体经营的影响系数始终显著为正，表明家庭的社交网络延伸有助于改善农村中老年人自评健康的感知，收入层级与社会地位的影响系数均始终显著为正，表明家庭的社会阶层正向作用于农村中老年人的自评健康，社会阶层的分化代表了家庭资源禀赋的差异，影响了农村中老年人的健康资本投资，进而形塑了健康不平等的鸿沟。

社区外部环境层面，社区经济水平的影响系数为正且在1%的统计水平上高度显著，表明经济水平较发达的农村社区中老年人自评健康更好，一般而言，更优越的社区经济条件在某种程度上反映了社区的公共卫生资源供给，为中老年人整体健康水平的提升提供了保障。社会保障体系方面，社区医疗保险的普及率与养老金领取覆盖率均对农村中老年人自评健康产生正向影响，更加完善的社会保障体系构建有助于改善农村中老年人的健康感知。空气污染的影响系数为负且在1%的统计水平上高度显著，表明社区的呼吸道慢性病患病概率会显著抑制农村中老年人健康向好发展。

5.2　互联网嵌入对农村中老年人自评健康影响的边际效应

5.2.1　互联网使用、使用时长及信息获取的平均边际效应

5.2.1.1　互联网使用对农村中老年人自评健康的平均边际效应

由于自评健康为五分类变量，而基准回归模型的计算结果代表的是解释变量与控制变量对被解释变量的影响方向与影响程度，不能体现边际效应，因此，结合各切点的估计值，进一步测度互联网使用对农村中老年人自评健康的边际效应，如表5-5所示。在此基础上，根据计算结果绘制了相应的边际效果图，如图5-3所示。

表5-5　互联网使用对自评健康影响的平均边际效应

解释变量	$Y=1$	$Y=2$	$Y=3$	$Y=4$	$Y=5$
互联网使用	−0.027*** （0.008）	−0.005*** （0.001）	0.008*** （0.002）	0.008*** （0.002）	0.016*** （0.005）

注：***表示在1%的统计水平上显著。

由表5-5和图5-3的结果可知。相较于不使用互联网的农村中老年人而言，使用互联网的农村中老年人自评健康为不健康、一般的概率分别下降2.7%、

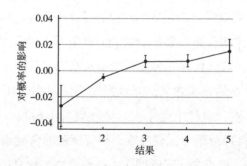

图5-3 互联网使用对自评健康影响的平均边际效果图

0.5%，自评健康为比较健康、很健康和非常健康的概率将分别提高0.8%、0.8%和1.3%，并且，以上边际效应均在1%的统计水平上高度显著。

5.2.1.2 互联网使用时长与使用时长平方的平均效应（见表5-6）

表5-6 互联网使用时长及二次项对自评健康的平均边际效应

解释变量	$Y=1$	$Y=2$	$Y=3$	$Y=4$	$Y=5$
互联网使用时长	−0.002** （0.001）	−0.000 9** （0.000 4）	0.000 5** （0.000 2）	0.001** （0.000 5）	0.002** （0.000 9）
使用时长平方	0.000 06** （0.000 02）	0.000 02** （8.73e−06）	−0.000 01** （4.84e−06）	−0.000 02** （9.64e−06）	−0.000 05** （0.000 02）

注：**表示在5%的统计水平上显著。

互联网使用时长二次项对自评健康的平均边际效果图，如图5-4所示。

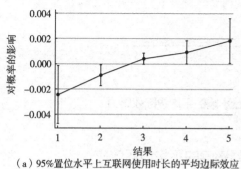
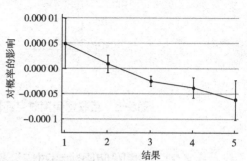

（a）95%置位水平上互联网使用时长的平均边际效应　（b）95%置位水平上互联网使用时长二次项的平均边际效应

图5-4 互联网使用时长二次项对自评健康的平均边际效果图

5.2.1.3 互联网信息获取重要性对自评健康的平均边际效应

基于模型回归结果，进一步结合各切点计算平均边际效应，结果如表5-7所示，由表可知，互联网作为一种高效的信息获取工具对于农村中老年人自评健康的提升具有重要的现实意义。互联网对于农村中老年人获取信息的重要性每提高一个标准差，农村中老年人自评健康为不健康、一般的概率分别下降0.7%、0.01%，自评健康为比较健康、很健康和非常健康的概率将分别提升0.2%、0.2%和0.4%。换言之，互联网作为一种重要的信息接收与传播媒介，赋予了农村中老年人信息获取的多样性与便捷性，一定程度上缓解了医患双方的信息不对称困境，有助于农村中老年人规避错误的健康管理行为，加强正确的健康资本投资导向，提高健康投资效率。在此基础上，结合计算结果，绘制了相应的边际效果图，如图5-5所示。

表5-7 互联网信息获取对自评健康影响的平均边际效应

解释变量	$Y=1$	$Y=2$	$Y=3$	$Y=4$	$Y=5$
互联网信息获取	−0.008*** （0.002）	−0.001*** （0.000 4）	0.002*** （0.000 6）	0.002*** （0.000 7）	0.005*** （0.001）

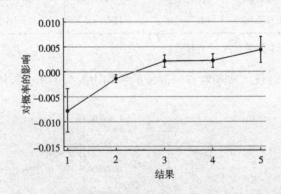

图5-5 互联网使用对自评健康影响的平均边际效果图

5.2.2 互联网使用频率对自评健康影响的平均边际效应

在基准回归的模型中，所得结果仅是表示解释变量与控制变量对被解释变量的影响程度，而非边际效应，因此，进一步计算各变量的边际效应，由于互联网社交及娱乐对农村中老年人自评健康的影响不显著，因此在此暂不汇报边际效应，整理后结果如表5-8所示。第（1）~（4）列的结果分别表示解释变量为互联网使用频率及学习、工作和商业活动频率对农村中老年人自评健康影响的平均边际效应。在此基础上，基于计算结果分别绘制了相应的互联网使用频率对农村中老年人自评健康的平均边际效果，如图5-6~图5-9所示。

表5-8　互联网使用频率对自评健康影响的平均边际效应

项目	（1）自评健康	（2）自评健康	（3）自评健康	（4）自评健康
互联网使用频率	0.038*** （0.013）	—	—	—
互联网学习频率	—	0.020** （0.009）	—	—
互联网工作频率	—	—	0.023** （0.010）	—
互联网商业活动频率	—	—	—	0.024* （0.012）
省份固定效应	YES	YES	YES	YES
N	2 580	2 580	2 243	2 580

注：*表示在10%的统计水平上显著，**表示在5%的统计水平上显著，***表示在1%的统计水平上显著。

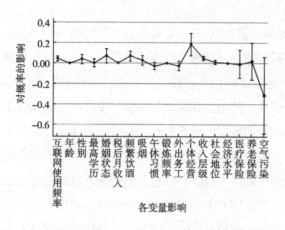

图5-6　互联网使用频率对自评健康的平均边际效应

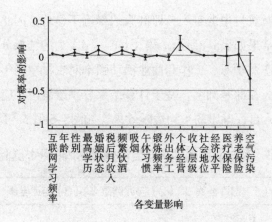

图5-7　互联网学习频率对自评健康的平均边际效应

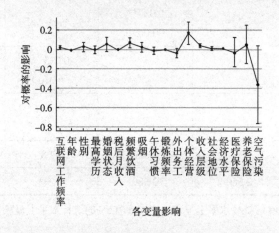

图5-8　互联工作频率对自评健康的平均边际效应

由表5-8与图5-6~图5-9可知，总体而言互联网使用频率每提高一个标准差，农村中老年互联网用户自评健康为健康的概率将提高3.8%，不同的互联网使用偏好对自评健康的边际效应并不一致。一方面，相较于不使用互联网学习的农村中老年人互联网用户，使用互联网学习的农村中老年人使用频率每提高一个标准差，自评健康为健康的概率将提升2.5%；相较于不使用互联网工作的农村中老年人互联网用户，使用互联网工作的农村中老年人使用频率每提高一个标准差，自评健康为健康的概率将提升2.8%；相较于不使用互联网商业活动的农村中老年人互联网用户，使用互联网商业活动的农村中老年人使用频率每增加一个标准差，自评健康为健康的概率将提升2.2%；相较于不使用互联网社交的农村中老年人互

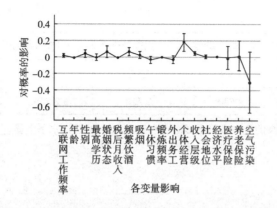

图5-9　互联网商业活动频率对自评健康的平均边际效应

联网用户，使用互联网社交的农村中老年人使用频率每提高一个标准差，自评健康为健康的概率将提升0.4%，但结果不显著。另一方面，相较于不使用互联网娱乐的农村中老年人互联网用户，使用互联网娱乐的农村中老年人使用频率每提高一个标准差，自评健康为健康的概率将下降0.05%，但同样也不具备显著性。

5.2.3　互联网使用认知对自评健康影响的平均边际效应

表5-9是互联网使用认知对农村中老年人自评健康影响的平均边际效应，由于社交与娱乐认知的影响并不显著，在此同样暂不汇报平均边际效应计算结果，第（1）~（4）列分别表示互联网学习、工作以及商业活动对农村中老年人自评健康影响的平均边际效应结果，图5-10~图5-13则表示相应的边际效果图。

表5-9　互联网使用认知对自评健康影响的平均边际效应

项目	（1）自评健康	（2）自评健康	（3）自评健康	（4）自评健康
互联网使用认知	0.034*** （0.012）	—	—	—
互联网学习认知	—	0.013* （0.007）	—	—
互联网工作认知	—	—	0.020*** （0.007）	—
互联网商业活动认知	—	—	—	0.015** （0.007）

续表

项目	（1）自评健康	（2）自评健康	（3）自评健康	（4）自评健康
省份固定效应	YES	YES	YES	YES
N	2 580	2 580	2 258	2 580

注：*表示在10%的统计水平上显著，**表示在5%的统计水平上显著，***表示在1%的统计水平上显著。

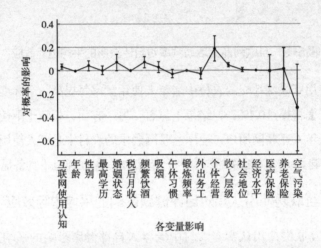

图5-10　互联网使用认知对自评健康的平均边际效果图

由表5-9结果可知，对于农村中老年互联网用户而言，总体上互联网使用认知每提高一个标准差，农村中老年互联网用户自评健康为健康的概率会提升3.4%。从分项指标上来看使用互联网时学习、工作以及商业活动的重要程度每提高一个标准差，自评健康为健康的概率分别提高1.3%、2%和1.5%。此外，互联网社交的重要程度每提高一个标准差，自评健康为健康的概率将提高0.7%，互联网娱乐的重要程度每提高一个标准差，自评健康为不健康的概率将提高0.2%，但以上两个变量的影响均不显著。由此可见，互联网使用特征的分化根源之一在于农村中老年人的使用认知鸿沟的驱使，每个农村中老年人都是一个理性经济人，使用认知差异形塑了不同的使用目的，而使用目的又造就了使用偏好，在闲暇时间及使用成本的预算约束内农村中老年人在使用偏好的驱使下对互联网学习、工作、社交、娱乐以及商业活动的使用频率进行分配组合以追求使用效用的最大化，最终导致了影响效应的区别。

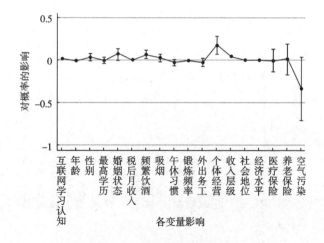

图5-11 互联网学习认知对自评健康的平均边际效果图

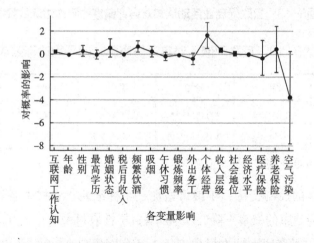

图5-12 互联网工作认知对自评健康的平均边际效果图

5.2.4 互联网嵌入对自评健康影响的平均边际效应

基于模型回归结果，进一步结合各切点计算平均边际效应，结果如表5-10所示，由表可知，互联网嵌入对于农村中老年人自评健康的提升具有重要的现实意义。具体而言，互联网嵌入每提高一个标准差，农村中老年人自评健康为不健康、一般的概率分别下降1%、0.2%，自评健康为比较健康、很健康和非常健康的概率将分别提升0.3%、0.3%和0.06%。在此基础上，结合计算结果，绘制了相应的边际效果图，如图5-14所示。

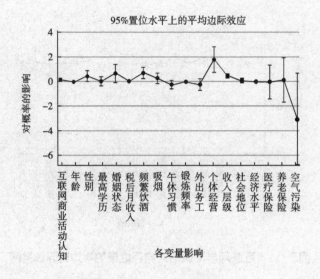

图5-13 互联网商业活动认知对自评健康的平均边际效果图

表5-10 互联网嵌入对自评健康影响的平均边际效应

解释变量	$Y=1$	$Y=2$	$Y=3$	$Y=4$	$Y=5$
互联网嵌入	−0.010*** （0.003）	−0.002*** （0.000 6）	0.003*** （0.000 9）	0.003*** （0.001）	0.006*** （0.002）

注：***表示在1%的统计水平上显著。

　　针对具体的控制变量，年龄每增加一个标准差，农村中老年人互联网用户自评健康为健康的概率下降0.3%~0.4%，男性农村中老年人互联网用户自评健康为健康的概率比女性农村中老年人互联网用户高3.9%~4.8%，有配偶陪伴的农村中老年人自评健康为健康的概率比配偶陪伴缺失的农村中老年人高0.7%左右，税后月收入对数每增加一个标准差，农村中老年人自评健康为健康的概率提高0.5%，饮酒行为与自评健康密切相关，自评为健康的农村中老年人互联网用户频繁饮酒的概率比自评为不健康的农村中老年人互联网用户高7.2%~7.4%，每周锻炼频率增加一个标准差，自评健康为健康的概率提高1.5%左右，相较于没有家庭成员从事个体经营或开办私营企业的农村中老年人互联网用户，有家庭成员从事个体私营或开办私营企业的农村中老年人互联网用户自评健康为健康的概率提高18.9%，家庭收入层次感知每提升一个标准差，农村中老年人互联网用户自评健康为健康的概率提高5.5%，家庭社会地位感

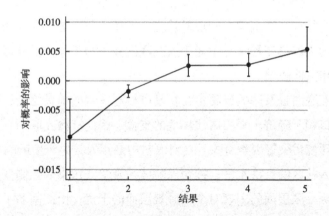

图5-14　互联网嵌入对自评健康影响的平均边际效果图

知每提升一个标准差，农村中老年人互联网用户自评健康为健康的概率提高1.6%~1.7%，社区外部环境层面，社区经济水对数每提高一个标准差，农村中老年人自评健康为健康的概率提高3.6%~3.8%。

5.3　内生性问题克服

5.3.1　工具变量法

5.3.1.1　工具变量选择与获取

无论是计算机上网还是手机上网，互联网使用均需要具备自主行动能力、基础操作技能和基本认知水平，因此，使用互联网的农村中老年人相较于不使用互联网的农村中老年人可能拥有更优的健康水平，从而增强了自评健康向好的倾向[337-338]，即本研究中的互联网嵌入与农村中老年人自评健康可能存在反向因果关系，为了提高模型的精准性与科学性，本研究从全方位、多维度的视角加入了更多的控制变量以降低由遗漏变量而导致的有偏估计，但仍无法完全克服内生性问题的排除干扰，因此，有必要进一步利用工具变量法对结论进行检验，考虑到工具变量需要同时满足内生性与外生性的要求，选取了社区互联网普及率作为工具变量。主要原因有两个：

其一，由于"羊群效应"的潜在作用，农村中老年人的互联网使用决策不仅是主观意愿的选择，同时也是社区互联网用户之间的相互模仿，是"互动效应"触发的结果（郑磊，2015）[339]，并且，数字基础设施作为公共产品供给，建设的前提是发挥区域范围内的辐射效应，加速农村中老年人互联网用户基数的增长。即内生解释变量农村中老年人互联网嵌入与工具变量社区互联网使用普及率存在相关性假设。

其二，互联网普及率的提高建立在基础设施完善的前提之上，而社区的基础设施建设依赖于经济水平与居住环境的支撑，因此社区互联网普及率与社区经济水平、环境污染等因素有关且会对农村中老年人健康产生影响[340]，为此，本文通过加入社区的经济水平、社会保障体系及空气污染等控制变量的方式来尽可能地排除社区层面的因素对个体微观层面的干扰，由此削弱了被解释变量农村中老年人自评健康与工具变量社区互联网普及率的相互影响，提高工具变量克服内生性变量的有效性。已有研究中，该工具变量已经过学者们的检验并被广泛应用于相关研究[341-343]。

现阶段，我国发展不平衡不均衡的问题仍然凸显，微观层面下的农村社区互联网普及率显然很难与省市宏观层面的互联网普及率一概而论。为了保证社区互联网普及率的精准性，首先以相同社区编码为依据，将相同编码的样本聚合为同一社区，在此基础上，分别计算相同社区的网民比重，以此作为社区互联网普及率。其次，由于本文的被解释变量自评健康是一项五分类变量，而工具变量回归不适合直接应用于Ordered Probit模型的估计，并且，本研究的关键解释变量互联网嵌入为数值型变量，因此，选择利用线性两阶段最小二乘法将工具变量纳入回归进行重新估计以克服内生性问题。虽然该处理方式会导致新模型与基本模型回归结果的差异化，但是从影响性质的角度而言，二者仍然存在共性。

5.3.1.2 工具变量的外生性检验

由于本研究选取的工具变量有且只有一个，因此具备恰好识别的特征。为了保证工具变量的有效性，在使用工具变量前，首先需要检验其外生性。参考Baron和Kenny（1986）[344]的检验方法，主要分为三个步骤：步骤一，检验工具变量社区互联网普及率与农村中老年人自评健康的相关性，若出现显著影响，则进入下一步；步骤二，检验工具变量社区互联网普及率与内生变量农村中老年人互联网嵌入的相关性，若出现显著影响，继续进入下一步；步骤三，将工具变量社区互联网普及率以及内生变量农村中老年人互联网嵌入一起纳入回归模型，检验二者对被解释变量农村中老年人自评健康的影响，若内生变量农村中老年人互联网嵌入显著且工具变量社区互联网普及率的系数相较于步骤一中的系数不显著，则表明工具变量社区互联网嵌入普及率对被解释变量农村中老年人健康的影响仅能通过内生变量农村中老年人互联网嵌入的间接作用传导，检验步骤的具体回归结果如表5-11所示。由表5-11结果可知，首先，当不控制农村中老年人互联网嵌入时，社区互联网普及率与农村中老年人自评健康正相关且在1%的统计水平上显著；其次，以农村中老年人互联网嵌入作为被解释变量，解释变量社区互联网使用普及率同样产生了显著的正向影响；最后，将内生变量农村中老年人互联网嵌入以及工具变量社区互联网普及率共同纳入农村中老年人自评健康的回归方程中，可以发现互联网嵌入影响系数显著为正且社区互联网普及率不具备显著性，表明控制了农村中老年人个体互联网嵌入后，社区互联网普及率并不能对农村中老年人自评健康产生影响，综上所述，本研究选取的工具变量满足外生性的条件。因此，本研究选取该工具变量对互联网嵌入分项进行逐项检验。

表5-11　工具变量的外生性检验

项目	（1）自评健康	（2）互联网嵌入	（3）自评健康
互联网嵌入	—	—	0.034*** （0.011）
社区互联网普及率	0.137*** （0.051）	1.054*** （0.042）	0.100 （0.052）
截距项	—	0.634*** （0.225）	—
省份固定效应	YES	YES	YES
F统计值	—	71.91	—
调整后R^2	0.094 1	0.210 2	0.041 3
N	12 522	12 522	12 522

注：***表示在1%的统计水平上显著。

5.3.2 互联网使用、使用时长及信息获取的内生性问题克服

前文分析表明，由于内生性问题的存在，模型回归结果可能不准确，为此本文选取了社区互联网普及率作为工具变量并进行了详细的外生性检验，在此基础上，本文将进一步利用工具变量社区互联网普及率对模型的内生性问题进行考察和克服，表5-12汇报了工具变量法的两阶段最小二乘法（Ⅳ–2SLS）回归结果，第（1）列表示互联网使用与社区互联网普及率的相关性检验；第（2）列表示利用社区互联网普及率作为工具变量克服内生性问题后互联网使用对农村中老年人自评健康的影响；第（3）列是互联网使用时长作为解释变量时社区互联网普及率与互联网使用时长的相关性检验；第（4）列以社区互联网普及率作为工具变量克服内生性问题后互联网使用时长对农村中老年人自评健康的真实影响；第（5）列是互联网信息获取重要型作为解释变量时社区互联网普及率与互联网使用时长的相关性检验；第（6）列以社区互联网普及率作为工具变量克服内生性问题后互联网信息获取重要性对农村中老年人自评健康的真实影响。

表5-12　互联网使用、使用时长与信息获取的内生性问题克服

项目	（1）第一阶段	（2）第二阶段	（3）第一阶段	（4）第二阶段	（5）第一阶段	（6）第二阶段
互联网使用	—	0.279*** （0.095）	—	—	—	—
互联网使用时长	—	—	—	0.055*** （0.019）	—	—
互联网信息获取	—	—	—	—	—	0.190*** （0.065）
互联网普及率	0.880** （0.028）	—	4.471*** （0.285）	—	1.295*** （0.089）	—

项目	（1）第一阶段	（2）第二阶段	（3）第一阶段	（4）第二阶段	（5）第一阶段	（6）第二阶段
互联网使用时长平方	—	—	—	−0.001***（0.000 4）	—	—
省份固定效应	YES	YES	YES	YES	YES	YES
调整后R^2	0.222 8	0.110 2	0.705 2	0.105 4	0.154 5	0.088 6
F统计量	998.458		245.606		212.817	
Hausman检验	4.65**（0.031 0）		5.29**（0.021 4）		6.31**（0.012 0）	
DWH检验	4.652 42**（0.031 0）		5.296 23**（0.021 4）		6.314 83**（0.012 0）	
N	12 522		2 590		12 522	

注：**表示在5%的统计水平上显著，***表示在1%的统计水平上显著。

由表5-12结果可知，针对互联网使用，在第一阶段回归中，社区互联网普及率的影响系数为0.880且在1%的统计水平上显著为正，表明了农村中老年人的互联网使用很大程度上是由社区的互联网用户基数决定的，同时也验证了工具变量与被解释变量之间存在强相关，Shea's partial R-squared为0.071 3，F统计量为998.458，远远超过了Stock&Yogo（2005）提供的检验临界点16.38，并且P值为0.000，表明该工具变量对于内生变量具有较强的解释力，可以强烈拒绝"弱工具变量"的原假设，但是，为了保证稳健性，进一步利用对"弱工具变量的"敏感度较低的有限信息最大似然法（LIML）进行检验，回归结果显示LIML系数估计值与2SLS基本保持一致，侧面印证了"弱工具变量不存在"的真实性。此外，考虑到内生解释变量存在是工具变量使用的前提，因此，还需要进行豪斯曼检验，结果显示统计量为4.65，P值为0.031 0<0.05，表明在5%的统计水平上拒绝"所有变量均为外生变量"的原假设。再者，由于异方差的情形会否定豪斯曼检验的有效性，进一步通过DWH检验来验证异方差情形下的结论是否稳健，结果显示DWH检验统计量为4.652 42且P值为0.031 0，表明在5%的

显著水平上可以认为农村中老年人互联网使用为内生解释变量，综上所述，本文选取的工具变量社区互联网普及率同时满足了内生性与外生性的检验，具备有效性。根据第二阶段回归结果可知，将工具变量纳入模型并克服内生性问题后，互联网使用对农村中老年人的影响系数仍然达到了0.279且在1%的统计水平上高度显著。这一方面表明控制内生性问题后互联网使用能够显著促进农村中老年人的自评健康向好发展；另一方面则说明由于内生性问题的存在，互联网使用对农村中老年人的影响程度被低估了。

当被解释变量为互联网使用时长时，第一阶段回归结果显示，互联网使用时长的影响系数为4.471且P值为0.000，表明在1%的水平的统计水平上可以认为社区互联网普及率显著延长了农村中老年互联网用户的互联网使用时长。社区互联网普及率越高，意味着数字基础设施越完善，互联网用户基数也更加庞大，从而也促进了农村中老年人的互联网使用意愿，Shea's partial R-squared虽然不到0.04，但F统计量高达245.606，P值为0.000 0，并且有限信息最大似然法（LIML）的检验结果同样与2SLS相似，因此，社区互联网普及率相对于互联网使用时长同样不存在"弱工具变量"的问题。此外，豪斯曼检验统计量为5.29，P值为0.021 4<0.05，表明在5%的统计水平上拒绝"所有变量均为外生变量"的原假设，DWH检验统计量为5.296 23且P值为0.021 4，表明在5%的显著水平上可以认为农村中老年人互联网使用时长为内生解释变量，即工具变量同样具备内生性与外生性。第二阶段回归结果中，互联网使用时长的回归系数为0.055，互联网使用时长平方的回归系数为-0.001，二者均在1%的统计水平上高度显著，这一方面表明内生性问题导致了互联网使用时长对农村中老年人自评健康的影响程度被低估，另一方面表明印证了互联网使用时长对农村中老年人自评健康的促进效应存在临界值。

当被解释变量互联网信息获取重要性时，第一阶段回归结果显示，互联网信息获取的影响系数为1.295且P值为0.000，表明在1%的水平的统计水平上可以认为社区互联网普及率的提高会显著促进农村中老年人利用互联网获取信息，社区互联网普及率越高，意味着数字基础设施更加完善，为互联网信息传播奠定了技术基础。Shea's partial R-squared为0.016 9，但F统计量高达212.817，P值为0.000 0，并且有限信息最大似然法（LIML）的检验结果同样与2SLS相似，因此，社区互联网普及率相对于互联网使用时长同样不存在"弱工具变量"的问题。此外，豪斯曼检验统计量为6.31，P值为0.012 0<0.05，表明在5%的统计水平上拒绝"所有变量均为外生变量"的原假设，DWH检验统计量为6.314 83且P值为0.012 0，表明在5%的显著水平上可以认为农村中老年人互联网使用时长为内生解释变量，即工具变量同样具备内生性与外生性。第二阶段回归结果中，互联网使用时长的回归系数为0.190，P值为0.004，表明在1%的统计水平上可以认为互联网信息获取显著促进了农村中老年人自评健康且由于内生性问题存在导致的互联网信息获取对农村中老年人自评健康的影响程度被低估。

5.3.3　互联网使用频率、使用认知及互联网嵌入的内生性问题克服

表5-13汇报了互联网使用频率、使用认知以及互联网嵌入的Ⅳ-2SLS回归结果。第（1）列是互联网使用频率作为解释变量时社区互联网普及率与农村中老年人互联网使用频率的相关性检验；第（2）列是以社区互联网普及率作为工具变量克服内生性问题后的互联网使用频率对农村中老年人自评健康的回归结果；第（3）列是互联网使用认知作为解释变量时社区互联网普及率与互联网使用时长的相关性检验；第（4）列以社区互联网普及率作为工具变量克服内生性问题后互联网使用认知对农村中老年人自评健康的真实影响；第（5）列是互联网嵌入作为解释变量时社区互联网普及率与农村中老年人自评健康的相关性检验；第（6）列是以社区互联网普及率作为工具变量克服内生性问题后的互联网嵌入对农村中老年人自评健康的回归结果。

表5-13　互联网使用频率与认知及互联网嵌入的内生性克服

项目	（1）第一阶段	（2）第二阶段	（3）第一阶段	（4）第二阶段	（5）第一阶段	（6）第二阶段
互联网使用频率	—	0.212*** (0.072)	—	—	—	—
互联网使用认知	—	—	—	0.328*** (0.112)	—	—
互联网嵌入	—	—	—	—	—	0.149*** (0.050)

项目	（1）第一阶段	（2）第二阶段	（3）第一阶段	（4）第二阶段	（5）第一阶段	（6）第二阶段
互联网普及率	1.161***（0.051）	—	0.749***（0.037）	—	1.650***（0.062）	—
截距项	−0.116（0.254）	3.159***（0.240）	−0.006（0.213）	3.137***（0.243）	1.579***（0.316）	2.900***（0.257）
省份固定效应	YES	YES	YES	YES	YES	YES
调整后R^2	0.191 8	0.107 6	0.161 1	0.105 9	0.217 3	0.109 6
F统计量	527.732***（0.000）		403***（0.000 0）		715.142***（0.000）	
Hausman检验	8.98***（0.002 7）		8.91***（0.002 8）		4.39**（0.036 1）	
DWH检验	9.004 22***（0.002 7）		8.940 07***（0.002 8）		4.392 58**（0.036 1）	
N	2 589		2 589		12 522	

注：**表示在5%的统计水平上显著，***表示在1%的统计水平上显著。

由表5-13结果可知，当解释变量为互联网使用频率时，在第一阶段回归结果中，Shea's partial R-squared为0.048 9，但F统计量高达527.732，P值为0.000 0，并且有限信息最大似然法（LIML）的检验结果同样与2SLS相似，因此，社区互联网普及率相较于互联网使用频率同样不存在"弱工具变量"的问题。此外，豪斯曼检验统计量为8.98，P值为0.002 7<0.01，表明在1%的统计水平上拒绝"所有变量均为外生变量"的原假设，DWH检验统计量为9.004 2且P值为0.002 7，表明在1%的显著水平上可以认为农村中老年人互联网使用频率为内生解释变量，即工具变量同样具备内生性与外生性。在第二阶段回归结果中，互联网使用频率的回归系数为0.212，在1%的统计水平上高度显著，印证了互联网使用频率增加对于农村中老年人自评健康的促进效应，同理可得互联网学习、工作及商业活动使用频率结果。当解释变量为互联网使用认知时，在第一阶段回归

结果中，Shea's partial R-squared虽然只有0.039 6，但F统计量高达403，P值为0.000 0，并且有限信息最大似然法（LIML）的检验结果同样与2SLS相似，因此，社区互联网普及率相对于互联网使用频率同样不存在"弱工具变量"的问题。此外，豪斯曼检验统计量为8.91，P值为0.002 8<0.01，表明在1%的统计水平上拒绝"所有变量均为外生变量"的原假设，DWH检验统计量为8.940 07且P值为0.002 8，表明了在1%的显著水平上可以认为农村中老年人互联网使用频率为内生解释变量，即工具变量同样具备内生性与外生性。在第二阶段回归结果中，互联网使用频率的回归系数为0.328，在1%的统计水平上高度显著，印证了互联网使用认知对农村中老年人自评健康的促进效应，同理可得学习、工作与商业活动使用认知的结果。当解释变量为互联网嵌入，在第一阶段回归结果中，Shea's partial R-squared为0.056 9，F统计量高达715.142，P值为0.000 0，并且有限信息最大似然法（LIML）的检验结果同样与2SLS相似，因此，社区互联网普及率相对于互联网使用频率同样不存在"弱工具变量"的问题。此外，豪斯曼检验统计量为4.39，P值为0.031 6<0.05，表明在5%的统计水平上拒绝"所有变量均为外生变量"的原假设，DWH检验统计量为4.392 58且P值为0.031 6，表明在1%的显著水平上可以认为农村中老年人互联网使用频率为内生解释变量，即工具变量同样具备内生性与外生性。在第二阶段回归结果中，互联网使用频率的回归系数为0.149，P值为0.031 6，表明了在1%的统计水平上可以认为互联网嵌入显著促进了农村中老年人自评健康向好的方向发展。

5.4　稳健性检验

5.4.1　替换关键变量

技术变迁是推动生产曲线边界不断外移的内生动力，21世纪以来，人类社会历经多次信息技术革命，平板电脑、手机等移动通信设备的生产成本在技术变迁的作用下不断递减，逐步普及为大众化的日常生活工具，同时，基于CFPS2018的样本统计，使用互联网的农村中老年人中有移动上网的样本比例达到98.6%，因此，本文分别以"移动上网"与"是否使用手机"替换关键解释变量"互联网使用"进行稳健性检验。此外,进一步将研究样本界定于农村中老年互联网用户,利用因子分析法从互联网使用时长、互联网学习、工作、社交、娱乐与商业活动使用频率以及互联网学习、工作、社交、娱乐与商业活动重要性中提取公共因子。

在进行因子分析之前,需要对互联网使用时长、互联网学习频率、互联网工作频率、互联网社交频率、互联网娱乐频率、互联网商业活动频率、互联网学习认知、互联网工作认知、互联网社交认知、互联网娱乐认知和互联网商业活动认知这11个原始变量进行KMO检验,结果分别为0.907 7、0.665 0、0.653 4、0.649 5、0.616 3、0.665 9、0.655 5、0.648 8、0.621 2、0.622 0和0.670 2,整体KMO值为0.658大于0.6,符合Kaiser制定的KMO度量标准,Bartlett球形检验的卡方值为16 790.223,P值为0.000,表明适合做因子分析,随后,以主成分分析为方法,以特征值大于1为标准,经过降维后提取一个公共因子,将其命名为互联网使用偏好。如表5-14所示,第(1)列为手机使用的回归结果,第(2)列为移动上网的回归结果,第(3)列是互联网使用偏好的回归结果。

表5-14 替换关键变量的稳健性检验

项目	(1)自评健康	(2)自评健康	(3)自评健康
使用手机	0.160***(0.030)	—	—
移动上网	—	0.068***(0.026)	—
互联网使用偏好	—	—	0.061***(0.023)
LR检验	1 586.35	1 565.17	268.20
省份固定效应	YES	YES	YES
调整后R^2	0.042 4	0.041 8	0.035 9
N	12 522	12 522	2 590

注:***表示在1%的统计水平上显著。

由表5-14结果可知,无论是手机使用还是移动上网,两个关键解释变量替换之后的回归结果均与预期结果相符,二者均对农村中老年人心理健康产生了显著的抑制作用,手机使用的影响系数为0.160,P值为0.000,表明在1%统计水平上可以认为手机使用促进了农村中老年人自评健康向好的方向提升了0.157个Probit单位。移动上网的影响系数为0.068，P值为0.010，表明在1%的统计水平上可以认为移动上网促进了农村中老年人自评健康向好的方向提升了0.068个Probit单位。此外，将变量替换为互联网使用嵌入，并将样本界定于农村中老年人互联网用户后，基准回归的影响系数为0.61，P值为0.008，表明在1%的统计水平上可以认为互联网嵌入提升了农村中老年人向好的方向提升了0.061个Probit单位，以上稳健性检验进一步验证了本研究结论的科学性。

5.4.2 倾向得分匹配法（PSM）

行为经济学表明，个体的决策建立在认知的基础之上，当农村中老年人自评健康向好发展时，意味着个体对于自身的健康状况保持乐观态度，而互联网是一项体力与脑力兼备的活动，因此，自评健康较好的农村中老年人往往更倾向于使用互联网，即互联网使用与自评健康存在反向因果关系。为了进一步校对研究结论的稳健性，引入Rubin提出倾向得分匹配法以求取更加准确的互联网嵌入对农村中老年人心理健康影响的净效应，由于倾向得分匹配（PSM）是针对二值离散型的解释变量，并且本研究聚焦于互联网使用于对农村中老年人自评健康的影响，因此，解释变量选取是否使用互联网的二值变量替代互联网嵌入，此外，被解释变量仍为农村中老年人自评健康。

5.4.2.1 共同支持域假设检验

运用PSM得到的结果的科学性与可靠性建立在数据质量保障的基础之上，因此本研究基于PSM的操作步骤。首先，根据解释变量含义采用Logistic模型估计倾向得分。其次，分别利用K近邻匹配、卡尺匹配以及卡尺内的K近邻匹配、核匹配以及局部线性回归匹配共计五种方法进行样本匹配，同时，考虑到本研究的样本容量十分可观且是否使用互联网的农村中老年人存在较大的样本量差距，因此为了更好地匹配样本在k近邻匹配时选择了一对一的有放回匹配。为了直观地观测样本数据在匹配前后的共同取值范围变化，即匹配数据质量的衡量，本文先绘制了分别匹配前后的处理组与控制组核密度函数图，如图5-15所示。另外，对以上五种匹配方式的样本损失结果进行统计，如表5-15所示。

表5-15 样本匹配结果

匹配方式	组别	未匹配样本	匹配样本	总计
K近邻匹配	处理组	93	9 839	9 932
	控制组	0	2 590	2 590
半径匹配	处理组	93	9 839	9 932
	控制组	0	2 590	2 590
卡尺内的K近邻匹配	处理组	93	9 839	9 932
	控制组	1	2 589	2 590
核匹配	处理组	93	9 839	9 932
	控制组	0	2 590	2 590
局部线性匹配	处理组	93	9 839	9 932
	控制组	0	2 590	2 590

由图5-15可知,在未匹配之前,使用互联网与不使用互联网的农村中老年人样本特征存在明显的异质性,处理组与控制组的核密度曲线重合度较低,表明共同支持域有限,通过匹配后处理组与控制组的核密度函数重合度得到明显的提升,表明共同支持域实现了外延,即数据质量已能够满足PSM的运用。此外,PSM匹配结果表明,针对控制组,五种匹配方式均损失了93个样本,针对处理组,除卡尺内的K近邻匹配损失了1个样本外,其余匹配方式均保留了所有样本,相较于匹配的样本容量,损失样本基本可忽略不计,即PSM匹配结果良好。

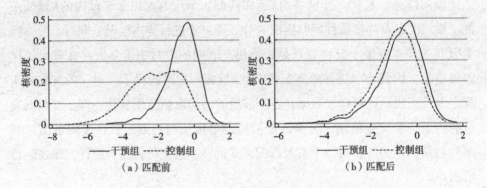

图5-15 样本匹配前后的核密度图变化

5.4.2.2 数据样本匹配的平衡性检验

前文分析验证匹配后的数据通过PSM的共同支持域假设，在进行PSM处理效应结果估计之前，进一步考察该匹配结果是否较好地平衡了数据，平衡性检验结果如表5-16所示。在此基础上，根据结果绘制了相应的变量标准化偏差图与倾向得分共同取值范围直方图，如图5-16与图5-17所示。

表5-16 平衡性检验

变量	样本	均值		标准偏差（%）	偏差缩减的绝对值（%）	差异性t检验	
		处理组	控制组			T值	P值
年龄	匹配前	51.942	60.668	−108.8	—	−44.20***	0.000
	匹配后	51.942	51.821	1.5	98.6	0.72	0.473
性别	匹配前	0.560 62	0.473 12	17.6	—	7.95***	0.000
	匹配后	0.560 62	0.554 83	1.2	93.4	0.42	0.675
最高学历	匹配前	0.129 34	0.777 3	12.6	—	6.39***	0.000
	匹配后	0.129 34	0.133 59	−1.0	91.8	−0.32	0.746
婚姻状态	匹配前	0.933 98	0.859 24	24.7	—	10.27***	0.000
	匹配后	0.933 98	0.936 29	−0.8	96.9	−0.34	0.735
税后月收入	匹配前	5.204 5	3.984 8	36.3	—	16.63***	0.000
	匹配后	5.204 5	5.280 2	−2.3	93.8	−0.83	0.407
频繁饮酒	匹配前	0.197 68	0.171 67	6.7	—	3.09***	0.002
	匹配后	0.197 68	0.193 44	1.1	83.7	0.39	0.700
吸烟	匹配前	0.349 81	0.295 61	11.6	—	5.33***	0.000
	匹配后	0.349 81	0.342 08	1.7	85.8	0.58	0.559
午休习惯	匹配前	0.597 68	0.558 2	8.0	—	3.61***	0.000
	匹配后	0.597 68	0.588 2	1.9	76.5	0.68	0.497
锻炼频率	匹配前	2.939 8	2.511 7	12.6	—	5.60***	0.000
	匹配后	2.939 8	2.714 7	6.6	47.4	2.35**	0.019

变量	样本	均值		标准偏差（%）	偏差缩减的绝对值（%）	差异性t检验	
		处理组	控制组			T值	P值
外出务工	匹配前	0.161 39	0.142 67	5.2	—	2.40**	0.016
	匹配后	0.161 39	0.157 14	1.2	77.3	0.42	0.676
个体经营	匹配前	0.035 52	0.034 23	0.7	—	0.32	0.749
	匹配后	0.355 2	0.031 66	2.1	−199.7	0.77	0.441
收入层级	匹配前	2.873 7	2.914 4	−3.5	—	−1.52	0.129
	匹配后	2.873 7	2.842 9	2.7	24.1	1.01	0.315
社会地位	匹配前	3.140 2	3.334 1	−3.5	—	−1.52	0.129
	匹配后	3.140 2	3.130 5	0.8	95.0	0.31	0.754
经济水平	匹配前	2.645 6	2.290 5	21.9	—	10.57***	0.000
	匹配后	2.645 6	2.673 4	−1.7	92.2	−0.54	0.587
医疗保险	匹配前	0.775 43	0.776 8	−1.1	—	−0.52	0.605
	匹配后	0.775 43	0.774 2	1.0	9.8	0.33	0.738
养老保险	匹配前	0.151 04	0.168 86	−16.4	—	−7.28***	0.000
	匹配后	0.151 04	0.150 21	0.8	95.3	0.29	0.771
空气污染	匹配前	0.047 27	0.051 48	−8.8	—	−3.99***	0.000
	匹配后	0.047 27	0.048 25	−2.1	76.7	−0.73	0.465

注：**表示在5%的统计水平上显著，***表示在1%的统计水平上显著。

由表5-16结合图5-17可知，未匹配前除个体经营、收入层级、社会地位以及医疗保险参保率四个变量以外，其余控制变量的标准偏差表现出显著差异的特征，这意味如果直接以此数据样本来比较控制组与处理组的互联网使用对农村中老年人心理健康影响效应将会发生有偏估计问题。但是在经过样本匹配后，标准偏差除养老保险参保率以外均实现了明显的降幅，且最终偏差数值均控制在7%以内且除锻炼频率外差异性均不再显著，表明控制变量的系统差异通过匹配之后在很大程度上得到了消除，在很大程度上减弱了影响农村中老年人自评健康的特征变量之间的显著差异性，图的结果也表明处理组全部在共同

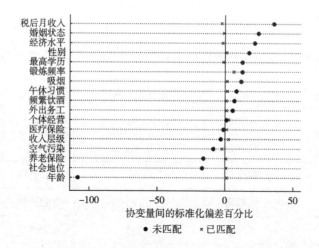

图5-16　匹配前后变量标准化偏差变化

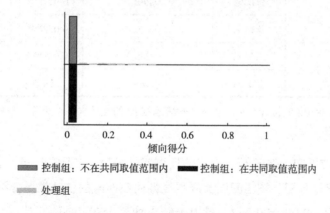

图5-17　倾向得分的共同取值范围

取值范围内，即良好的匹配效果符合数据平衡性检验的要求。

5.4.2.3 PSM估计结果

前文的分析对匹配后的样本数据质量以及共同支持域进行了充分的论证，在此基础上，进一步利用K近邻匹配（K=6）、卡尺匹配（卡尺=0.3）、卡尺内的K近邻匹配（K=6，卡尺=0.3）、核匹配以及局限线性回归匹配共计五种方法测算互联网使用对农村中老年人心理健康影响的平均处理效应估计结果，整理后如表5-17所示。其中，卡尺计算公式为倾向得分标准差的四分之一，计算结果为0.359 890 97接近于4，为保守起见，将卡尺范围定为0.3，这意味着将对倾向得分相差3%的观测值进行一对一匹配。

表5-17　互联网使用对自评健康影响的PSM处理效应

匹配方法	样本	平均处理效（ATT）	标准误	T值
近邻匹配	匹配前	0.282	0.029***	9.90
	匹配后	0.093	0.044**	2.11
半径匹配	匹配前	0.282	0.029***	9.90
	匹配后	0.175	0.028***	6.25
卡尺内的K近邻匹配	匹配前	0.282	0.029***	9.90
	匹配后	0.093	0.044**	2.12
核匹配	匹配前	0.282	0.029***	9.90
	匹配后	0.090	0.032***	2.84
局部线性回归匹配	匹配前	0.282	0.029***	9.90
	匹配后	0.082	0.044*	1.88

注：*表示在10%的统计水平上显著，**表示在5%的统计水平上显著，***表示在1%的统计水平上显著。

由表5-17可知，基于倾向得分的反事实处理后，K近邻匹配、卡尺匹配、卡尺内的K近邻匹配、核匹配以及局限线性回归匹配的估计效果分别为0.093、0.175、0.093、0.090和0.082，且以上结果均至少在10%的统计水平上高度显著，同时，卡尺内一对一匹配与简单的一对一匹配结果基本接近，这表明了绝大部分的一对一匹配发生在卡尺0.3的范围内，换言之，相距甚远的"近邻"并不存在。进一步地，计算五种匹配方法的平均处理效应的算术平均值，得到结果为0.106 6，表明了经过对各个控制变量的匹配后平均处理效应与前文的基准回归结果相互呼应，验证了互联网使用确实能够促进农村中老年人自评健康向好发展的结论稳健性。

6

互联网嵌入与农村中老年人生理健康

步入中老年后，身体机能退化是绝大部分生物需要接受的自然过程，因此，年龄的增长一般会加剧农村中老年人遭遇身体不适、因病住院和慢性病确诊等健康冲击的发生概率，但是，由于个体的健康意识及约束边界不能一概而论，故而健康管理行为与健康资本投资也存在显著差别，由此造成了不同的健康折旧程度与速度。此外，相较于城市相对丰富的医疗资源，农村的卫生设施条件建设明显滞后，并且农村中老年人的社交网络扩展空间十分有限，健康信息获取与社会参与方式单一有限，随着互联网对农村中老年人生产生活的逐步嵌入，信息获取渠道与传播效率实现了广泛的外延，有力地开拓了社会活动途径的多样化，为健康资本投资提供了技术赋能，由此，互联网嵌入是否会降低农村中老年人遭遇生理健康障碍感知的概率？不同的互联使用偏好是否会导致影响效应的异质性？使用时长及信息获取的依赖程度又将如何影响农村中老年人生理健康？本章将基于规范的计量经济学范式对以上问题展开实证检验。

6.1 互联网嵌入对农村中老年人生理健康的影响

6.1.1 互联网使用、使用时长及信息获取对生理健康的影响

由于被解释变量农村中老年人生理健康涵盖了细化指标，为了从整体把握互联网嵌入与农村中老年人生理健康的内在联系，本章首先将各细化指标合并为总体的生理健康障碍感知综合指标，具体思路为定义一个新变量，无论农村中老年人出现何种生理健康障碍，均视为发生过生理健康障碍感知。其次，

考虑到我国幅员辽阔，省份之间的风俗文化、经济水平以及社会制度等方面不尽相同，因此在加入所有控制变量的同时均控制了省份固定效应以缓解地区之间的不可观测因素干扰。最后，从互联网嵌入的分项指标视角分别对被解释变量农村中老年人生理健康障碍感知进行回归，表6-1汇报了基准回归结果，第（1）列的解释变量为是否使用互联网，第（2）列加入年龄平方以求取农村中老年人年龄与生理健康障碍感知的函数关系临界值，第（3）列的解释变量为互联网使用时长，第（4）列同样加入互联网使用时长平方以求取互联网使用时长与农村中老年人生理健康障碍感知的函数关系临界点。需要说明的是，由于互联网使用时长的信息搜集仅针对互联网用户，因此在该模型中本文排除了未使用互联网的农村中老年人样本。第（5）列的解释变量是互联网作为信息渠道重要性。

表6-1 互联网使用、使用时长及信息获取对生理健康的影响

项目	（1）生理健康	（2）生理健康	（3）生理健康	（4）生理健康	（5）生理健康
互联网使用	−0.079** （0.031）	−0.057* （0.032）	—	—	—
互联网使用时长	—	—	−0.027* （0.014）	−0.343** （0.171）	—
使用时长平方	—	—	—	0.165* （0.089）	—
互联网信息获取	—	—	—	—	−0.016* （0.009）
个体内在特征					
年龄	0.019*** （0.001）	0.089*** （0.015）	0.019*** （0.001）	0.019*** （0.001）	0.090*** （0.014）
年龄平方	—	−0.000 6*** （0.000 1）	—	—	−0.000 6*** （0.000 1）

项目	（1）生理健康	（2）生理健康	（3）生理健康	（4）生理健康	（5）生理健康
个体内在特征					
性别	−0.178*** （0.030）	−0.174*** （0.030）	−0.178*** （0.030）	−0.178*** （0.030）	−0.173*** （0.030）
最高学历	0.004 （0.032）	0.007 （0.032）	0.003 （0.032）	0.004 （0.032）	0.007 （0.032）
配偶陪伴	−0.087** （0.037）	−0.116*** （0.038）	−0.087** （0.037）	−0.087** （0.037）	−0.115*** （0.038）
税收收入	−0.013*** （0.004）	−0.015*** （0.004）	−0.013*** （0.004）	−0.013*** （0.004）	−0.015*** （0.004）
频繁饮酒	−0.231*** （0.033）	−0.234*** （0.033）	−0.232*** （0.033）	−0.231*** （0.033）	−0.235*** （0.033）
吸烟	−0.134*** （0.031）	−0.137*** （0.031）	−0.134*** （0.031）	−0.134*** （0.031）	−0.138*** （0.031）
午休习惯	0.084*** （0.024）	0.085*** （0.024）	0.083*** （0.024）	0.083*** （0.024）	0.085*** （0.024）
锻炼频率	0.006* （0.003）	0.005 （0.003）	0.006* （0.003）	0.006* （0.003）	0.005 （0.003）
家庭资源禀赋					
外出务工	−0.015 （0.039）	−0.018 （0.039）	−0.016 （0.039）	−0.016 （0.039）	−0.018 （0.039）
个体经营	−0.105 （0.066）	−0.101 （0.066）	−0.104 （0.065）	−0.104 （0.066）	−0.101 （0.066）
收入层级	−0.093*** （0.011）	−0.095*** （0.011）	−0.093*** （0.011）	−0.093*** （0.011）	−0.094*** （0.011）
社会地位	−0.015 （0.012）	−0.015 （0.011）	−0.015 （0.012）	−0.015 （0.012）	−0.013 （0.012）

续表

项目	（1）生理健康	（2）生理健康	（3）生理健康	（4）生理健康	（5）生理健康
社区外部环境					
经济水平	−0.033***（0.009）	−0.032***（0.009）	−0.033***（0.009）	−0.033***（0.009）	−0.032***（0.009）
医疗保险	−0.368***（0.106）	−0.370***（0.106）	−0.365***（0.106）	−0.367***（0.106）	−0.374***（0.106）
养老保险	−0.311**（0.124）	−0.321***（0.124）	−0.312**（0.124）	−0.312**（0.124）	−0.322***（0.124）
空气污染	2.975***（0.286）	2.958***（0.286）	2.976***（0.286）	2.978***（0.286）	2.966***（0.286）
截距项	−1.092***（0.373）	−3.146***（0.567）	−1.120***（0.373）	−1.093***（0.373）	−3.172***（0.565）
地区固定效应	YES	YES	YES	YES	YES
LR检验	1 146.92	1 170.12	246.05	246.13	1 170.27
Pseudo R^2	0.066 4	0.067 7	0.069 1	0.069 2	0.067 7
N	12 521	12 521	2 582	2 582	12 521

注：*表示在10%的统计水平上显著，**表示在5%的统计水平上显著，***表示在1%的统计水平上显著。

由表6-1可知，第（1）列模型结果显示，加入所有控制变量后，被解释变量互联网使用对解释变量农村中老年人生理健康障碍感知保持负相关且在5%的统计水平上高度显著，具体而言，相较于不使用互联网的农村中老年人而言，使用互联网将对生理健康障碍感知造成7.9%的负向影响，具有强烈的现实经济意义。第（2）列模型结果显示，年龄的影响系数为负，表明随年龄的增长，农村中老年人生理健康障碍感知会加剧。但是，引入年龄的平方后影响系数转变为负，这意味着农村中老年人的生理健康障碍感知与年龄呈现先降后升的"U"

型函数关系，为了排除伪"U"型函数关系，进一步利用Utest命令进行验证，计算得到极值点为77.466 01，完全落在受访农村中老年人的年龄分布范围[45~95]之内，同时，T值为3.02，P值为0.001 28，表明了可以在1%的统计水平拒绝"不是倒'U'型曲线"的原假设，此外，结果中的slope在区间内存在负号，因此，论证了年龄与自评健康取值并非是简单的线性关系，而是随年龄增长而呈现先升后降的倒"U"型关系。在此基础上，通过函数求导可得拐点值为75.776岁并进一步求取了年龄及年龄平方的边际效应，具体而言，农村中老年人在45~76岁的生理健康障碍感知与年龄保持负相关关系，在此年龄区间内年龄每增加一个标准差，农村中老年人遭遇生理健康障碍感知的概率将会提高3.3%，但是超过76岁的临界点后，年龄的增长则反而会淡化农村中老年人生理健康障碍感知，年龄每增加一个标准差，农村中老年人遭遇生理健康障碍感知的概率将会下降0.02%。该研究结论从侧面反映了农村中老年人个体健康认知与客观生理健康状态可能存在"病与非病"的不一致，当老年人步入75岁的高龄之后，丰富的生命历程在一定程度上催生了淡然的心态转变，进而弱化了生理健康障碍感知。农村中老年人生理健康障碍感知与年龄二次项的拟合函数如图6-1所示。

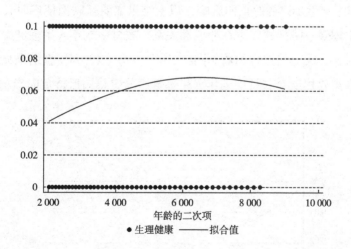

图6-1　农村中老年人生理健康与年龄二次项的拟合函数

第（3）列模型结果显示，加入所有控制变量后，互联网使用时长显著正向作用于农村中老年人生理健康障碍感知，但是在第（4）列模型中引入互联网使用时长平方后，影响系数始终显著为负，表明使用时长的无限增加并不能持续促进农村中老年人规避生理健康障碍感知，二者的函数关系为先降后升的"U"型发展态势。但是，当自变量与因变量的函数曲线仅在某一段呈现凸型关系时，自变量的错误极值点会导致二次方检验出现显著性，换言之，传统的二次方检验并不能完全识别是否为真正的倒"U"型曲线。因此，还需要增加Utest检验（Lind & Mehlum，2010），经过计算求取极值点为22.47488，完全落在农村中老年人互联网用户的使用时长取值范围[0.1~84]之内，t值为1.59，P值为0.056 2，表明在10%的显著性水平可以拒绝原假设，并且，slope 在区间里存在负号，有力论证了农村中老年人互联网使用时长与生理健康障碍感知的"U"型函数关系成立。在此基础上，进一步结合基准回归结果并通过求导得到拐点值为20.466h，这意味着当互联网使用时长控制在20.466h/周时，互联网使用时长的增加有助于农村中老年人生理健康障碍感知的规避，但是，当互联网使用时长超过20.466h/周后，互联网使用时长对农村中老年人的生理健康障碍感知规避作用会发生边际效应递减。具体而言，对于使用互联网的农村中老年人群体而言，互联网使用时长在20.466h/周之间时，对生理健康障碍感知将产生34.3%的负向影响。当使用时长超过临界值后，互联网使用时长对生理健康障碍感知将产生16.5%的正向影响，以上结果表明互联网使用时长与农村中老年人的生理健康障碍感知存在非线性关系。农村中老年人生理健康障碍与互联网使用时长二次项的拟合函数如图6-2所示。第（5）列模型结果显示，互联网信息获取重要程度对农村中老年人生理健康障碍感知保持负向影响且在10%

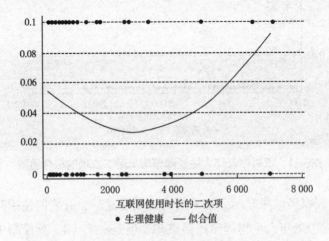

图6-2　互联网使用时长二次项与生理健康的拟合函数

的统计水平上高度显著。具体而言，互联网信息获取重要程度对农村中老年人生理健康障碍感知产生1.6%的负向影响。

6.1.2 互联网使用频率对生理健康的影响

为了检验互联网使用偏好的不同是否会对农村中老年人生理健康障碍感知产生影响，进一步将研究样本界定于农村中老年人互联网用户，分别从互联网使用频率以及互联网学习、工作、社交、娱乐与商业活动使用频率的视角进行实证分析。表6-2汇报了基准回归结果，第（1）~（5）列的解释变量分别为互联网使用频率、互联网学习、工作、社交、娱乐以及商业活动使用频率。需要说明的是，由于CFPS问卷对于互联网工作使用频率以及互联网工作程度的重要程度的考察排除了目前失业或退出劳动力市场的受访者，因此，在实证分析互联网工作使用频率对农村中老年人自评健康影响时，本研究进一步将研究样本界定在工作状态为有工作的农村中老年人，筛选所得样本为2 253个。

由表6-2结果可知，互联网使用频率以及分项指标学习频率、工作频率、社交频率、娱乐频率与商业活动频率的影响系数分别为-0.019、-0.033、-0.023、-0.021、-0.034和-0.001，表明了互联网使用频率以及学习、工作、社交、娱乐与商业活动使用频率的增加均有助于农村中老年人生理健康障碍感知的规避，但是，仅互联网工作与互联网社交在5%的统计水平上具备显著性，具体而言，互联网工作与社交的使用频率对农村中老年人互联网用户的生理健康障碍感知将分别产生2.3%、2.1%的负向影响。

表6-2 互联网使用频率对生理健康的影响

项目	（1）生理健康	（2）生理健康	（3）生理健康	（4）生理健康	（5）生理健康	（6）生理健康
互联网使用频率	-0.019 （0.028）	—	—	—	—	—
互联网学习频率	—	-0.033 （0.026）	—	—	—	—

项目	（1）生理健康	（2）生理健康	（3）生理健康	（4）生理健康	（5）生理健康	（6）生理健康
互联网工作频率	—	—	−0.023* （0.013）	—	—	—
互联网社交频率	—	—	—	−0.021* （0.012）	—	—
互联网娱乐频率	—	—	—	—	−0.034 （0.023）	—
互联网商业活动频率	—	—	—	—	—	−0.001 （0.036）
截距项	−0.336 （0.610）	−0.426 （0.609）	−0.444 （0.743）	−0.606 （0.615）	0.503 （0.615）	−0.452 （0.612）
省份固定效应	YES	YES	YES	YES	YES	YES
Wald检验	230.60	221.20	213.75	222.50	207.71	219.91
LR	246.08	235.49	229.36	236.89	219.28	233.90
Pseudo R^2	0.069 1	0.066 2	0.074 3	0.066 6	0.061 9	0.065 8
N	2 582	2 582	2 253	2 582	2 582	2 582

注：*表示在10%的统计水平上显著。

6.1.3 互联网使用认知对生理健康的影响

表6-3汇报了互联网使用认知及分项指标互联网学习、工作、社交、娱乐与商业活动认知对农村中老年人生理健康影响的基准回归结果，第（1）~（6）列的模型中被解释变量依次表示为农村中老年人上网时互联网使用认

知、互联网学习认知、互联网工作认知、互联网社交认知、互联网娱乐认知与
互联网商业活动认知的重要性。

表6-3　互联网使用认知对生理健康的影响

项目	（1）自评健康	（2）自评健康	（3）自评健康	（4）自评健康	（5）自评健康	（6）自评健康
互联网使用认知	−0.064* （0.034）	—	—	—	—	—
互联网学习认知	—	−0.037* （0.019）	—	—	—	—
互联网工作认知	—	—	−0.046** （0.021）	—	—	—
互联网社交认知	—	—	—	−0.010 （0.017）	—	—
互联网娱乐认知	—	—	—	—	0.009 （0.018）	—
互联网商业活动认知	—	—	—	—	—	−0.004 （0.020）
截距项	−0.473 （0.608）	−0.414 （0.609）	−0.553 （0.742）	−0.412 （0.613）	−0.467 （0.610）	−0.447 （0.610）
省份固定效应	YES	YES	YES	YES	YES	YES
Wald检验	223.05	203.48	205.77	220.24	220.10	219.94
LR	237.45	237.61	220.08	234.25	234.15	233.94

项目	（1）自评健康	（2）自评健康	（3）自评健康	（4）自评健康	（5）自评健康	（6）自评健康
Pseudo R^2	0.066 8	0.066 8	0.071 3	0.065 9	0.065 8	0.065 8
N	2 582	2 253	2 582	2 582	2 582	2 582

注：*表示在10%的统计水平上显著，**表示在5%的统计水平上显著。

由表6-3可知，从总体视角上来看，互联网使用认知的影响系数为-0.064，P值为0.060，表明在10%的统计水平上可以认为互联网使用认知显著促进了农村中老年人规避互联网用户生理健康障碍感知问题，互联网认知对农村中老年人互联网用户的生理健康障碍感知将产生6.4%的负向影响。从分项指标而言，农村中老年人上网时互联网学习、工作、社交、娱乐以及商业活动重要性的影响系数分别为-0.037、-0.046、-0.010、0.009和-0.004，P值分别为0.054、0.025、0.553、0.616和0.840，表明在10%的统计水平上可以认为农村中老年人互联网用户上网时学习重要性对生理健康障碍感知将产生3.7%的负向影响，在5%的统计水平上可以认为农村中老年人互联网用户在上网时工作重要性对生理健康障碍感知将产生4.6%的负向影响。此外，互联网社交与商业活动重要性同样正向作用于农村中老年人互联网用户的生理健康障碍感知但并不具备显著性，与之形成鲜明对比的是，互联网娱乐重要性对农村中老年人互联网用户的生理健康障碍感知产生了正向影响但是同样不显著。该结果从侧面反映了当前的农村中老年人互联网用户往往过度沉迷于互联网娱乐功能，单一的互联网"玩具"功能追求潜移默化地弱化了农村中老年人对互联网"工具"属性的关注，而互联网对于生理健康障碍规避的促进效应，更多地需要依赖于学习工作的"工具"功能摸索。从这个角度来看，改变农村中老年人互联网用户的互联网使用认知，引导农村中老年人互联网用户确立正确的互联网使用目的相对于盲目扩大农村中老年人互联网用户基数，提高使用频率或许应该置于更高的优先级。

6.2 互联网嵌入分项指标对生理健康影响的平均边际效应

6.2.1 互联网使用、使用时长及信息获取的平均边际效应

前文的互联网分项指标对农村中老年人生理健康的基准回归结果仅能表示影响程度，因此，进一步求取各变量平均边际效应，如表6-4所示，第（1）列的解释变量为是否使用互联网，第（2）列加入年龄平方，第（3）列的解释变量为互联网使用时长，第（4）列同样加入互联网使用时长平方。第（5）列的解释变量是互联网作为信息渠道重要性。由表6-4结果可知，相较于不使用互联网的农村中老年人，使用互联网的农村中老年人生理健康障碍感知的发生概率将下降2.9%，互联网作为信息获取渠道的重要性每提高一个标准差，生理健康障碍感知的发生概率将下降0.6%。此外，对于农村中老年人互联网用户而言，当互联网使用时长控制在20.466h/周时，互联网使用时长每增加一个标准差，生理健康障碍感知的发生概率将下降12.7%，而当互联网使用时长超过临界值时，互联网使用时长每增加一个标准差，农村中老年人遭遇生理健康障碍感知的概率将会提高6.1%。

表6-4 互联网使用、使用时长及信息获取的平均边际效应

项目	（1）生理健康	（2）生理健康	（3）生理健康	（4）生理健康	（5）生理健康
互联网使用	−0.029** （0.011）	−0.021* （0.012）	—	—	—
互联网使用时长	—	—	−0.010* （0.005）	−0.127** （0.063）	—
使用时长平方	—	—	—	0.061* （0.033）	—
互联网信息获取	—	—	—	—	−0.006* （0.003）
地区固定效应	YES	YES	YES	YES	YES

项目	（1）生理健康	（2）生理健康	（3）生理健康	（4）生理健康	（5）生理健康
N	12 521	12 521	2 582	2 582	12 521

注：*表示在10%的统计水平上显著，**表示在5%的统计水平上显著。

6.2.2 使用频率与使用认知对生理健康影响的平均边际效应

在互联网使用频率与使用认知对农村中老年人生理健康障碍感知的基准回归分析中，影响显著性仅出现在互联网工作使用频率、互联网社交频率、互联网使用认知、互联网学习认知和互联网工作认知，因此本文进一步计算以上解释变量对农村中老年人生理健康障碍感知的平均边际效应，如表6-5所示。

表6-5 使用频率与认知对生理健康的平均边际效应

项目	（1）生理健康	（2）生理健康	（3）生理健康	（4）生理健康	（5）生理健康
互联网工作频率	−0.008* （0.005）	—	—	—	—
互联网社交频率	—	−0.008* （0.004）	—	—	—
互联网使用认知	—	—	−0.024* （0.013）	—	—
互联网学习认知	—	—	—	−0.013* （0.007）	—
互联网工作认知	—	—	—	—	−0.017** （0.007）
地区固定效应	YES	YES	YES	YES	YES
N	2 582	2 582	2 582	2 582	2 582

注：*表示在10%的统计水平上显著，**表示在5%的统计水平上显著。

由表6-5可知，对于农村中老年人互联网用户而言，互联网工作使用频率每提高一个标准差，遭遇生理健康障碍感知的概率会降低0.8%；互联网社交使用频率每提高一个标准差，遭遇生理健康障碍感知的概率会降低0.8%；互联网使用认知每提高一个标准差，遭遇生理健康障碍感知的概率会下降2.4%；互联网学习重要性每提高一个标准差，遭遇生理健康障碍感知的概率会下降1.3%；互联网工作重要性每提高一个标准差，遭遇生理健康障碍感知的概率会下降1.7%。

6.2.3 互联网嵌入对生理健康的影响及平均效应

前文分析的解释变量为互联网嵌入的分项指标，为了从综合视角考察互联网嵌入对农村中老年人生理健康障碍感知的影响，将解释变量替换为互联网嵌入。为了动态反映变量的显著性变化，采用逐步回归的方法考察互联网嵌入对农村中老年人生理健康障碍感知的影响，第（1）列表示未加入任何控制变量，第（2）~（4）列依次加入个体内在特征、家庭资源禀赋以及社区外部环境三个层面的控制变量并同时纳入年龄平方变量以观测农村中老年人生理健康障碍感知变化趋势是否与年龄增长保持一致，第（5）列是未纳入年龄平方变量的模型结果，第（6）列是纳入年龄二次项后的平均边际效应计算。表6-6汇报了互联网嵌入对农村中老年人生理健康障碍感知影响的逐步回归结果。

由表6-6结果可知，无论控制变量如何增删，互联网嵌入始终对农村中老年人健康障碍感知产生了显著的负向影响且至少在5%的统计水平上显著。在加入所有控制变量且未引入年龄平方时，互联网嵌入的影响系数为-0.025，P值为0.048，表明在5%的统计水平上可以认为，互联网嵌入每提高一个标准差，农村中老年人生理健康障碍感知的概率会减少2.5%，引入年龄平方后，影响系数下降至-0.025，但仍然在5%的统计水平上显著。此外，年龄平方变量的显著性在所有模型中均得到体现，这一方面说明了互联网使用指数提升对于农村中老年人生理健康障碍感知规避的重要经济意义，另一方面也验证了年龄增长与农村中老年人生理健康障碍感知之间的倒"U"型函数关系具有较高的稳健性。

表6-6　互联网嵌入对生理健康的影响及平均边际效应

项目	（1）生理健康	（2）生理健康	（3）生理健康	（4）生理健康	（5）生理健康	（6）生理健康
互联网嵌入	−0.123*	−0.030**	−0.030**	−0.025**	−0.035***	−0.009**
	（0.012）	（0.013）	（0.013）	（0.013）	（0.013）	（0.005）

项目	（1）生理 健康	（2）生理 健康	（3）生理 健康	（4）生理 健康	（5）生理 健康	（6）生理 健康
截距项	−1.003*** （0.348）	−3.670*** （0.557）	−3.570*** （0.559）	−3.140*** （0.566）	−1.108*** （0.373）	—
省份固 定效应	YES	YES	YES	YES	YES	YES
Wald 检验	304.65	874.49	968.08	1 092.07	1 069.98	—
LR 检验	312.54	915.56	1 022.42	1 170.76	1 148.00	—
Pseudo R^2	0.018 1	0.053 0	0.059 2	0.067 8	0.066 4	—
N	12 521	12 521	12 521	12 521	12 521	12 521

注：*表示在10%的统计水平上显著，**表示在5%的统计水平上显著，***表示在1%的统计水平上显著。

针对具体的控制变量，个体内在特征层面的控制变量基本对农村中老年人健康障碍感知产生显著影响。人口特征方面，年龄的增长会加剧农村中老年人生理健康障碍感知，年龄每增长一岁，遭遇生理健康障碍感知的概率将提高3.6%，农村中老年人男性相对于女性的健康障碍感知将下降6.3%，学历的提升会减少农村中老年人健康障碍感知，但是加入所有控制变量后不显著，有配偶陪伴的农村中老年人发生健康障碍感知的概率比没有配偶陪伴的农村中老年人低4.3%，个人税后收入每提高一个对数，农村中老年人发生生理健康障碍感知的概率会下降0.1%；健康管理行为方面，吸烟、频繁饮酒的影响系数明显高于其他变量且在1%的统计水平上高度显著，表明未发生农村中老年人生理健康障碍感知时更容易沾染不健康的生活习惯，而午休习惯与锻炼频率的健康生活方式的培养则成为大部分生理不健康的农村中老年人的选择。具体而言，生理健康的农村中老年人频繁饮酒和吸烟的概率提高2.9%和2.2%，而生理不健康的农村中老年人的午休习惯培养与锻炼频率的概率会提高2.4%和0.2%，

家庭资源禀赋层面，家庭成员外出务工与从事个体经营以及收入层级与社

会地位均对农村中老年人生理健康障碍感知产生负面影响，其中，收入层级与家庭社会地位均始终保持显著的负向影响，每提高一个标准差能够促使农村中老年人发生生理健康障碍感知的概率分别下降1%和0.8%。但是家庭成员外出务工与家庭社会地位在加入所有控制变量后不显著。社区外部环境层面，社区经济水平影响系数为负数，表明社区成员的人均年纯收入每增加一个对数，农村中老年人生理健康障碍的发生概率将下降1.2%。医疗保险以及养老保险覆盖率与农村中老年人生理健康障碍感知保持负相关关系，表明社区医疗保险与养老保险覆盖率每增加一个标准差，农村中老年人发生生理健康障碍感知的概率将分别下降13.5%和11.8%。

6.3 互联网嵌入分项指标对生理健康分项指标的影响

前文分析的被解释变量为农村中老年人生理健康障碍感知的综合指标，为了考察互联网使用对农村中老年人生理健康障碍感知的影响，将被解释变量替换为农村中老年人生理健康障碍感知的分项指标。由于互联网使用时长、互联网使用频率、互联网使用认知的综合指标及其分项指标对于农村中老年人生理健康障碍感知的分项指标均不具备显著性，因此，在此节中，本文仅汇报了互联网使用、互联网信息获取重要性对于农村中老年人生理健康障碍感知分项指标的基准回归结果。

6.3.1 互联网使用对生理健康分项指标的影响

为了更全面客观地衡量农村中老年人生理健康水平，结合CFPS问卷信息，选取其中关于农村中老年人生理健康的指标信息并基于Probit模型逐项进行检验，将结果整理后如表6-7所示。

表6-7 互联网使用对生理健康分项指标的影响

项目	（1）身体不适	（2）因病住院	（3）慢性病	（4）支气管炎	（5）哮喘	（6）呼吸道疾病
互联网使用	−0.072** （0.032）	−0.072** （0.038）	−0.091*** （0.036）	−0.150*** （0.053）	−0.144** （0.070）	−0.167*** （0.051）

项目	（1）身体不适	（2）因病住院	（3）慢性病	（4）支气管炎	（5）哮喘	（6）呼吸道疾病
截距项	−0.917**（0.372）	−1.571***（0.507）	−1.540***（0.505）	−2.704**（1.308）	−2.624***（0.163）	−2.773**（1.355）
地区固定效应	YES	YES	YES	YES	YES	YES
LR	841.99	727.59	869.31	891.35	325.62	944.67
Pseudo R^2	0.050 3	0.059 4	0.062 7	0.122 3	0.082 9	0.120 3
N	12 519	12 491	12 495	12 447	12 484	12 499

注：**表示在5%的统计水平上显著，***表示在1%的统计水平上显著。

由表6-7可知，在加入所有控制变量后，互联网使用对农村中老年人身体不适、因病住院、慢性病、支气管炎、哮喘以及呼吸道疾病确诊均产生了显著的负向影响，影响系数依次为−0.072、−0.072、−0.091、−0.150、−0.144和−0.167，同时，身体不适与因病住院两项指标的系数在5%的统计水平上显著，其余四项指标的系数均在1%的统计水平上显著。总体而言，互联网使用在很大程度上有助于农村中老年人规避生理健康问题，且影响效应在抑制支气管炎、哮喘等慢性呼吸道疾病方面体现得尤为突出。

6.3.2 互联网信息获取对生理健康分项指标的影响

表6-8汇报了互联网作为信息获取渠道的重要性对于农村中老年人生理健康障碍感知的基准回归结果。由表6-8可知，在加入所有控制变量后，互联网信息获取对农村中老年人身体不适、因病住院、慢性病、支气管炎、哮喘以及呼吸道疾病确诊均产生了负向影响，影响系数依次为−0.016、−0.036、−0.091、−0.020、−0.023和−0.021，同时，身体不适、因病住院与慢性病确诊分别在10%、1%和5%的统计水平上显著，且影响效应在抑制慢性病确诊方面体现得尤为突出。但是，对于支气管炎、哮喘与呼吸道疾病确诊的影响不具备统计意义上的显著性。

表6-8　互联网信息获取对生理健康分项指标的影响

项目	（1）身体不适	（2）因病住院	（3）慢性病	（4）支气管炎	（5）哮喘	（6）呼吸道疾病
互联网信息获取	−0.016* （0.009）	−0.036*** （0.011）	−0.020** （0.010）	−0.023 （0.014）	−0.020 （0.017）	−0.021 （0.013）
截距项	−0.927** （0.372）	−1.498*** （0.508）	−1.558*** （0.507）	−2.709** （1.250）	−1.352*** （0.225）	−2.798** （1.291）
地区固定效应	YES	YES	YES	YES	YES	YES
Wald检验	799.50	685.82	803.19	756.42	523.73	679.06
LR检验	839.86	735.76	866.86	885.85	583.45	936.33
Pseudo R^2	0.050 2	0.060 1	0.062 5	0.121 6	0.116 5	0.119 2
N	12 519	12 491	12 495	12 447	12 484	12 499

注：*表示在10%的统计水平上显著，**表示在5%的统计水平上显著，***表示在1%的统计水平上显著。

6.3.3　互联网嵌入对生理健康分项指标的影响

为了从综合视角考察互联网使用对农村中老年人生理健康分项指标的影响，将解释变量替换为互联网使用嵌入。表6-9汇报了互联网嵌入对农村中老年人生理健康分项指标的基准回归结果。

表6-9　互联网嵌入对生理健康分项指标的影响

项目	（1）身体不适	（2）因病住院	（3）慢性病	（4）支气管炎	（5）哮喘	（6）呼吸道疾病
互联网嵌入	−0.038*** （0.013）	−0.030* （0.016）	−0.025* （0.015）	−0.065*** （0.023）	−0.100*** （0.030）	−0.074*** （0.022）

项目	（1）身体不适	（2）因病住院	（3）慢性病	（4）支气管炎	（5）哮喘	（6）呼吸道疾病
个体内在特征						
年龄	0.011*** （0.001）	0.019*** （0.002）	0.019*** （0.002）	0.022*** （0.002）	0.020*** （0.002）	0.022*** （0.002）
性别	−0.307*** （0.030）	0.101*** （0.033）	−0.062* （0.032）	0.099** （0.043）	0.226*** （0.049）	0.094** （0.041）
最高学历	−0.037 （0.033）	0.007 （0.039）	0.038 （0.035）	0.126*** （0.045）	0.121** （0.052）	0.111** （0.044）
配偶陪伴	−0.059 （0.037）	−0.008 （0.041）	0.044 （0.039）	−0.019 （0.051）	−0.102* （0.057）	−0.030 （0.049）
税后收入	−0.014*** （0.004）	−0.016*** （0.004）	−0.015*** （0.004）	−0.010* （0.006）	−0.020*** （0.007）	−0.010* （0.006）
频繁饮酒	−0.144*** （0.035）	−0.285*** （0.041）	−0.234*** （0.039）	−0.190*** （0.054）	−0.237*** （0.066）	−0.195*** （0.052）
吸烟	−0.020 （0.032）	−0.259*** （0.037）	−0.214*** （0.035）	−0.178*** （0.036）	−0.288*** （0.055）	−0.150*** （0.045）
午休习惯	0.127*** （0.025）	0.046 （0.028）	0.047* （0.027）	0.178*** （0.036）	0.256*** （0.043）	0.158*** （0.035）
锻炼频率	0.006 （0.003）	0.007* （0.004）	0.012*** （0.004）	0.004 （0.005）	0.017*** （0.006）	0.005 （0.005）
家庭资源禀赋						
外出务工	0.015 （0.040）	0.047 （0.047）	−0.023 （0.043）	0.034 （0.061）	0.004 （0.070）	0.030 （0.059）
个体经营	−0.152** （0.068）	0.002 （0.078）	−0.014 （0.072）	−0.056 （0.104）	−0.019 （0.116）	−0.091 （0.101）
收入层级	−0.053*** （0.011）	−0.069*** （0.012）	−0.095*** （0.012）	−0.062*** （0.016）	−0.081*** （0.019）	−0.064*** （0.015）
社会地位	0.008 （0.011）	−0.031** （0.013）	−0.019 （0.012）	−0.072*** （0.016）	−0.091*** （0.019）	−0.051*** （0.016）

续表

项目	（1）身体不适	（2）因病住院	（3）慢性病	（4）支气管炎	（5）哮喘	（6）呼吸道疾病
社区外部环境						
经济水平	−0.036*** （0.009）	−0.039*** （0.011）	−0.025** （0.010）	0.009 （0.014）	−0.003 （0.016）	0.002 （0.014）
医疗保险	−0.181* （0.107）	−0.283** （0.126）	−0.440*** （0.118）	−0.900*** （0.160）	−1.065*** （0.178）	−0.908*** （0.155）
养老保险	−0.493*** （0.127）	−0.208 （0.143）	−0.134 （0.137）	−0.329* （0.120）	−0.147 （0.226）	−0.371* （0.194）
空气污染	1.478*** （0.256）	1.515*** （0.277）	2.225*** （0.270）	7.326*** （0.375）	3.867*** （0.333）	7.566*** （0.369）
截距项	−0.922** （0.372）	−1.609*** （0.507）	−1.607*** （0.506）	−2.754** （1.291）	−1.301*** （0.219）	−2.827** （1.335）
地区固定效应	YES	YES	YES	YES	YES	YES
LR检验	845.07	727.54	865.66	891.50	594.36	945.10
Pseudo R^2	0.050 5	0.059 4	0.062 4	0.122 3	0.118 7	0.120 3
N	12 519	12 491	12 495	12 447	12 484	12 499

注：*表示在10%的统计水平上显著，**表示在5%的统计水平上显著，***表示在1%的统计水平上显著。

由表6-9可知，在加入所有控制变量后，互联网嵌入对农村中老年人身体不适、因病住院、慢性病、支气管炎、哮喘以及呼吸道疾病均产生了显著的负向影响，影响系数依次为−0.038、−0.030、−0.025、−0.065、−0.100和−0.074，同时，因病住院与慢性病两项指标的系数在5%的统计水平上显著，其余四项指标的系数均在1%的统计水平上显著。总体而言，互联网嵌入有助于农村中老年人规避生理健康问题，且影响效应在抑制支气管炎、哮喘等呼吸道疾病方面体现得尤为突出。

针对具体的控制变量，个体在步入中老年后，年龄的增长一般意味着免疫能力下降，从而加剧了生理健康的恶化。性别差异对于不同的生理健康障碍指标表现出不同的影响，农村中老年人男性相对于女性更少会发生身体不适感知与慢性病确诊，而农村中老年人女性则在因病住院、支气管炎、哮喘以及呼吸道疾病三项指标的感知少于男性。学历的提升对于具体的生理健康障碍感知均产生负向影响，但仅在支气管炎、哮喘病以及呼吸道疾病三项显著。配偶陪伴仅在减少农村中老年人哮喘病确诊这一项显著。个人税后月收入对六类生理健康指标均产生了显著的负向影响。未出现生理健康障碍感知的农村中老年人更容易陷入频繁饮酒与吸烟等典型的不健康生活习惯，但是吸烟在身体不适感知这一项指标上不显著。发生过生理健康障碍感知的农村中老年人也更倾向于培养午睡习惯，而锻炼频率仅在因病住院、慢性病以及哮喘病三项指标上体现显著性。家庭资源禀赋层面，选取的代理变量的影响系数基本为负向，但是普遍不具备统计意义上的显著性水平，其中家庭成员个体经营对身体不适的抑制作用在5%的统计水平上显著，收入层级则对除哮喘病确诊外的各项生理健康指标产生了显著的抑制作用且均在1%的统计水平上显著，这在某种程度上意味着家庭收入差距是导致健康不平等鸿沟的主导因素之一。家庭社会地位对因病住院、支气管炎、哮喘以及呼吸道疾病四项指标产生显著的负向影响。社区外部环境层面，经济水平越高则公共卫生服务资源越充裕，越有助于改善农村中老年人生理健康，但是该变量对支气管炎、哮喘病以及呼吸道疾病不显著，可见社区经济水平提升的收入效应可能因为环境污染加剧而消解。社区医疗保险与养老保险覆盖率越高，表示社会保障体系相对完善，有利于居民整体健康水平提升，但是养老保险仅在身体不适及呼吸道疾病两项指标显著。空气污染显著增加了农村中老年人的生理健康损耗风险，污染程度越严重的社区，农村中老年人生理健康受到的危害越大，该变量与所有生理健康指标均保持显著的正相关，且影响系数极高。

6.4　互联网嵌入分项指标对生理健康分项指标影响的平均边际效应

6.4.1　互联网使用对生理健康分项指标的平均边际效应

前文的基准回归结果初步表明了解释变量与控制变量对被解释变量的影响

效果，为尽可能量化各变量的影响程度，进一步求取各变量边际效应，整理后如表6-10所示。

表6-10 互联网使用对生理健康分项指标的平均边际效应

项目	（1）身体不适	（2）因病住院	（3）慢性病	（4）支气管炎	（5）哮喘	（6）呼吸道疾病
互联网使用	−0.026** （0.012）	−0.019* （0.010）	−0.027*** （0.010）	−0.020*** （0.007）	−0.011** （0.005）	−0.025*** （0.008）
地区固定效应	YES	YES	YES	YES	YES	YES
N	12 519	12 491	12 495	12 447	12 484	12 499

注：*表示在10%的统计水平上显著，**表示在5%的统计水平上显著，***表示在1%的统计水平上显著。

由表6-10结果可知，互联网使用显著抑制了农村中老年人的各项生理健康指标的发生概率，总体而言，相较于不使用互联网的农村中老年人，使用互联网的农村中老年人在两周内感知过身体不适的概率下降了2.6%，在过去12个月内因病住院的概率下降了1.9%，在过去半年内确诊慢性病的概率下降了2.7%，在过去半年内确诊支气管炎、哮喘的概率分别下降了2%、1.1%，在过去半年内确诊慢性呼吸道疾病的概率下降了1.9%。

6.4.2 互联网信息获取对生理健康分项指标影响的平均边际效应

基于基准回归，进一步计算互联网信息获取重要性对农村中老年人生理健康障碍感知分项指标的平均边际效应。由表6-11结果可知，互联网信息获取重要性能够显著降低农村中老年人遭遇身体不适、因病住院以及慢性病确诊等生理健康障碍的发生概率，以互联网作为信息获取来源的农村中老年人，信息获取更高效、快捷与全面，很大程度上缓解了因信息不对称问题而导致的错误健康管理行为。具体而言，相较于不使用互联网获取信息的农村中老年人而言，使用互联网获取信息的优先级每提高一个标准差，农村中老年人遭遇身体不适、因病住院以及慢性病确诊的概率会分别降低0.6%、0.9%和0.6%。

表6-11　互联网信息获取对生理健康分项指标的平均边际效应

项目	（1）身体不适	（2）因病住院	（3）慢性病
互联网信息获取	−0.006*（0.003）	−0.009***（0.003）	−0.006**（0.003）
地区固定效应	YES	YES	YES
N	12 519	12 491	12 495

注：*表示在10%的统计水平上显著，**表示在5%的统计水平上显著，***表示在1%的统计水平上显著。

6.4.3　互联网嵌入对生理健康分项指标影响的平均边际效应

由表6-12结果可知，互联网嵌入程度的深化显著抑制了农村中老年人的各项生理健康指标的发生概率，总体而言，相较于不使用互联网的农村中老年人，互联网嵌入每增加一个标准差，在两周内感知过身体不适的概率下降了1.4%，在过去12个月内因病住院的概率下降了0.8%，在过去半年内确诊慢性病的概率下降了0.7%，在过去半年内确诊支气管炎、哮喘的概率分别下降了0.9%、0.9%，在过去半年内确诊慢性呼吸道疾病的概率下降了1.1%。针对具体的控制变量，人口学特征方面，年龄每增加一个标准差，农村中老年人身体不适、因病住院、慢性病、支气管炎、哮喘以及呼吸道疾病确诊的发生概率将分别上升0.4%、0.5%、0.5%、0.3%、0.2%和0.3%；男性农村中老年人相对女性农村中老年人而言身体不适、慢性病确诊的发生概率分别下降了11.1%、1.8%，但是因病住院、支气管炎确诊以及慢性呼吸道疾病确诊的发生概率将分别上升2.6%、2.1%和1.4%。学历每提高一个标准差，农村中老年人慢性呼吸道疾病确诊的发生概率将下降1.7%；税后月收入每提高一个标准差，身体不适、因病住院、慢性病确诊、支气管炎确诊、哮喘病确诊以及慢性呼吸道疾病确诊的发生概率将分别下降0.5%、0.4%、0.4%、0.1%、0.2%和0.1%。

表6-12　互联网嵌入对生理健康分项指标的平均边际效应

项目	（1）身体不适	（2）因病住院	（3）慢性病	（4）支气管炎	（5）哮喘	（6）呼吸道疾病
互联网嵌入	−0.014***（0.005）	−0.008*（0.004）	−0.007*（0.004）	−0.009***（0.003）	−0.009***（0.003）	−0.011***（0.003）

项目	（1）身体不适	（2）因病住院	（3）慢性病	（4）支气管炎	（5）哮喘	（6）呼吸道疾病
个体内在特征						
年龄	0.004***（0.000 5）	0.005***（0.000 4）	0.005***（0.000 5）	0.003***（0.000 3）	0.002***（0.000 2）	0.003***（0.000 3）
性别	−0.111***（0.011）	0.026***（0.009）	−0.018**（0.009）	0.014**（0.006）	0.021***（0.005）	0.014**（0.006）
最高学历	−0.013（0.012）	−0.002（0.010）	0.011（0.010）	−0.017***（0.006）	−0.011**（0.005）	−0.016**（0.007）
配偶陪伴	−0.021（0.013）	−0.002（0.010）	0.013（0.012）	−0.003（0.007）	−0.009*（0.005）	−0.004（0.007）
税后收入	−0.005***（0.001）	−0.004***（0.001）	−0.004***（0.001）	−0.001*（0.000 8）	−0.002***（0.000 6）	−0.001*（0.000 8）
频繁饮酒	−0.052***（0.013）	−0.073***（0.011）	−0.069***（0.011）	−0.026***（0.007）	−0.022***（0.006）	−0.029***（0.008）
吸烟	−0.007（0.012）	−0.067***（0.009）	−0.063***（0.010）	−0.024***（0.006）	−0.027***（0.005）	−0.022***（0.007）
午休习惯	0.046***（0.009）	0.012（0.007）	0.014*（0.008）	0.025***（0.005）	0.024***（0.004）	0.023***（0.005）
锻炼频率	0.002（0.001）	0.002*（0.001）	0.004***（0.001）	0.000 6（0.000 7）	0.002***（0.000 6）	0.000 7（0.000 7）
家庭资源禀赋						
外出务工	0.005（0.014）	0.012（0.012）	−0.007（0.013）	0.005（0.008）	0.000 3（0.006）	0.005（0.009）
个体经营	−0.055**（0.024）	0.000 6（0.020）	−0.004（0.021）	−0.008（0.014）	−0.002（0.011）	−0.014（0.015）
收入层级	−0.019***（0.004）	−0.018***（0.003）	−0.028***（0.003）	−0.009***（0.002）	−0.008***（0.002）	−0.010***（0.002）
社会地位	0.003（0.004）	−0.008**（0.003）	−0.006（0.004）	−0.010***（0.002）	−0.008***（0.002）	−0.008***（0.002）

项目	（1）身体不适	（2）因病住院	（3）慢性病	（4）支气管炎	（5）哮喘	（6）呼吸道疾病
社区外部环境						
经济水平	−0.013* （0.003）	−0.010*** （0.003）	−0.007** （0.003）	0.001 （0.002）	−0.000 3 （0.002）	−0.000 3 （0.002）
医疗保险	−0.066* （0.039）	−0.073** （0.032）	−0.129*** （0.034）	−0.123*** （0.022）	−0.099*** （0.017）	−0.135*** （0.023）
养老保险	−0.179*** （0.046）	−0.054 （0.037）	−0.039 （0.040）	−0.045* （0.027）	−0.014 （0.021）	−0.055* （0.029）
空气污染	0.534*** （0.092）	0.390*** （0.071）	0.652*** （0.079）	1.009*** （0.052）	0.359*** （0.031）	1.126*** （0.055）
地区固定效应	YES	YES	YES	YES	YES	YES
N	12 519	12 491	12 495	12 447	12 484	12 499

注：*表示在10%的统计水平上显著，**表示在5%的统计水平上显著，***表示在1%的统计水平上显著。

健康管理行为方面，由于未发生生理健康障碍感知的农村中老年人更倾向于选择频繁饮酒与吸烟的生活习惯，而遭遇生理健康障碍感知的农村中老年人则更注重于午睡与锻炼，因此在因果关系上面呈现逆向选择，具体而言，每周饮酒频率在3次以上的农村中老年人的身体不适、因病住院、慢性病、支气管炎、哮喘以及慢性呼吸道疾病确诊的发生概率将分别下降5.2%、7.3%、6.8%、2.6%、2.2%和2.9%；相对于未吸烟农村中老年人，有吸烟史的农村中老年人因病住院、慢性病、支气管炎、哮喘以及慢性呼吸道确诊的发生概率将分别下降6.7%、6.3%、2.4%、2.7%和2.2%；相较于没有午休习惯的农村中老年人，培养午睡习惯的农村中老年人身体不适、慢性病、支气管炎、哮喘以及慢性呼吸道疾病发生的概率将分别上升4.6%、1.4%、2.5%、2.4%和203%；每周锻炼频率增加一个标准差，农村中老年人因病住院、慢性病及哮喘发生的概率将分别上升0.2%、0.4%和0.2%。家庭资源禀赋层面，相较于家中无人从事个体经营的农村中老年人，家庭中有人从事个体经营的农村中老年人身体不适的概率将下降5.5%；收入层级每提高一个标准差，农村中老年人身体不适、因病住院、慢性病、支气管炎、哮喘以及慢性呼吸道疾病发生的概率将分别下降1.9%、1.8%、2.8%、0.9%、0.8%和1%；社会地位每提高一个层次，农村中老年人因病住院、支气管炎、哮喘病、慢性呼吸道疾病发生的概率将分别下降0.8%、1%、0.8%和0.8%。社区外部环境层面，经济水平每提高一个标准差，农村中老年人身体不适、因病住院、慢性病发生的概率将分别下降1.3%、1%、0.7%；社区医疗保险覆盖率每提高一个标准差，农村中老年人身体不适、因病住院、慢性病、支气管炎、哮喘以及慢性呼吸道疾病发生的概率将分别下降6.6%、7.3%、12.9%、12.3%、9.9%和13.5%；社区养老保险覆盖率每提高一个标准差，农村中老年人身体不适、支气管炎、慢性呼吸道疾病发生的概率将分别下降17.9%、4.5%、5.5%；空气污染严重程度每加剧一个标准差，农村中老年人身体不适、因病住院、慢性病、支气管炎、哮喘病以及慢性呼吸道发生的概率将分别上升53.4%、39.0%、65.2%、100.09%、35.9%和112.6%。

6.5 内生性问题克服

6.5.1 互联网嵌入分项指标对生理健康的内生性问题克服

前文分析初步验证了互联网嵌入及其分项指标对农村中老年人生理健康障碍感知的影响，但是，由于生理健康障碍直接涉及个体的独立行动能力与认知反应水平，而互联网使用又是一项脑力与体力兼具的活动，因此，互联网嵌入与农村中老年人生理健康障碍感知同样存在反向因果关系。为了解决可能存在的内生性问题，同时考虑到被解释变量农村中老年人生理健康障碍感知为二值离散型变量，本文首先选取了社区互联网普及率作为解释变量的工具变量，其次引入了适用于该变量的Ⅳ-Probit模型以求取互联网嵌入及其分项指标对农村中老年人生理健康障碍感知的真实影响。关于工具变量选取理由的定性分析及工具变量的外生性检验结果在前文中已给出相应解释，此处不再赘述。

6.5.1.1 互联网使用、使用时长及信息获取的内生性问题

表6-13汇报了互联网嵌入分项指标互联网使用、使用时长与信息获取对农村中老年人生理健康障碍感知的影响。第（1）列表示互联网使用与社区互联网普及率的相关性检验；第（2）列表示利用社区互联网普及率作为工具变量克服内生性问题后互联网使用对农村中老年人生理健康障碍感知的影响；第

（3）列是互联网使用时长作为解释变量时社区互联网普及率与互联网使用时长的相关性检验；第（4）列以社区互联网普及率作为工具变量克服内生性问题后互联网使用时长对农村中老年人生理健康障碍感知的真实影响；第（5）列是互联网信息获取重要性作为解释变量时社区互联网普及率与互联网使用时长的相关性检验；第（6）列以社区互联网普及率作为工具变量克服内生性问题后互联网信息获取重要性对农村中老年人生理健康障碍感知的真实影响。

表6-13　互联网使用、使用时长与信息获取的内生性克服

项目	（1）第一阶段	（2）第二阶段	（3）第一阶段	（4）第二阶段	（5）第一阶段	（6）第二阶段
互联网使用	—	−0.302** （0.123）	—	—	—	—
互联网使用时长	—	—	—	−0.052** （0.021）	—	—
互联网信息获取	—	—	—	—	—	−0.158** （0.065）
互联网普及率	0.735*** （0.025）	—	4.332*** （0.200）	—	1.406*** （0.090）	—
使用时长平方	—	—	—	0.001** （0.000 5）	—	—
截距项	2.961*** （0.173）	−3.037*** （0.853）	16.982*** （1.406）	−3.062*** （0.851）	9.881*** （0.635）	3.335*** （0.310）
省份固定效应	YES	YES	YES	YES	YES	YES
调整后 R^2	0.242 8		0.711 0		0.161 1	
F 统计量	86.53		643.40		52.22	

项目	（1）第一阶段	（2）第二阶段	（3）第一阶段	（4）第二阶段	（5）第一阶段	（6）第二阶段
Wald检验	4.70		5.61		5.09	
Wald检验P值	0.030 2		0.017 9		0.024 0	
N	12 271		2 514		12 271	

注：**表示在5%的统计水平上显著，***表示在1%的统计水平上显著。

由表6-13可知，针对互联网使用，在第一阶段回归中，社区互联网普及率的影响系数为0.880且在1%的统计水平上显著为正，即互联网使用与社区互联网普及率显著相关。这一方面表明了模型中未纳入的遗漏变量在减少农村中老年人遭遇生理健康障碍感知的同时也会提高农村中老年人的互联网使用意愿；另一方面也意味着基于IV-Probit模型得到的结果将与前文的Probit模型存在明显的不一致。同时，F统计量为86.53，远远超过了Stock & Yogo（2005）提供的检验临界点16.38，验证了工具变量社区互联网普及率对于互联网使用具有较强的解释力。在第二阶段回归中，Wald检验结果为4.70，其P值为0.030 2，因此可以在5%的统计水平上认为互联网使用为内生变量。此外，模型估计结果显示利用工具变量缓解内生性问题后，互联网使用对农村中老年人的影响系数达到了-0.302且在5%的统计水平上显著，表明由于一般的Probit模型忽略了互联网使用的内生性，因此低估了互联网使用对农村中老年人生理健康障碍感知的影响。

针对互联网使用时长，在第一阶段回归中，社区互联网普及率的影响系数为1.406且在1%的统计水平上显著为正，即互联网信息获取与社区互联网普及率显著相关。这一方面表明了模型中未纳入的遗漏变量在减少农村中老年人遭遇生理健康障碍感知的同时也会促进农村中老年互联网用户的互联网使用时长；另一方面也意味着基于IV-Probit模型得到的结果将与前文的Probit模型存在明显的不一致。同时，F统计量为643.40，远远超过了Stock&Yogo（2005）提供的检验临界点16.38，验证了工具变量社区互联网普及率对于互联网信息获取具有较强的解释力。在第二阶段回归中，Wald检验结果为5.61，其P值为0.017 9，因此可以在5%的统计水平上认为互联网使用为内生变量。此外，模型估计结果显示利用工具变量缓解内生性问题后，互联网使用时长对农村中老年互联网用户的影响系数达到了-0.052且在5%的统计水平上显著，表明由于一般的Probit模型忽略了互联网信息获取的内生性，因此互联网使用时长对农村中老年互联网用户生理健康障碍感知的影响被高估了。

针对互联网信息获取，在第一阶段回归中，社区互联网普及率的影响系数为1.406且在1%的统计水平上显著为正，即互联网信息获取与社区互联网普及率显著相关。这一方面表明了模型中未纳入的遗漏变量在减少农村中老年人遭遇生理健康障碍感知的同时也会强化农村中老年对于互联网信息获取的工具依赖；另一方面也意味着基于IV-Probit模型得到的结果将与Probit模型存在明显的不一致。同时，F统计量为52.22，远远超过了Stock & Yogo（2005）提供的检验临界点16.38，验证了工具变量社区互联网普及率对于互联网信息获取具有较强的解释力。在第二阶段回归中，Wald检验结果为5.09，其P值为0.024 0，因此可以在5%的统计水平上认为互联网使用为内生变量。此外，模型估计结果显示利用工具变量缓解内生性问题后，互联网信息获取对农村中老年人的影响系数达到了-0.158且在5%的统计水平上显著，表明由于一般的Probit模型忽略了互联网信息获取的内生性，因此低估了互联网信息获取对农村中老年人生理健康障碍感知的影响。

6.5.1.2 使用频率与使用认知的内生性问题克服

由于互联网社交频率、互联网学习认知对农村中老年人生理健康障碍感知的影响在克服内生性问题后不显著，因此本文暂时不汇报以上两个变量的内生性问题结果。表6-14汇报了互联网嵌入分项指标互联工作频率、使用认知与学习认知对农村中老年人生理健康障碍感知的内生性问题检验结果。第（1）列表示互联网工作使用频率与社区互联网普及率的相关性检验；第（2）列表示利用社区互联网普及率作为工具变量克服内生性问题后互联网工作使用频率对农村中老年人生理健康障碍感知的影响；第（3）列是互联网使用时长作为解释变量时社区互联网普及率与互联网使用时长的相关性检验；第（4）列以社区互联网普及率作为工具变量克服内生性问题后互联网使用认知对农村中老年人生理健康障碍感知的真实影响；第（5）列是互联网信息获取重要性作为解释变量时社区互联网普及率与互联网使用时长的相关性检验；第（6）列以社区互联网普及率作为工具变量克服内生性问题后互联网工作认知对农村中老年人生理健康障碍感知的真实影响。

由表6-14可知，针对互联网工作频率，在第一阶段回归中，社区互联网普及率的影响系数为0.931且在1%的统计水平上显著为正，即互联网工作频率与社区互联网普及率显著相关。这一方面表明了模型中未纳入的遗漏变量在减少农村中老年人遭遇生理健康障碍感知的同时也会增加农村中老年人的互联网工作使用频率；另一方面也意味着基于Ⅳ–Probit模型得到的结果将与前文的Probit模型存在明显的不一致。同时，F统计量为22.32，超过了Stock&Yogo（2005）提供的检验临界点16.38，验证了工具变量社区互联网普及率对于互联网工作使用频率具有较强的解释力。在第二阶段回归中，Wald检验结果为7.14，其P值为0.007 5，因此可以在1%的统计水平上认为互联网工作使用频率为内生变量。此外，模型估计结果显示利用工具变量缓解内生性问题后，互联网工作使用频率对农村中老年人的影响系数达到了–0.569且在5%的统计水平上显著，表明由于一般的Probit模型忽略了互联网使用的内生性，因此低估了互联网工作使用频率对农村中老年人生理健康障碍感知的影响。

表6-14 互联网使用频率与认知对生理健康的内生性克服

项目	（1）第一阶段	（2）第二阶段	（3）第一阶段	（4）第二阶段	（5）第一阶段	（6）第二阶段
互联网工作频率	—	−0.569**（0.260）	—	—	—	—
互联网使用认知	—	—	—	−1.668**（0.807）	—	—
互联网工作认知	—	—	—	—	—	−0.769**（0.341）
社区互联网普及率	0.931***（0.283）	—	0.317***（0.108）	—	0.684***（0.179）	—

项目	（1）第一阶段	（2）第二阶段	（3）第一阶段	（4）第二阶段	（5）第一阶段	（6）第二阶段
截距项	−1.821（2.584）	−1.220（2.224）	−1.207（0.988）	−2.191（2.478）	6.995***（1.639）	5.218（3.259）
省份固定效应	YES	YES	YES	YES	YES	YES
调整后 R^2	0.074 0		0.108 9		0.088 4	
F 统计量	22.32		57.02		29.81	
Wald 检验	7.14		7.35		7.89	
Wald 检验 P 值	0.007 5		0.006 7		0.005 0	
N	2 514		2 514		2 514	

注：**表示在5%的统计水平上显著，***表示在1%的统计水平上显著。

　　针对互联网使用认知，在第一阶段回归中，社区互联网普及率的影响系数为0.317且在1%的统计水平上显著为正，即互联网使用认知与社区互联网普及率显著相关。这一方面表明了模型中未纳入的遗漏变量在减少农村中老年人遭遇生理健康障碍感知的同时也会改变农村中老年人的互联网使用认知；另一方面也意味着基于Ⅳ–Probit模型得到的结果将与前文的Probit模型存在明显的不一致。同时，F统计量为57.02，超过了Stock&Yogo（2005）提供的检验临界点16.38，验证了工具变量社区互联网普及率对于互联网使用认知具有较强的解释力。在第二阶段回归中，Wald检验结果为7.35，其P值为0.006 7，因此可以在1%的统计水平上认为互联网使用认知为内生变量。此外，模型估计结果显示利用工具变量缓解内生性问题后，互联网使用认知对农村中老年互联网用户的影响系数达到了−1.668且在5%的统计水平上显著，表明由于一般的Probit模型忽略了互联网使用认知的内生性，因此互联网使用认知对农村中老年互联网用户生理健康障碍感知的负向影响被低估了。

　　针对互联网工作认知，在第一阶段回归中，社区互联网普及率的影响系数为0.684且在1%的统计水平上显著为正，即互联网工作认知与社区互联网普及率显著相关。这一方面表明了模型中未纳入的遗漏变量在减少农村中老年人遭遇生理健康障碍感知的同时也会强化农村中老年的互联网工作认知；另一方面也意味着基于Ⅳ–Probit模型得到的结果将与Probit模型存在明显的不一致。同时，*F*统计量为29.81，超过了Stock&Yogo（2005）提供的检验临界点16.38，验证了工具变量社区互联网普及率对于互联网使用认知具有较强的解释力。在第二阶段回归中，Wald检验结果为7.89，其*P*值为0.005 0，因此可以在5%的统计水平上认为互联网工作认知为内生变量，此外，模型估计结果显示利用工具变量缓解内生性问题后，互联网工作认知对农村中老年人的影响系数达到了–0.769且在5%的统计水平上显著，表明由于一般的Probit模型忽略了互联网工作认知的内生性，因此低估了互联网工作认知对农村中老年人生理健康障碍感知的影响。

6.5.2　互联网嵌入对生理健康分项指标的内生性问题克服

6.5.2.1　互联网使用及信息获取的内生性问题克服

　　为了从微观视角考察互联网使用对农村中老年人生理健康障碍感知分项指标的真实影响，本文进一步分别进行互联网嵌入对农村中老年人生理健康障碍感知综合指标及分项指标的内生性问题克服。需要说明的是，由于因病住院、慢性病确诊、支气管炎确诊、哮喘确诊和慢性呼吸道疾病确诊在克服内生性问题之后并不显著，因此，本文在此暂不汇报回归结果。表6–15汇报了Ⅳ–Probit模型的内生性问题检验结果，第（1）列表示互联网使用与社区互联网普及率的相关性检验，第（2）列表示利用社区互联网普及率作为工具变量克服内生性问题后互联网使用对农村中老年人身体不适感知的影响，第（3）列是互联网信息获取重要性作为解释变量时社区互联网普及率与互联网信息获取的相关性检验，第（4）列以社区互联网普及率作为工具变量克服内生性问题后互联网信息获取重要性对农村中老年人身体不适感知的真实影响。

表6-15　互联网使用及信息获取对生理健康分项指标的内生性克服

项目	（1）第一阶段	（2）第二阶段	（3）第一阶段	（4）第二阶段
互联网使用		−0.355*** （0.125）		
互联网信息获取				−0.186*** （0.066）
互联网普及率	0.735*** （0.025）		1.406*** （0.090）	
截距项	2.961*** （0.173）	−2.050** （0.852）	9.881*** （0.635）	−1.270 （1.019）
省份固定效应	YES	YES	YES	YES
调整后R^2	0.242 8		0.161 1	
F统计量	86.53		52.22	
Wald检验	5.83		6.93	
Wald检验P值	0.015 8		0.008 5	
N	12 271		12 271	

注：**表示在5%的统计水平上显著，***表示在1%的统计水平上显著。

由表6-15可知，针对互联网使用，在第二阶段回归中，Wald检验结果为5.83，其P值为0.015 8，因此可以在5%的统计水平上认为互联网使用为内生变量。此外，模型估计结果显示利用工具变量缓解内生性问题后，互联网使用对农村中老年人的影响系数达到了−0.355且在1%的统计水平上显著，表明由于一般的Probit模型忽略了互联网使用的内生性，因此低估了互联网使用对农村中老年人身体不适的影响。针对互联网信息获取，在第二阶段回归中，Wald检验结果为6.93，其P值为0.008 5，因此可以在1%的统计水平上认为互联网信息获取为内生变量。此外，模型估计结果显示利用工具变量缓解内生性问题后，互联网信息获取对农村中老年人的影响系数达到了−0.186且在1%的统计水平上显著，表明由于一般的Probit模型忽略了互联网信息获取的内生性，因此低估了互联网信息获取对农村中老年人身体不适感知的影响。

6.5.2.2 互联网工作频率、使用认知及工作认知的内生性问题克服

无论解释变量为互联网工作频率、互联网使用认知抑或是互联网工作认知，仅当被解释变量为身体不适及因病住院时克服内生性问题后的回归结果才具备统计意义上的显著性，因此本研究在此暂不汇报其余分项指标的IV-Probit模型回归结果。在表6-16第（1）列表示互联网工作使用频率与社区互联网普及率的相关性检验，第（2）、第（3）列表示利用社区互联网普及率作为工具变量克服内生性问题后互联网工作使用频率对农村中老年人身体不适感知与因病住院的影响。第（4）列是互联网使用认知作为解释变量时社区互联网普及率与互联网使用时长的相关性检验，第（5）、第（6）列以社区互联网普及率作为工具变量克服内生性问题后互联网使用认知对农村中老年人身体不适感知与因病住院的真实影响。第（7）列是互联网工作认知作为解释变量时社区互联网普及率与互联网工作认知的相关性检验，第（8）、第（9）列是以社区互联网普及率作为工具变量克服内生性问题后互联网工作认知对农村中老年人身体不适感知与因病住院的真实影响。

由于第一阶段结果均与前文一致，因此本文在此不再赘述。由表可知，针对互联网工作使用频率，当被解释变量为身体不适感知时，在第二阶段回归中，Wald检验结果为5.98，其P值为0.014 4，当被解释变量为因病住院时，Wald检验结果为6.37，其P值为0.011 6，因此可以在5%的统计水平上认为互联网工作使用频率为内生变量。此外，模型估计结果显示利用工具变量缓解内生性问题后，互联网工作使用频率对农村中老年人生理健康与因病住院的影响系数分别为-0.545、0.609，且分别在5%、10%的统计水平上显著，表明由于一般的Probit模型忽略了互联网工作使用频率的内生性，因此低估了互联网工作频率使用对农村中老年人身体不适与因病住院的影响。针对互联网使用认知，当被解释变量为身体不适感知时，在第二阶段回归中，Wald检验结果为6.37，其P值为0.011 6，当被解释变量为因病住院时，Wald检验结果为5.11，其P值为0.023 8，因此至少可以在5%的统计水平上认为互联网工作认知为内生变量。此外，模型估计结果显示利用工具变量缓解内生性问题后，互联网工作认知对农村中老年人生理健康与因病住院的影响系数分别为-1.004、-1.112，且分别在5%、10%的统计水平上显著，表明由于一般的Probit模型忽略了互联网工作的内生性，因此低估了互联网使用认知对农村中老年人身体不适与因病住院的

表6-16 互联网工作频率、使用认知及工作认知的内生性问题克服

项目	(1) 第一阶段	(2) 第二阶段	(3) 第二阶段	(4) 第一阶段	(5) 第二阶段	(6) 第二阶段	(7) 第一阶段	(8) 第二阶段	(9) 第二阶段
互联网工作频率	—	-0.545** (0.260)	-0.609* (0.319)	—	—	—	—	—	—
互联网使用认知	—	—	—	—	-1.609** (0.808)	-1.796* (0.976)	—	—	—
互联网工作认知	—	—	—	—	—	—	—	-1.004** (0.509)	-1.112* (0.622)
社区互联网普及率	0.931*** (0.283)	—	—	0.317*** (0.108)	—	—	0.684*** (0.179)	—	—
截距项	-1.821 (2.584)	0.329 (2.189)	-5.413** (2.618)	-1.207 (0.988)	-0.621 (2.449)	-6.457** (2.894)	6.995*** (1.639)	1.591 (2.334)	-4.025 (2.794)
省份固定效应	YES	YES	YES	YES	YES	YES	YES	YES	YES
调整后R^2	0.074 0			0.108 9			0.088 4		
F统计量	22.32			57.02			29.81		
Wald检验	5.98		4.95	6.37		5.03		7.89	5.11
Wald检验P值	0.014 4		0.026 1	0.011 6		0.024 9		0.005 0	0.023 8
N	2 514		2 514	2 514		2 514		2 514	2 514

注：*表示在10%的统计水平上显著，**表示在5%的统计水平上显著，***表示在1%的统计水平上显著。

影响。针对互联网工作认知，当被解释变量为身体不适感知时，在第二阶段回归中，Wald检验结果为7.89，其P值为0.005 0，当被解释变量为因病住院时，Wald检验结果为5.03，其P值为0.024 9，因此可以在5%的统计水平上认为互联网使用认知为内生变量。此外，模型估计结果显示利用工具变量缓解内生性问题后，互联网使用认知对农村中老年人生理健康与因病住院的影响系数分别为−1.609、−1.796，且分别在5%、10%的统计水平上显著，表明由于一般的Probit模型忽略了互联网使用认知的内生性，因此低估了互联网使用认知对农村中老年人身体不适与因病住院的影响。

6.5.2.3 互联网嵌入对农村中老年人生理健康影响的内生性问题克服

为了从综合视角考察互联网使用对农村中老年人生理健康障碍感知分项指标的真实影响，本文进一步利用提取的互联网嵌入指标作为解释变量，并分别进行互联网嵌入对农村中老年人生理健康障碍感知综合指标及分项指标的内生性问题克服。表6-17汇报了Ⅳ−Probit模型的内生性问题检验结果，第（1）列被解释变量为社区互联网普及率，解释变量为互联网嵌入，作为Ⅳ−Probit两阶段回归模型的第一阶段结果，检验社区互联网普及率与互联网嵌入的相关性，由于解释变量已设定为互联网嵌入，因此，即使被解释变量动态变化，但第一阶段的结果是一致的。第（2）、第（3）列的被解释变量依次为农村中老年人生理健康障碍感知、身体不适，由于因病住院、慢性病确诊、支气管炎确诊、哮喘确诊和慢性呼吸道疾病确诊在克服内生性问题之后并不显著，因此，本文在此暂不汇报回归结果。

由表6-17可知，当解释变量为互联网嵌入时，在第一阶段回归中，社区互联网普及率的影响系数为1.663且在1%的统计水平上显著为正，即互联网嵌入与社区互联网普及率显著相关。这一方面表明模型中未纳入的遗漏变量在减少农村中老年人遭遇生理健康障碍感知及身体不适感知的同时也会提高农村中老年人的互联网嵌入意愿；另一方面也意味着基于Ⅳ−Probit模型得到的结果将与前文的Probit模型存在明显的不一致。同时，F统计量为81.76，远远超过了Stock&Yogo（2005）提供的检验临界点16.38，验证了工具变量社区互联网普及率对于互联网嵌入具有较强的解释力。当被解释变量为农村中老年人生理健康障碍感知时，在第二阶段回归中，Wald检验结果为4.42，其P值为0.035 5，因此可以在5%的统计水平上认为互联网使用为内生变量。此外，模型估计结果显示利用工具变量缓解内生性问题后，互联网嵌入对农村中老年人生理健康障碍感知的影响系数达到了–0.302且在5%的统计水平上显著，表明由于一般的Probit模型忽略了互联网使用的内生性，因此低估了互联网嵌入对农村中老年人生理健康障碍感知的影响。当被解释变量为农村中老年人身体不适感知时，在第二阶段回归中，Wald检验结果为5.42，其P值为0.019 9，因此可以在5%的统计水平上认为互联网嵌入为内生变量。此外，模型估计结果显示利用工具变量缓解内生性问题后，互联网嵌入农村中老年互联网用户的影响系数为–0.158且在1%的统计水平上显著，表明由于一般的Probit模型忽略了互联网嵌入的内生性，因此互联网嵌入对农村中老人身体不适感知的影响被低估了。

表6-17　互联网嵌入对生理健康影响的内生性问题克服

项目	（1）第一阶段	（2）第二阶段	（3）第二阶段
	互联网嵌入	生理健康	身体不适
互联网嵌入	—	−0.134** （0.055）	−0.158*** （0.055）
互联网普及率	1.663*** （0.061）	—	—
截距项	6.826*** （0.430）	−3.018*** （0.856）	2.029** （0.855）
省份固定效应	YES	YES	YES
调整后R^2		0.232 4	
F统计量		81.76	
Wald检验	4.42		5.42
Wald检验P值	0.035 5		0.019 9
N		12 271	

注：**表示在5%的统计水平上显著，***表示在1%的统计水平上显著。

6.6 稳健性检验

6.6.1 替换关键变量

为了进一步检验本文研究结论的稳健性，分别以"移动上网"与"是否使用手机"替换关键解释变量"互联网嵌入"进行稳健性检验，此外，进一步将研究样本界定于农村中老年互联网用户并选取互联网使用频率与认知因子替换关键变量，同时，本文利用问卷搜集的样本个数据计算了每个个体的BMI，并参考中国标准，将BMI取值在18.5~23.9的视为健康体质，否则为不健康体质，以此新的被解释变量替换农村中老年人生理健康障碍感知，同时选取是否使用互联网作为解释变量，以此构建新的Probit回归模型。如表6-18所示，第（1）列为手机使用的回归结果；第（2）列为移动上网的回归结果；第（3）列是互联网使用频率与认知的回归结果；第（4）列为是否使用互联网对于农村中老年人BMI健康与否的回归。

表6-18　替换关键变量的稳健性检验

项目	（1）生理健康	（2）生理健康	（3）生理健康	（4）BMI
使用手机	−0.146*** （0.036）	—	—	—
移动上网	—	−0.053* （0.032）	—	—
互联网使用频率与使用认知	—	—	−0.049* （0.029）	—
互联网使用	—	—	—	0.057* （0.032）
LR检验	1 075.79	1 126.87	237.83	231.93
省份固定效应	YES	YES	YES	YES
调整后R^2	0.062 1	0.065 1	0.066 9	0.014 0
N	12 521	12 521	2 582	12 521

注：*表示在10%的统计水平上显著，***表示在1%的统计水平上显著。

由表6-18结果可知，无论是手机使用还是移动上网，两个关键解释变量替换之后的回归结果均与预期结果相符，二者均对农村中老年人心理健康产生了显著的抑制作用，手机使用的影响系数为-0.146，P值为0.000，表明在1%统计水平上可以认为手机使用显著减少了农村中老年人生理健康障碍感知。移动上网的影响系数为-0.068，P值为0.096，表明了在10%的统计水平上可以认为移动上网促进了农村中老年人生理健康障碍感知的规避。此外，将变量替换为互联网使用频率与使用认知，并将样本界定于农村中老年互联网用户后，基准回归的影响系数-0.049，P值为0.086，表明了在10%的统计水平上可以认为互联网使用频率与使用认知同样显著负向影响了农村中老年人生理健康障碍感知，替换被解释变量与解释变量后，互联网使用的影响系数为0.057，P值为0.070，表明了在10%的水平可以认为互联网使用对农村中老年人BMI健康水平产生了正向影响，以上稳健性检验进一步验证了本研究结论的科学性。

6.6.2 倾向得分匹配法（PSM）

农村中老年人的生理健康冲击遭遇概率除年龄增长及身体机能异质性等不可抗力因素以外，还是健康意识与健康投资等一系列随机扰动项共同作用的结果，而互联网嵌入与社区数字基础设施建设、成员集体行动以及成本收益等外部环境存在密不可分的关系。此外，生理健康状况较差的农村中老年人可能由于认知行动能力的缺陷而限制了互联网使用体验，因此其使用意愿也随之减弱，即互联网嵌入与农村中老年人生理健康是反向因果关系的相互作用，换言之，农村中老年人的互联网使用决策并非是随机的，自选择偏差问题难以完全消除，为了验证互联网使用对农村中老年人生理健康障碍感知规避的净影响，本研究进一步引入Rubin提出的倾向得分匹配法估算的平均处理效应，由于倾向得分匹配（PSM）是针对二值离散型的解释变量，并且本研究聚焦于互联网使用对农村中老年人生理健康的影响，因此，解释变量选取是否使用互联网的二值变量替代互联网嵌入，被解释变量仍然选取农村中老年人生理健康。

6.6.2.1 共同支持域假设检验

运用PSM得到的结果的科学性与可靠性建立在数据质量保障的基础之上，因此本研究基于PSM步骤，首先，根据解释变量含义采用Logistic模型估计倾向得分。其次，分别利用K近邻匹配、卡尺匹配、卡尺内的K近邻匹配、核匹配以及局部线性回归匹配共计五种方法进行样本匹配，同时，考虑到本研究的样本容量虽然客观但是农村中老年人的生理健康障碍感知差异性显著，因此为了最大程度降低样本损失，在*K*近邻匹配时选择了一对六的有放回匹配。此外，为了直观地贯彻样本数据在匹配前后的共同取值范围变化，即匹配数据质量的衡量，本文不仅绘制了分别匹配前后的处理组与控制组核密度函数图（图6-3），还对以上五种匹配方式的样本损失结果进行统计（表6-19）。

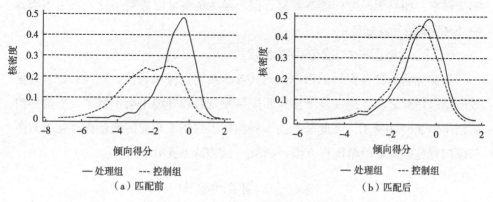

图6-3　匹配前后的样本核密度图

表6-19　样本匹配结果

匹配方式	组别	未匹配样本	匹配样本	总计
*K*近邻匹配	处理组	93	9 839	9 932
	控制组	0	2 590	2 590
半径匹配	处理组	93	9 839	9 932
	控制组	0	2 590	2 590
卡尺内的*K*近邻匹配	处理组	93	9 839	9 932
	控制组	1	2 589	2 590
核匹配	处理组	93	9 839	9 932
	控制组	0	2 590	2 590
局部线性匹配	处理组	93	9 839	9 932
	控制组	0	2 590	2 590

由图6-3可知，在未匹配之前，使用互联网与不使用互联网的农村中老年人样本特征存在明显的异质性，处理组与控制组的核密度曲线的重合度极低，表明共同支持域有限，但是，通过样本匹配后处理组与控制组的核密度函数重合度得到明显的提升，表明共同支持域实现了外延，即数据质量已能够满足PSM的运用。此外，PSM匹配结果表明，针对控制组，五种匹配方式均损失了除卡尺内的近邻匹配外，均未损失样本，针对处理组，五种匹配方式均损失了93个样本，相较于匹配的样本容量，损失样本基本可以忽略不计，说明本研究的PSM匹配结果良好。

6.6.2.2 数据样本匹配的平衡性检验

前文分析验证匹配后的数据通过PSM的共同支持域假设，在进行PSM处理效应结果估计之前，进一步考察该匹配结果是否较好地平衡了数据，平衡性检验结果如表6-20所示。在此基础上，根据结果绘制了相应的变量标准化偏差图与倾向得分共同取值范围直方图，如图6-4和图6-5所示。

表6-20 平衡性检验

变量	样本	均值		标准偏差（%）	偏差缩减的绝对值（%）	差异性t检验	
		处理组	控制组			T值	P值
年龄	匹配前	51.492	60.668	−108.08	—	−44.20***	0.000
	匹配后	51.942	51.93	0.2	99.9	0.07	0.940
性别	匹配前	0.560 62	0.473 12	17.6	—	7.95***	0.000
	匹配后	0.560 62	0.558 82	0.4	97.9	0.13	0.896
最高学历	匹配前	0.129 34	0.077 73	12.6	—	6.39***	0.000
	匹配后	0.129 34	0.124 39	1.2	90.4	0.13	0.896
婚姻状态	匹配前	0.933 98	0.859 24	24.7	—	10.27***	0.000
	匹配后	0.933 98	0.935 2	−0.4	98.4	−0.18	0.859
税后月收入	匹配前	5.204 5	3.984 8	36.3	—	16.63***	0.000
	匹配后	5.204 5	5.221 8	−0.5	98.6	−0.19	0.850
频繁饮酒	匹配前	0.197 68	0.171 67	6.7	—	16.63***	0.000
	匹配后	0.197 68	0.196 01	0.4	93.6	0.15	0.880

变量	样本	均值		标准偏差（％）	偏差缩减的绝对值（％）	差异性t检验	
		处理组	控制组			T值	P值
吸烟	匹配前	0.349 81	0.295 61	11.6	——	5.33***	0.000
	匹配后	0.349 81	0.355 28	−1.2	89.9	−0.41	0.680
午休习惯	匹配前	0.597 68	0.558 2	8.0	——	3.61***	0.000
	匹配后	0.597 68	0.595 75	0.4	95.1	0.14	0.887
锻炼频率	匹配前	2.939 8	2.511 7	12.6	——	5.60***	0.000
	匹配后	2.939 8	2.919 8	0.6	95.3	0.20	0.844
外出务工	匹配前	0.161 39	0.142 67	5.2	——	2.40**	0.016
	匹配后	0.161 39	0.159 97	0.4	92.4	0.14	0.890
个体经营	匹配前	0.355 2	0.342 3	0.7	——	0.32	0.749
	匹配后	0.355 2	0.034 88	0.4	50.1	0.13	0.900
收入层级	匹配前	2.873 7	2.914 4	−3.5	——	−1.52	0.129
	匹配后	2.873 7	2.860 6	1.1	67.6	0.42	0.671
社会地位	匹配前	3.140 2	3.334 1	−17.0	——	−7.47***	0.000
	匹配后	3.140 2	3.122 9	1.5	91.1	0.55	0.579
经济水平	匹配前	2.654 6	2.290 5	21.9	——	10.57***	0.000
	匹配后	2.645 6	2.638 5	0.4	98.0	0.14	0.890
医疗保险	匹配前	0.775 43	0.778 6	−1.1	——	−0.52	0.605
	匹配后	0.775 43	0.774 99	0.4	67.3	0.12	0.904
养老保险	匹配前	0.151 04	0.168 86	−16.4	——	−7.28***	0.000
	匹配后	0.151 04	0.150 75	0.3	98.4	0.10	0.919
空气污染	匹配前	0.472 7	0.051 48	−8.8	——	−3.99***	0.000
	匹配后	0.047 27	0.048 29	−2.1	75.6	−0.79	0.431

注：**表示在5%的统计水平上显著，***表示在1%的统计水平上显著。

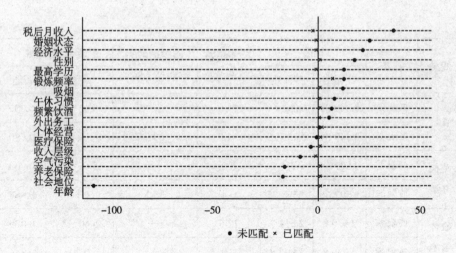

图6-4　匹配前后变量标准化偏差变化

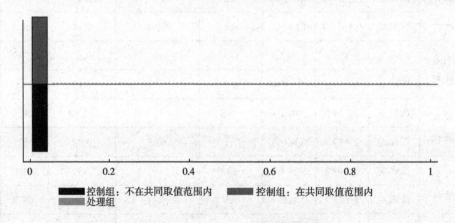

图6-5　倾向得分的共同取值范围

由表6-20结合图6-4及图6-5可知，未匹配前除个体经营、收入层级、医疗保险参保率三个变量以外，其余控制变量的标准偏差均表现出显著差异的特征，这意味着如果直接以此数据样本来比较控制组与处理组的互联网使用对农村中老年人心理健康影响效应将会发生有偏估计问题。但是在经过样本匹配后，标准偏差除养老保险参保率以外均实现了明显的降幅，且最终偏差数值均控制在2.2%以内且t值不再显著，表明控制变量的系统差异通过匹配之后在很大程度上得到了消除，减弱了影响农村中老年人生理健康障碍感知的特征变量之间的显著差异性，图6-5的结果也表明处理组全部在共同取值范围内，即良好的匹配效果符合数据平衡性检验的要求。

6.6.2.3 PSM估计结果

前文的分析对匹配后的样本数据质量以及共同支持域进行了充分的论证，在此基础上，进一步利用k近邻匹配（$K=1$）、卡尺匹配（卡尺=0.3）、卡尺内的k近邻匹配（$K=1$，卡尺=0.3）、核匹配以及局部线性回归匹配共计五种方法测算互联网使用对农村中老年人心理健康影响的平均处理效应估计结果，整理后如表6-21所示。其中，卡尺计算公式为倾向得分标准差的四分之一，计算结果为0.362 586 58接近4，为保守起见，将卡尺范围定为0.3，这意味着将对倾向得分相差3%的观测值进行一对六匹配。

由表6-21可知，基于倾向得分的反事实处理后，k近邻匹配、卡尺匹配、卡尺内的K近邻匹配、核匹配以及局部线性回归匹配的估计效果分别为-0.028、-0.061、-0.027、-0.027和-0.020，且以上结果除局部线性回归匹配外均至少在5%的统计水平上高度显著。同时，卡尺内一对六匹配与简单的一对六匹配结果基本接近，这表明绝大部分的一对一匹配发生在卡尺0.3的范围内，换言之，相距甚远的"近邻"并不存在。进一步地，计算四种显著的匹配方法的平均处理效应的算术平均值，得到结果为0.035 75，表明经过对各个控制变量的匹配后平均处理效应与前文的基准回归结果相互呼应，验证了互联网使用确实能够降低农村中老年人遭遇生理健康冲击的概率，进而提升了农村中老年人生理健康水平结论的稳健性。至此，假说2得到验证。

表6-21　互联网使用对生理健康影响的PSM处理效应

匹配方法	样本	平均处理效应（ATT）	标准误	T值
K近邻匹配	匹配前	-0.108***	0.011	-9.80
	匹配后	-0.028**	0.014	-2.03
半径匹配	匹配前	-0.108***	0.011	-9.80
	匹配后	-0.061***	0.011	-5.39
卡尺内的K近邻匹配	匹配前	-0.108***	0.011	-9.80
	匹配后	-0.027**	0.014	-2.01
核匹配	匹配前	-0.108***	0.011	-9.80
	匹配后	-0.027**	0.013	-2.15

匹配方法	样本	平均处理效应（ATT）	标准误	T值
局部线性回归匹配	匹配前	−0.108***	0.011	−9.80
	匹配后	−0.020	0.017	−1.14

注：**表示在5%的统计水平上显著，***表示在1%的统计水平上显著。

7

互联网嵌入与农村中老年人心理健康

　　随着我国老龄化程度的不断加剧，中老年人的养老诉求逐步上升为紧迫的时代议题，而其中最关键的环节在于健康水平的提升抑或是健康折旧的干预。着眼于农村，农业生产的负担、隔代抚养的压力与娱乐设施的缺乏同步交织递进，长期积累的压抑情感极其容易导致农村中老年人滋生心理健康疾病，尤其是留守中老年人的心理健康状况应该引起社会的普遍关注。与此同时，改革开放以来的互联网广泛普及极大程度地释放了农村中老年人无处安放的焦虑与抑郁情绪，并且，即时通信以及短视频等社交属性的软件不仅为中老年人与外出务工的家庭成员搭建了沟通的渠道，同时部分弥补了社交娱乐活动缺失的单一生活模式。那么，互联网嵌入是否能够有效缓解农村中老年人的抑郁程度？是否促进了心理健康？使用时长及使用偏好又将如何导致影响效应差异化？本章将基于设定的计量经济学模型对以上问题进行实证分析。

7.1　互联网嵌入对农村中老年人心理健康影响

7.1.1　互联网使用、使用时长及信息获取对心理健康的影响

　　表7-1汇报了部分互联网使用分项指标对农村中老年人心理健康影响的基准回归结果，第（1）列的解释变量为是否使用互联网，第（2）列加入年龄平方以求取农村中老年人年龄与抑郁水平测试分值的函数关系临界值，第（3）列的解释变量为互联网使用时长，第（4）列同样加入互联网使用时长平方以求取互联网使用时长与农村中老年人抑郁水平测试分值的函数关系临界点。需

要说明的是，由于互联网使用时长的信息搜集仅针对互联网用户，因此在该模型中本文排除了未使用互联网的农村中老年人样本。第（5）列的解释变量是互联网作为信息渠道重要性。

表7-1　互联网使用、使用时长及信息获取对心理健康的影响

项目	（1）心理健康	（2）心理健康	（3）心理健康	（4）心理健康	（5）心理健康
互联网使用	−0.417***（0.102）	−0.443**（0.101）	—	—	—
互联网使用时长	—	—	−0.016**（0.007）	−0.040**（0.017）	—
使用时长平方	—	—	—	0.001***（0.0003）	—
互联网信息获取	—	—	—	—	−0.137**（0.057）
个体内在特征					
年龄	0.005（0.005）	0.084*（0.047）	0.010**（0.005）	−0.004（0.013）	−0.005（0.013）
年龄平方		−0.0006*（0.0004）	—	—	—
性别	−1.188***（0.098）	−1.184***（0.098）	−1.201***（0.098）	−1.389***（0.197）	−1.355***（0.198）
最高学历	−0.044（0.105）	−0.041（0.105）	−0.054（0.106）	−0.090（0.165）	−0.074（0.165）
配偶陪伴	−1.623***（0.120）	−1.657***（0.122）	−1.617***（0.120）	−2.058***（0.310）	−2.056***（0.310）
税后月收入	−0.066***（0.012）	−0.067***（0.012）	−0.067***（0.012）	−0.059**（0.023）	−0.060***（0.023）
频繁饮酒	−0.038***（0.108）	−0.385***（0.108）	−0.388***（0.108）	0.028（0.210）	0.015（0.210）

项目	（1）心理健康	（2）心理健康	（3）心理健康	（4）心理健康	（5）心理健康
个体内在特征					
吸烟	0.168* （0.101）	0.165 （0.101）	0.171* （0.101）	0.484** （0.197）	0.445** （0.198）
午休习惯	0.066 （0.079）	0.068 （0.079）	0.059 （0.079）	0.113 （0.159）	0.116 （0.159）
锻炼频率	−0.062*** （0.011）	−0.063*** （0.011）	−0.064*** （0.011）	−0.090*** （0.024）	−0.088*** （0.024）
家庭资源禀赋					
外出务工	0.087 （0.127）	0.086 （0.127）	0.085 （0.127）	0.071 （0.247）	0.073 （0.247）
个体经营	−0.225 （0.211）	−0.220 （0.211）	−0.220 （0.211）	−0.087 （0.421）	−0.072 （0.421）
收入层级	−0.330*** （0.036）	−0.332*** （0.036）	−0.328*** （0.036）	−0.375*** （0.083）	−0.373*** （0.083）
社会地位	−0.284*** （0.037）	−0.283*** （0.037）	−0.281*** （0.037）	−0.345*** （0.083）	−0.327*** （0.083）
社区外部环境					
经济水平	−0.152*** （0.028）	−0.151*** （0.028）	−0.156*** （0.028）	−0.104** （0.049）	−0.099** （0.048）
医疗保险	−1.899*** （0.345）	−1.898*** （0.345）	−1.884*** （0.345）	0.461 （0.611）	−0.463 （0.611）
养老保险	−0.222 （0.399）	−0.236 （0.399）	−0.242 （0.399）	−1.288 （0.818）	−1.281 （0.818）
空气污染	6.426*** （0.809）	6.402*** （0.809）	6.440*** （0.810）	5.626*** （1.646）	5.634*** （1.647）
截距项	20.703*** （1.031）	18.430*** （1.716）	18.567*** （1.787）	18.826*** （1.786）	18.971*** （1.790）
省份固定效应	YES	YES	YES	YES	YES

续表

项目	（1）心理健康	（2）心理健康	（3）心理健康	（4）心理健康	（5）心理健康
社区外部环境					
F检验	35.80	35.12	8.03	8.06	35.34
Pseudo R^2	0.117 6	0.117 7	0.109 3	0.111 9	0.116 2
N	12 277	12 277	2 578	2 578	12 577

注：*表示在10%的统计水平上显著，**表示在5%的统计水平上显著，***表示在1%的统计水平上显著。

由表7-1可知，第（1）列模型结果显示，加入所有控制变量后，互联网使用对农村中老年人心理健康始终保持负相关且在1%的统计水平上高度显著，影响系数为-0.417，表明了相对于不使用互联网的农村中老年人而言，使用互联网的农村中老年人抑郁程度会减少41.7%，具有强烈的现实经济意义。第（2）列结果显示，年龄的增长会加剧农村中老年人抑郁情绪的累积，但是引入年龄的二次项之后，年龄平方的影响系数转变为负，这意味着农村中老年人的抑郁程度与年龄可能存在非线性关系。为了排除伪"U"型函数关系，进一步利用Utest命令进行验证，计算得到极值点为65.379且完全落在受访样本的年龄分布范围45~49岁。同时，t值为1.49，P值为0.067 8，表明可以在10%的统计水平拒绝"不是倒'U'型曲线"的原假设，此外，结果中的slope在区间内存在负号，因此论证了年龄与抑郁水平测试分值并非是简单的线性关系，而是随年龄增长而呈现先升后降的倒"U"型关系。在此基础上，通过函数求导可得临界点为65.376，换言之，在45~65岁的年龄区间内农村中老年人的年龄增长会加剧抑郁疾病风险，而达到65岁左右的拐点后，年龄的增长反而会有助于农村中老年人的心理健康改善。这在某种程度上从科学的视角解读了古语"五十而知天命，六十而耳顺，七十而从心所欲不逾矩"所隐含的哲学思想。农村中老年人抑郁水平与年龄二次项的拟合函数如图7-1所示。

第（3）列模型结果显示，对于使用互联网的农村中老年人而言，互联网使用时长的增加显著抑制了农村中老年人的抑郁程度。但是，第（4）列模型结果显示在引入互联网使用时长的二次项后，影响系数转变为正，这意味着

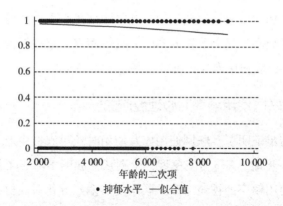

图7-1 年龄二次项与抑郁水平的拟合函数

互联网使用时长与农村中老年人抑郁水平测试分值并非简单的线性关系，为了排除单调且凸的伪"U"型函数关系，利用Utest进行验证，计算求取极值点为20.019 67且完全落在农村中老年人互联网使用时长范围[0.1~84]之内，t值为2.39，P值为0.008 38，表明在1%的统计水平上可以强烈拒绝"单调或逆'U'型"的原假设，同时，slope在区间内存在负号，论证互联网使用时长对农村中老年人抑郁水平测试分值的抑制作用是"U"型非线性关系。换言之，在20.019h/周的业余上网时间范围内，互联网使用时长的增加能够有效缓解农村中老年人的抑郁程度，当使用时长超过20.019h/周的临界点后，互联网使用时长的增加反而会加剧农村中老年人的抑郁情绪。互联网使用时长的二次项与表征农村中老年人抑郁水平的CESD8分数的拟合函数如图7-2所示。第（5）列模

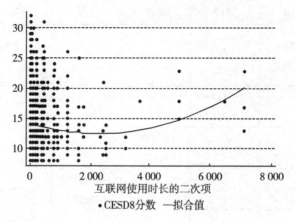

图7-2 互联网使用时长二次项与抑郁水平的拟合函数

型结果显示，在加入所有控制变量后，互联网信息获取重要性始终对农村中老年人心理健康影响产生显著的正向影响，具体而言，互联网信息获取重要性每提高一个标准差，农村中老年人抑郁水平将下降13.7%。

7.1.2 互联网使用频率对心理健康的影响

前文分析初步证明了互联网使用以及使用时长对农村中老年人抑郁程度的缓解作用，进一步地，基于OLS模型，分别从互联网学习、工作、社交、娱乐以及商业活动使用频率的视角考察互联用使用偏好分化对农村中老年人心理健康的影响。在此基础上，利用因子分析从五类互联网使用偏好中提取一个公共因子，以此作为互联网使用频率的代理变量，结果整理后如表7-2所示。

由表7-2结果可知，互联网使用频率的增加有助于农村中老年人抑郁水平缓解，并且不同的互联网功能偏好也会造成影响效应的差异化。其中，互联网学习使用频率对农村中老年人抑郁程度的抑制效应最明显，其次为工作、社交以及娱乐，而互联网商业活动的影响并不显著。具体而言，互联网学习、工作、社交和娱乐的使用频率每提高一个标准差，农村中老年人抑郁水平测试分值将分别下降11.1%、7.7%、7.5%和6.6%。可见，隐含在互联网学习工作重点的"工具"属性对农村中老年人心理健康的促进作用高于互联网社交娱乐的"玩具"功能。

表7-2 互联网使用频率对心理健康的影响

项目	(1)心理健康	(2)心理健康	(3)心理健康	(4)心理健康	(5)心理健康	(6)心理健康
互联网使用频率	−0.209* (0.108)	—	—	—	—	—
互联网学习	—	−0.111*** (0.036)	—	—	—	—
互联网工作	—	—	−0.077** (0.037)	—	—	—
互联网社交	—	—	—	−0.075*** (0.020)	—	—
互联网娱乐	—	—	—	—	−0.066*** (0.021)	—

续表

项目	（1）心理健康	（2）心理健康	（3）心理健康	（4）心理健康	（5）心理健康	（6）心理健康
互联网商业活动	—	—	—	—	—	−0.066（0.043）
截距项	18.705***（1.785）	20.519***（1.029）	20.725***（1.526）	20.677***（1.032）	20.555***（1.417）	20.394***（1.030）
省份固定效应	YES	YES	YES	YES	YES	YES
F检验	8.12	8.10	7.29	8.03	8.03	8.03
调整后R^2	0.110 6	0.110 4	0.109 8	0.109 4	0.109 3	0.109 4
N	2 578	2 578	2 247	2 578	2 578	2 578

注：*表示在10%的统计水平上显著，**表示在5%的统计水平上显著，***表示在1%的统计水平上显著。

7.1.3 互联网使用认知对心理健康的影响

本文选取农村中老年人在上网时对于互联网学习、工作、社交、娱乐以及商业活动重要性的排序作为农村中老年人互联网使用认知的衡量指标，从以上五个维度实证检验农村中老年人互联网使用认知对农村中老年人心理健康的影响效应差异。在此基础上，同样利用因子分析法从五类使用认知提取一个公共因子，第（1）～（6）列的解释变量依次为互联网使用认知以及互联网学习、工作、社交、娱乐和商业活动重要性，基准回归结果整理后如表7-3所示。

由表7-3结果可知，针对农村中老年互联网用户，使用互联网时互联网学习、工作、社交、娱乐以及商业活动的重要性认知均与农村中老年人的抑郁水平测评分值保持负相关关系，但是社交、娱乐以及商业活动重要性认知较之于学习工作的重要性认知存在明显的影响效应差距且不显著。具体而言，使用互联网时互联网学习、工作的重要性认知每提高一个标准差，农村中老年互联网用户的抑郁程度将分别下降13.2%、11.1%。这一方面表明了互联网使用频率的增加总体上能够发挥对农村中老年人心理健康水平提升的促进作用；另一方面从侧面反映了将互联网学习、工作的优先级置于社交、娱乐以及商业活动之前的农村中老年互联网用户更加能够利用互联网避免抑郁情绪的发生，增强了心理健康的促进作用。

表7-3　互联网使用认知对心理健康的影响

项目	（1）心理健康	（2）心理健康	（3）心理健康	（4）心理健康	（5）心理健康	（6）心理健康
互联网使用认知	−0.215**（0.100）	—	—	—	—	—
互联网学习	—	−0.132**（0.056）	—	—	—	—
互联网工作	—	—	−0.111**（0.058）	—	—	—
互联网社交	—	—	—	−0.039（0.050）	—	—
互联网娱乐	—	—	—	—	−0.009（0.053）	—
互联网商业活动	—	—	—	—	—	−0.049（0.060）
截距项	18.700***（1.784）	18.910***（2.059）	18.572***（1.998）	18.761***（1.800）	18.599***（2.060）	18.719***（1.793）
省份固定效应	YES	YES	YES	YES	YES	YES
F检验	8.14	8.17	7.35	8.04	8.03	8.04
Pseudo R^2	0.110 9	0.111 2	0.110 6	0.109 5	0.109 3	0.109 5
N	2 578	2 580	2 243	2 580	2 580	2 580

注：**表示在5%的统计水平上显著，***表示在1%的统计水平上显著。

7.1.4　互联网嵌入对心理健康影响

前文分析过程中，本研究分别选取是否使用互联网、互联网使用时长、互联网信息获取重要性、互联网使用频率和互联网使用认知等分项指标作为解释变量，并分别从各解释变量的视角分析了互联网嵌入对农村中老年人心理健康的影响。为了从综合视角观测互联网使用对农村中老年人心理健康的影响，利用因子分析法从以上互联网使用的分项指标中提取一个公共因子并命名为互联网嵌入。表7-4汇报了互联网嵌入对农村中老年人心理健康的逐步回归结果，第（1）～（4）列分别表示未加入任何控制变量以及逐步加入个体内在特征、家庭资源禀赋、社区外部环境三个层面控制变量后的回归结果。第（5）列表示加入年龄二次项后的基准回归结果。

表7-4　互联网嵌入对心理健康的影响

项目	（1）心理健康	（2）心理健康	（3）心理健康	（4）心理健康	（5）心理健康
互联网嵌入	−0.360*** （0.039）	−176*** （0.042）	−0.182*** （0.041）	−0.159*** （0.041）	−0.170*** （0.041）
个体内在特征					
年龄	—	0.078 （0.048）	0.098** （0.047）	0.085* （0.047）	0.006 （0.005）
年龄平方	—	−0.000 6 （0.000 4）	−0.000 7* （0.000 4）	−0.000 6* （0.000 3）	
性别	—	−1.125*** （0.099）	−1.175*** （0.098）	−1.177*** （0.098）	−1.181*** （0.098）
最高学历	—	−0.084 （0.107）	−0.066 （0.106）	−0.043 （0.105）	−0.047 （0.105）
配偶陪伴	—	−1.768*** （0.123）	−1.654*** （0.122）	−1.659*** （0.122）	−1.625*** （0.120）
税后月收入	—	−0.085*** （0.012）	−0.069*** （0.012）	−0.066*** （0.012）	−0.065*** （0.012）

续表

项目	（1）心理健康	（2）心理健康	（3）心理健康	（4）心理健康	（5）心理健康
个体内在特征					
频繁饮酒	—	−0.397*** (0.109)	−0.364*** (0.108)	−0.386*** (0.107)	−0.384*** (0.108)
吸烟	—	0.161 (0.103)	0.172* (0.102)	0.161 (0.101)	0.164 (0.101)
午休习惯	—	0.057 (0.080)	0.080 (0.079)	0.072 (0.079)	0.071 (0.079)
锻炼频率	—	−0.076*** (0.011)	−0.066*** (0.011)	−0.063*** (0.011)	−0.062*** (0.011)
家庭资源禀赋					
外出务工	—	—	0.084 (0.128)	0.088 (0.127)	0.090 (0.127)
个体经营	—	—	−0.234 (0.212)	−0.221 (0.211)	−0.225 (0.211)
收入层级	—	—	0.328*** (0.036)	−0.330*** (0.036)	−0.328*** (0.036)
社会地位	—	—	0.267*** (0.037)	−0.279*** (0.037)	−0.280*** (0.037)
社区外部环境					
经济水平	—	—	—	−0.149*** (0.028)	−0.149*** (0.028)
医疗保险	—	—	—	−1.889*** (0.345)	−1.889*** (0.345)
养老保险	—	—	—	−0.237 (0.399)	−0.223 (0.399)
空气污染	—	—	—	6.418*** (0.810)	6.443*** (0.809)

项目	（1）心理健康	（2）心理健康	（3）心理健康	（4）心理健康	（5）心理健康
社区外部环境					
截距项	14.440***（0.965）	14.950***（1.707）	15.879***（1.693）	18.276***（1.712）	20.585***（1.028）
省份固定效应	YES	YES	YES	YES	YES
F检验	18.90	31.65	35.02	35.08	35.76
Pseudo R^2	0.0419	0.0908	0.1087	0.1176	0.1174
N	12 277	12 277	12 277	12 277	12 277

注：*表示在10%的统计水平上显著，**表示在5%的统计水平上显著，***表示在1%的统计水平上显著。

由表7-4结果可知，无论控制变量如何增删，互联网嵌入始终在1%的统计水平上对农村中老年人心理健康产生了显著的负向影响。在加入所有控制变量且未引入年龄平方变量前，互联网嵌入的影响系数为-0.170，P值为0.000，表明在1%的统计水平上可以认为互联网嵌入能够促使农村中老年人的抑郁水平测试分值（CESD8）下降17%左右；引入年龄平方后，影响系数下降至-0.159，但仍然在1%的统计水平高度显著。此外，年龄平方变量在所有模型中均基本显著，验证了互联网使用时长与农村中老年人心理健康之间的倒"U"型函数关系具有较高的稳健性。

针对具体的控制变量，个体内在特征层面，相较于农村中老年人女性，农村中老年人男性的心理健康状况更优；学历的提升也会降低抑郁程度，但不显著；与单身的农村中老年人相比，配偶陪伴有助于农村中老年人的心理健康改善；频繁饮酒的农村中老年人，其抑郁程度被有效稀释，但这也可能是因为乐意参与社交的个体本身更加乐观积极，因此存在样本的自选择偏差。此外，每周锻炼的增加也显著抑制农村中老年人的抑郁程度，印证了运动有助于负面情绪释放的健康管理常识。家庭资源禀赋层面，家庭收入的提高与社会地位的提升对于农村中老年人的心理健康改善具有显著的促进作用。社区外部环境层面，较发达的经济水平推动了农村基础设施建设，为农村中老年人的情绪释放与生活娱乐提供了多样化选择，医疗保险覆盖率的提升是社会保障体系日益完善的体现，有利于农村中老年人的积极健康心态的塑造。此外，空气污染的影响系数较高且在1%的统计水平上显著为正，这意味着农村环境污染与农村中老年人的情绪状态密切相关，侧面了生态宜居乡村建设对于农村中老年人心理健康建设的重要现实意义。

7.2 内生性问题克服

7.2.1 互联网使用、使用时长及信息获取的内生性问题克服

在本研究中，心理健康以抑郁水平进行表征，从心理学角度上来看，抑郁程度会直接阻碍个体的社会融入意愿，而互联网作为信息时代的高效沟通工具，社交是内嵌于互联网技术属性的鲜明特征之一。因此，抑郁水平较严重的个体也许更排斥互联网使用，换言之，倾向于使用互联网或增加互联网使用时长意愿更加强烈的农村中老年人或许抑郁程度相对较轻。为了克服以上可能存在于互联网使用与农村中老年人心理健康中的反向因果关系，利用工具变量法克服内生性问题，由于被解释变量农村中老年人心理健康与解释变量互联网使用、互联网使用时长均为连续型变量，因此，选择Ⅳ-2SLS作为工具变量方法。表7-5汇报了互联网使用、使用时长以及信息获取的Ⅳ-2SLS回归结果，第（1）列是互联网使用作为解释变量时社区互联网普及率与农村中老年人心理健康的相关性检验，第（2）列是以社区互联网普及率作为工具变量克服内生性问题后的互联网使用对农村中老年人心理健康的回归结果。第（3）列是互联网使用时长作为解释变量时社区互联网普及率与互联网使用时长的相关性检验，第（4）列以社区互联网普及率作为工具变量克服内生性问题后互联网使用时长对农村中老年人心理健康的真实影响。第（5）列是互联网信息获取作为解释变量时社区互联网普及率与互联网使用时长的相关性检验，第（6）列是社区互联网普及率作为工具变量克服内生性问题后互联网信息获取重要性对农村中老年人心理健康的真实影响。

表7-5 互联网使用、使用时长及信息获取的内生性问题克服

项目	（1）第一阶段	（2）第二阶段	（3）第一阶段	（4）第二阶段	（5）第一阶段	（6）第二阶段
互联网使用	—	−0.975***（0.314）	—	—	—	—
互联网使用时长	—	—	−0.195***（0.062）	—	—	—
互联网信息获取	—	—	—	—	—	−0.668***（0.220）
互联网普及率	0.893***（0.028）	—	4.542***（0.289）	—	1.304***（0.090）	—
使用时长平方	—	—	0.020***（0.002）	0.004***（0.001）	—	—
截距项	2.074***（0.122）	22.464***（1.269）	5.161***（0.734）	21.430***（1.131）	3.883***（0.366）	20.033***（1.392）
省份固定效应	YES	YES	YES	YES	YES	YES
调整后R^2	0.225 5	0.116 7	0.705 8	0.112 7	0.151 2	0.079 5
F检验	1 006		506.201		210.335	
Hausman检验	4.37**（0.036 5）		4.90**（0.026 8）		9.68***（0.001 9）	
DWH检验	4.374 27**（0.036 5）		4.904 02**（0.026 8）		9.682 75***（0.001 9）	
N	12 522		2 578		12 277	

注：**表示在5%的统计水平上显著，***表示在1%的统计水平上显著。

由表7-5结果可知，当解释变量为互联网使用时，在第一阶段回归结果中，社区互联网普及率的影响系数为0.893且P值为0.000，表明在1%的统计水平上可以认为社区互联网普及率显著促进了农村中中老年人的互联网使用，同

时，Shea's partial R-squared为0.0726，F统计量为1 006，远远超过了Stock&Yogo（2005）提供的检验临界点16.38，并且P值为0.000，表明了该工具变量对于内生变量具有较强的解释力，可以强烈拒绝"弱工具变量"的原假设。但是，为了保证稳健性，进一步利用对"弱工具变量的"敏感度较低的有限信息最大似然法（LIML）进行检验，回归结果显示LIML系数估计值与2SLS基本保持一致，侧面印证了"弱工具变量不存在"的真实性。此外，考虑到内生解释变量存在是工具变量使用的前提，因此，还需要进行豪斯曼检验，结果显示统计量为4.37，P值为0.036 5<0.05，表明在5%的统计水平上拒绝"所有变量均为外生变量"的原假设。再者，由于异方差的情形会否定豪斯曼检验的有效性，进一步通过DWH检验来验证异方差情形下的结论是否稳健，结果显示DWH检验统计量为4.374 27且P值为0.036 5，表明在5%的显著水平上可以认为农村中老年人互联网使用为内生解释变量。综上所述，本文选取的工具变量社区互联网普及率同时满足了内生性与外生性的检验，具备有效性。根据第二阶段回归结果可知，将工具变量纳入模型并克服内生性问题后，互联网使用对农村中老年人的影响系数仍然达到了-0.975且在1%的统计水平上高度显著。这一方面表明控制内生性问题后互联网使用能够显著干扰农村中老年人的抑郁程度；另一方面则说明由于内生性问题的存在，互联网使用对农村中老年人心理健康的影响程度被低估了。

当解释变量为互联网使用时长时，样本界定为农村中老年互联网用户，在第一阶段回归结果中，社区互联网普及率的影响系数为4.542，P值为0.000，表明在1%的统计水平上可以认为社区互联网普及率的提高显著增加了农村中老年用户的互联网使用时长。此外，Shea's partial R-squared为0.039 8，F统计量为506.201，并且P值为0.000，表明该工具变量对于内生变量具有较强的解释力，可以强烈拒绝"弱工具变量"的原假设。但是，为了保证稳健性，进一步利用对"弱工具变量的"敏感度较低的有限信息最大似然法（LIML）进行检验，回归结果显示LIML系数估计值与2SLS基本保持一致，侧面印证了"弱工具变量不存在"的真实性。此外，考虑到内生解释变量存在是工具变量使用的前提，因此，还需要进行豪斯曼检验，结果显示统计量为4.90，P值为0.026 8<0.05，表明在5%的统计水平上拒绝"所有变量均为外生变量"的原假设。再者，由于异方差的情形会否定豪斯曼检验的有效性，进一步通过DWH检验来验证异方差情形下的结论是否稳健，结果显示DWH检验统计量为4.904 02且P值

为0.026 8，表明在5%的显著水平上可以认为农村中老年用户互联网使用时长为内生解释变量。综上所述，本文选取的工具变量社区互联网普及率同时满足了内生性与外生性的检验，具备有效性。根据第二阶段回归结果可知，将工具变量纳入模型并克服内生性问题后，互联网使用时长对农村中老年用户的影响系数仍然达到了−0.195且在1%的统计水平上高度显著。这一方面表明控制内生性问题后互联网使用时长的增加能够显著缓解农村中老年用户的抑郁程度；另一方面则说明由于内生性问题的存在，互联网使用时长对农村中老年用户心理健康的影响程度被低估了。

当被解释变量为互联网信息获取重要性时，在第一阶段回归中，社区互联网普及率的影响系数为1.304，P值为0.000，表明在1%的统计水平上可以认为社区互联网普及率的提高有助于强化互联网在农村中老年人信息获取渠道的主导地位。此外，Shea's partial R-squared为0.017 1，F统计量为210.335，并且P值为0.000，表明该工具变量对于内生变量具有较强的解释力，可以强烈拒绝"弱工具变量"的原假设。但是，为了保证稳健性，进一步利用对"弱工具变量的"敏感度较低的有限信息最大似然法（LIML）进行检验，回归结果显示LIML系数估计值与2SLS基本保持一致，侧面印证了"弱工具变量不存在"的真实性。此外，考虑到内生解释变量的存在是工具变量使用的前提，因此，还需要进行豪斯曼检验，结果显示统计量为9.68，P值为0.001 9<0.01，表明在1%的统计水平上拒绝"所有变量均为外生变量"的原假设。再者，由于异方差的情形会否定豪斯曼检验的有效性，进一步通过DWH检验来验证异方差情形下的结论是否稳健，结果显示DWH检验统计量为9.682 75且P值为0.001 9，表明在1%的显著水平上可以认为互联网作为农村中老年人信息获取渠道重要性为内生解释变量。综上所述，本文选取的工具变量社区互联网普及率同时满足了内生性与外生性的检验，具备有效性。根据第二阶段回归结果可知，将工具变量纳入模型并克服内生性问题后，互联网使用对农村中老年人的影响系数仍然达到了−0.195且在1%的统计水平上高度显著。这一方面表明控制内生性问题后互联网作为信息获取渠道重要性的增加能够显著缓解农村中老年人的抑郁程度；另一方面则说明由于内生性问题的存在，互联网信息获取重要性对农村中老年人心理健康的影响程度被低估了。

7.2.2 互联网使用频率、使用认知及互联网嵌入的内生性问题克服

互联网使用不仅为农村中老年人社会支持获取提供了多样化途径，同时也为单调枯燥的生活增添了更多色彩，因此，从互联网使用中获得情绪释放且心态更积极外向的农村中老年人将触发偏好效应，进而增加互联网使用频率，即互联网使用频率与农村中老年人心理健康可能存在反向的因果关系。此外，个体的行为决策建立在认知差异的基础之上，进而潜移默化地强化互联网使用偏好分化，这同样意味着互联网使用认知与农村中老年人心理健康也可能同样存在内生性问题。最后，互联网嵌入作为一项综合视角的观测指标，其稳健性也需要进一步验证。因此，为了克服互联网使用频率、使用认知以及互联网嵌入与心理健康的内生性问题，利用Ⅳ-2SLS进行检验，需要说明的是，由于使用频率与使用认知分项指标在克服内生性问题后不再具备显著性，故而在此暂不汇报结果。

首先，选取"社区互联网普及率"作为工具变量。其次，利用因子分析法分别从互联网学习、工作、社交、娱乐与商业活动提取一个互联网使用频率公共因子，以及从互联网学习、工作、社交、娱乐与商业活动重要性中提取一个互联网使用认知公共因子。最后，由于被解释变量与解释变量均为连续型数值变量，故而构建Ⅳ-2SLS计量模型。

表7-6汇报了互联网使用频率、使用认知以及互联网嵌入的Ⅳ-2SLS回归结果。第（1）列是互联网使用频率作为解释变量时社区互联网普及率与农村中老年人互联网使用频率的相关性检验，第（2）列是以社区互联网普及率作为工具变量克服内生性问题后的互联网使用频率对农村中老年人心理健康的回归结果。第（3）列是互联网使用认知作为解释变量时社区互联网普及率与农村中老年人互联网使用认知的相关性检验，第（4）列是以社区互联网普及率作为工具变量克服内生性问题后互联网使用认知对农村中老年人心理健康的真实影响。第（5）列是互联网嵌入作为解释变量时社区互联网普及率与农村中老年人互联网嵌入的相关性检验，第（6）列是以社区互联网普及率作为工具变量克服内生性问题后的互联网嵌入对农村中老年人心理健康的真实影响。

表7-6 互联网使用频率与认知及互联网嵌入的内生性克服

项目	（1）第一阶段	（2）第二阶段	（3）第一阶段	（4）第二阶段	（5）第一阶段	（6）第二阶段
互联网使用频率	—	−0.741*** （0.239）	—	—	—	—
互联网使用认知	—	—	—	−1.150*** （0.372）	—	—
互联网嵌入	—	—	—	—	—	−0.521*** （0.168）
互联网普及率	1.175*** （0.051）		0.757*** （0.038）		1.640*** （0.317）	
截距项	1.175*** （0.051）	20.382*** （1.032）	0.019 （0.213）	20.463*** （1.010）	1.640*** （0.317）	21.296*** （1.088）
省份固定效应	YES	YES	YES	YES	YES	YES
调整后R^2	0.193 7	0.113 2	0.162 4	0.111 8	0.219 3	0.115 5
F检验	526.79*** （0.000 0）		400.471*** （0.000 0）		715.506*** （0.000 0）	
Hausman检验	5.29** （0.021 4）		5.23** （0.022 2）		4.52** （0.033 4）	
DWH检验	5.295 93** （0.021 4）		5.233 24** （0.022 2）		4.526 07** （0.033 4）	
N	2 578		2 578		12 277	

注：**表示在5%的统计水平上显著，***表示在1%的统计水平上显著。

由表7-6结果可知，当解释变量为互联网使用频率且样本界定为农村中老年互联网用户后，在第一阶段回归结果中，社区互联网普及率的影响系数为1.175且P值为0.000，表明在1%的统计水平上可以认为社区互联网普及率显著促进了农村中中老年人的互联网使用。同时，Shea's partial R-squared为

0.049 5，F统计量为526.79，远远超过了Stock&Yogo（2005）提供的检验临界点16.38，并且P值为0.000，表明该工具变量对于内生变量具有较强的解释力，可以强烈拒绝"弱工具变量"的原假设。但是，为了保证稳健性，进一步利用对"弱工具变量的"敏感度较低的有限信息最大似然法（LIML）进行检验，回归结果显示LIML系数估计值与2SLS基本保持一致，侧面印证了"弱工具变量不存在"的真实性。此外，考虑到内生解释变量存在是工具变量使用的前提，因此，还需要进行豪斯曼检验，结果显示统计量为5.29，P值为0.021 4<0.05，表明在5%的统计水平上拒绝"所有变量均为外生变量"的原假设。再者，由于异方差的情形会否定豪斯曼检验的有效性，进一步通过DWH检验来验证异方差情形下的结论稳健，结果显示为DWH检验统计量为5.295 93且P值为0.021 4，表明在5%的显著水平上可以认为农村中老年人互联网使用频率为内生解释变量。综上所述，本文选取的工具变量社区互联网普及率同时满足了内生性与外生性的检验，具备有效性。根据第二阶段回归结果可知，将工具变量纳入模型并克服内生性问题后，互联网使用频率对农村中老年人的影响系数仍然达到了−0.741且在1%的统计水平上高度显著。这一方面表明了控制内生性问题后互联网使用频率能够显著干扰了农村中老年人的抑郁程度；另一方面则说明了由于内生性问题的存在，互联网使用频率对农村中老年人心理健康的影响程度被低估了。

当解释变量为互联网使用认知时，样本界定为农村中老年互联网用户，在第一阶段回归结果中，社区互联网普及率的影响系数为0.757，P值为0.000，表明在1%的统计水平上可以认为社区互联网普及率的提高显著推动了农村中老年用户的互联网使用认知转变。此外，Shea's partial R-squared为0.039 9，F统计量为400.471，并且P值为0.000，表明该工具变量对于内生变量具有较强的解释力，可以强烈拒绝"弱工具变量"的原假设。但是，为了保证稳健性，进一步利用对"弱工具变量的"敏感度较低的有限信息最大似然法（LIML）进行检验，回归结果显示LIML系数估计值与2SLS基本保持一致，侧面印证了"弱工具变量不存在"的真实性。此外，考虑到内生解释变量存在是工具变量使用的前提，因此，还需要进行豪斯曼检验，结果显示统计量为5.23，P值为0.022 2<0.05，表明在5%的统计水平上拒绝"所有变量均为外生变量"的原假设。再者，由于异方差的情形会否定豪斯曼检验的有效性，进一步通过DWH检验来验证异方差情

形下的结论是否稳健，结果显示DWH检验统计量为5.233 24且P值为0.022 2，表明在5%的显著水平上可以认为农村中老年人互联网使用认知为内生解释变量。综上所述，本文选取的工具变量社区互联网普及率同时满足了内生性与外生性的检验，具备有效性。根据第二阶段回归结果可知，将工具变量纳入模型并克服内生性问题后，互联网使用认知对农村中老年人的影响系数仍然达到了1.150且在1%的统计水平上高度显著。这一方面表明了控制内生性问题后互联网使用认知能够显著干扰农村中老年人互联网使用行为进而促进心理健康；另一方面则说明了由于内生性问题的存在，互联网使用认知对农村中老年人心理健康的影响程度被低估了。

当被解释变量为互联网嵌入时，在第一阶段回归中，社区互联网普及率的影响系数为1.640，P值为0.000，表明在1%的统计水平上可以认为社区互联网普及率显著提高了农村中老年人的互联网使用指数。此外，Shea's partial R-squared为0.0576，F统计量为715.506，并且P值为0.000，表明该工具变量对于内生变量具有较强的解释力，可以强烈拒绝"弱工具变量"的原假设。但是，为了保证稳健性，进一步利用对"弱工具变量的"敏感度较低的有限信息最大似然法（LIML）进行检验，回归结果显示LIML系数估计值与2SLS基本保持一致，侧面印证了"弱工具变量不存在"的真实性。此外，考虑到内生解释变量存在是工具变量使用的前提，因此，还需要进行豪斯曼检验，结果显示统计量为4.52，P值为0.033 1<0.05，表明在5%的统计水平上拒绝"所有变量均为外生变量"的原假设。再者，由于异方差的情形会否定豪斯曼检验的有效性，进一步通过DWH检验来验证异方差情形下的结论是否稳健，结果显示DWH检验统计量为4.526 07且P值为0.022 2，表明在5%的显著水平上可以认为农村中老年人互联网嵌入为内生解释变量。综上所述，本文选取的工具变量社区互联网普及率同时满足了内生性与外生性的检验，具备有效性。根据第二阶段回归结果可知，将工具变量纳入模型并克服内生性问题后，互联网嵌入对农村中老年人的影响系数仍然达到了-0.148且在1%的统计水平上高度显著。这一方面表明了控制内生性问题后互联网嵌入程度的提高能够显著干扰农村中老年人的抑郁程度；另一方面则说明由于内生性问题的存在，互联网嵌入对农村中老年人心理健康的影响程度被低估了。

7.3 稳健性检验

7.3.1 关键变量替换与基准模型更换

为了进一步验证以上结果的有效性，采取替换关键解释变量的方式进行稳健性检验，首先选取是否使用手机、是否移动上网进行全样本的基准回归。其次，行为经济学表明，个体的行为与认知相辅相成、相互影响，农村中老年人互联网用户的互联网使用偏好与其互联网使用认知密不可分，因此，利用因子分析法从互联网使用时长、互联网使用频率及使用认知中提取一个互联网使用深度替换核心解释变量互联网嵌入，并将样本界定于农村中老年人互联网用户，以此提升研究结论的稳健性。最后，考虑到医学研究表明睡眠质量与心理健康存在密不可分的联系，因此，选取了CESD8问卷中的睡眠质量作为被解释变量，以互联网使用作为解释变量进行了Ordered Probit模型检验，整理后的基准回归结果如表7-7所示。

由表7-7结果可知，无论是手机使用还是移动上网，两个关键解释变量替换之后的回归结果均与预期结果相符，二者均对农村中老年人心理健康问题产生了显著的抑制作用。手机使用的影响系数为-0.234，P值为0.048，表明在5%统计水平上可以认为手机使用降低了农村中老年人抑郁程度；移动上网的影响系数为-0.413，P值为0.000，表明在1%的统计水平上可以认为移动上网降低农村中老年人抑郁程度。此外，将变量替换为互联网使用认知与偏好，并将样本界定于农村中老年人互联网用户后，基准回归的影响系数-0.162，P值为0.047，表明在5%的统计水平上可以认为互联网使用认知与偏好显著降低农村中老年人的抑郁水平测试分值。最后，选取睡眠质量自评作为被解释变量，互联网使用作为解释变量并进行Oprobit模型回归后，求得互联网使用的影响系数为0.054，P值为0.049，表明在5%的统计水平上可以认为互联网使用显著促进了农村中老年人的睡眠质量，以上稳健性检验进一步验证了本研究结论的科学性。

表7-7　关键变量替换与模型更换的稳健性检验

项目	（1）心理健康	（2）心理健康	（3）心理健康	（4）睡眠质量
使用手机	−0.234** （0.118）	—	—	—
移动上网	—	−0.413*** （0.103）	—	—
互联网使用深度	—	—	−0.162** （0.081）	—
互联网使用	—	—	—	0.054** （0.027）
截距项	17.246*** （1.687）	18.412*** （1.716）	21.241*** （2.061）	
省份固定效应	YES	YES	YES	YES
F检验	34.82	35.11	7.96	—
调整后R^2	0.116 8	0.117 7	0.110 4	0.030 1
N	12 277	12 277	2 578	12 522

注：**表示在5%的统计水平上显著，***表示在1%的统计水平上显著。

7.3.2　倾向得分匹配法（PSM）

农村中老年人的互联网使用决策是来自个人内在特征、家庭资源禀赋以及社区外部环境等多方面因素综合作用下的结果，从心理健康的角度上来看，陷入自我封闭状态的个体往往会主动隔绝与外界的交流，而互联网作为一种十分普及的现代化通信工具，社交属性色彩浓厚，因此，对于抑郁程度较高的农村中老年人而言，由于自闭内因驱使，其互联网使用意愿也随之削弱，反之，心理状况更为健康的农村中老年人，其社交态度常常表现为积极主动，因此互联网使用意愿也相对强烈。换言之，农村中老年人的心理健康与互联网使用可能存在反向因果关系，这意味着前文所构建的计量可能会发生因样本自选择问题而导致的内生性问题。为了进一步校对研究结论的稳健性，引入Rubin提出倾向得分匹配法以求取更加准确的互联网嵌入对农村中老年人心理健康影响的净效应，由于倾向得分匹配（PSM）是针对二值离散型的解释变量，并且本研究聚焦于互联网使用对农村中老年人心理健康的影响，因此，解释变量选取是否使用互联网的二值变量替代互联网嵌入，被解释变量仍然选取农村中老年人的心理健康。

7.3.2.1　共同支持域假设检验

运用PSM得到的结果的科学性与可靠性建立在数据质量保障的基础之上，因此本研究基于PSM的操作步骤，首先，根据解释变量含义采用Logistic模型估计倾向得分。其次，分别利用k近邻匹配、卡尺匹配、卡尺内的k近邻匹配、核匹配以及局部线性回归匹配共计五种方法进行样本匹配，同时，考虑到本研究的样本容量十分可观且是否使用互联网的农村中老年人存在较大的样本量差距，因此为了更好地匹配样本，在k近邻匹配时选择了一对一的有放回匹配。为了直观地观测样本数据在匹配前后的共同取值范围变化，即匹配数据质量的衡量，本文首先分别绘制了匹配前后的处理组与控制组核密度函数图，如图7-3所示。其次，对以上五种匹配方式的样本损失结果进行了统计，如表7-8所示。

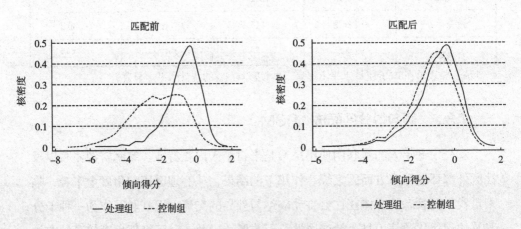

图7-3　匹配前后的样本核密度图

表7-8　样本匹配结果

匹配方式	组别	未匹配样本	匹配样本	总计
k近邻匹配	处理组	0	2 578	2 578
	控制组	86	9 613	9 699

续表

匹配方式	组别	未匹配样本	匹配样本	总计
半径匹配	处理组	0	2 578	2 578
	控制组	86	9 613	9 699
卡尺内的K近邻匹配	处理组	1	2 577	2 578
	控制组	86	9 613	9 699
核匹配	处理组	1	2 577	2 578
	控制组	86	9 613	9 699
局部线性匹配	处理组	0	2 578	2 578
	控制组	86	9 613	9 699

由图7-3可知，在未匹配之前，使用互联网与不使用互联网的农村中老年人样本特征存在明显的异质性，处理组与控制组的核密度曲线重合度较低，表明了共同支持域有限，但是，通过匹配后处理组与控制组的核密度函数重合度得到了明显的提升，表明了共同支持域实现了外延，即数据质量已能够满足PSM的运用。此外，PSM匹配结果表明，针对控制组，五种匹配方式均损失了86个样本，针对处理组，除了卡尺内的k近邻匹配与核匹配损失了1个样本外，其余匹配方式均保留了所有样本，相较于匹配的样本容量，损失样本基本可忽略不计，这意味着本研究的PSM匹配结果良好。

7.3.2.2 数据样本匹配的平衡性检验

前文分析了验证匹配后的数据通过PSM的共同支持域假设，在进行PSM处理效应结果估计之前，进一步考察该匹配结果是否较好地平衡了数据，平衡性检验结果如表7-9所示。在此基础上，根据结果绘制了相应的变量标准化偏差图与倾向得分共同取值范围直方图，如图7-4和图7-5所示。

表7-9 平衡性检验

变量	样本	均值		标准偏差（%）	偏差缩减的绝对值（%）	差异性t检验	
		处理组	控制组			T值	P值
年龄	匹配前	51.945	60.604	−108.4	—	−43.95***	0.000
	匹配后	51.945	52.041	−1.2	98.9	−0.56	0.578

变量	样本	均值		标准偏差（％）	偏差缩减的绝对值（％）	差异性t检验	
		处理组	控制组			T值	P值
性别	匹配前	0.560 12	0.474 07	17.3	—	7.79***	0.000
	匹配后	0.560 12	0.573 7	−2.7	84.2	−0.98	0.325
最高学历	匹配前	0.128 39	0.749 6	13.2	—	6.68***	0.000
	匹配后	0.128 39	0.125 68	0.7	94.9	0.22	0.829
婚姻状态	匹配前	0.934 45	0.862 25	24.1	—	9.97***	0.000
	匹配后	0.934 45	0.929 79	1.6	93.6	0.66	0.507
税后月收入	匹配前	5.216	4.030 2	35.4	—	16.14***	0.000
	匹配后	5.216	5.188 6	0.8	97.7	0.30	0.766
频繁饮酒	匹配前	0.197 83	0.174 66	6.0	—	2.73***	0.006
	匹配后	0.197 83	0.205 59	−2.0	66.5	−0.69	0.488
吸烟	匹配前	0.350 27	0.301 37	10.4	—	4.77***	0.000
	匹配后	0.350 27	0.356 87	−1.4	86.5	−0.50	0.621
午休习惯	匹配前	0.599 69	0.567 89	6.5	—	2.90***	0.004
	匹配后	0.599 69	0.607 45	−1.6	75.6	−0.57	0.569
锻炼频率	匹配前	2.951 9	2.552 4	11.7	—	5.19***	0.000
	匹配后	2.951 9	3.064 4	−3.3	71.8	−1.07	0.283
外出务工	匹配前	0.161 37	0.142 28	5.3	—	2.44**	0.015
	匹配后	0.161 37	0.162 14	−0.2	95.9	−0.08	0.940
个体经营	匹配前	0.356 9	0.342 3	0.8	—	0.36	0.719
	匹配后	0.356 9	0.283 2	4.0	−406.1	1.50	0.133
收入层级	匹配前	2.878 6	2.945 5	−5.8	—	−2.52**	0.012
	匹配后	2.878 6	2.901 1	−2.0	66.4	−0.73	0.464
社会地位	匹配前	3.145 8	3.370 9	−20.1	—	−8.81***	0.000
	匹配后	3.145 8	3.114 8	2.8	86.2	1.01	0.312

续表

变量	样本	均值		标准偏差（%）	偏差缩减的绝对值（%）	差异性t检验	
		处理组	控制组			T值	P值
经济水平	匹配前	2.646 2	2.282 3	22.4	—	10.79***	0.000
	匹配后	2.646 2	2.645 5	0.0	99.8	0.01	0.990
医疗保险	匹配前	0.775 83	0.778 38	−2.1	—	−0.97	0.330
	匹配后	0.775 83	0.773 68	1.7	16.1	0.58	0.560
养老保险	匹配前	0.151 19	0.169 21	−16.6	—	−7.35***	0.000
	匹配后	0.151 19	0.146 36	4.5	73.2	1.71	0.087
空气污染	匹配前	0.047 29	0.514 8	−8.8	—	−3.95***	0.000
	匹配后	0.047 29	0.048 47	−2.5	71.8	−0.91	0.364

注：**表示在5%的统计水平上显著，***表示在1%的统计水平上显著。

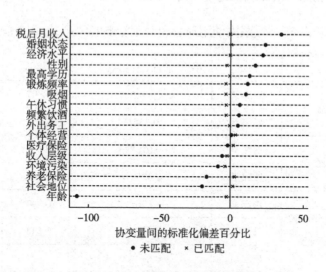

图7-4 匹配前后变量标准化偏差

7.3.2.3 PSM估计结果

前文的分析对匹配后的样本数据质量以及共同支持域进行了充分的论证，在此基础上，进一步利用K近邻匹配（K=1）、卡尺匹配（卡尺=0.3）、卡尺内的K近邻匹配（K=1，卡尺=0.3）、核匹配以及局限线性回归匹配共计五种方法

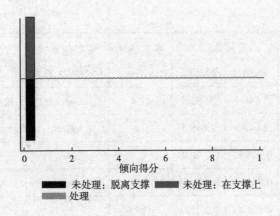

图7-5 倾向得分的共同取值范围

测算互联网使用对农村中老年人心理健康影响的平均处理效应估计结果，整理后如表7-10所示。其中，卡尺计算公式为倾向得分标准差的四分之一，计算结果为0.359 890 97，接近于4，为了保守起见，将卡尺范围定为0.3，这意味着将对倾向得分相差3%的观测值进行一对一的匹配。

表7-10 互联网使用对心理健康影响的PSM处理效应

匹配方法	样本	平均处理效应（ATT）	标准误	T值
近邻匹配	匹配前	−0.670***	0.097	−6.88
	匹配后	−0.334**	0.144	−2.31
半径匹配	匹配前	−0.670***	0.097	−6.88
	匹配后	−0.499***	0.095	−5.24
卡尺内的K近邻匹配	匹配前	−0.670***	0.097	−6.88
	匹配后	−0.333**	0.144	−2.31
核匹配	匹配前	−0.670***	0.097	−6.88
	匹配后	0.373***	0.108	−3.46
局部线性回归匹配	匹配前	−0.670***	0.097	−6.88
	匹配后	−0.362**	0.144	−2.50

注：**表示在5%的统计水平上显著，***表示在1%的统计水平上显著。

由表7-10可知，基于倾向得分的反事实处理后，K近邻匹配、卡尺匹配、卡尺内的K近邻匹配、核匹配以及局限线性回归匹配的估计效果分别为-0.334、-0.499、-0.333、-0.373和-0.362,且以上结果均至少在5%的统计水平上高度显著,同时,卡尺内一对一匹配与简单的一对一匹配结果基本接近,这表明绝大部分的一对一匹配发生在卡尺0.3的范围内,换言之,相距甚远的"近邻"并不存在。进一步地计算五种匹配方法的平均处理效应的算术平均值,得到的结果为-0.3802,表明经过对各个控制变量的匹配后平均处理效应与前文的基准回归结果相互呼应,验证了互联网使用确实能够对农村中老年人的抑郁水平产生抑制作用,进而提升农村中老年人心理健康水平结论的稳健性。至此,假说3得到验证。

8

影响机制检验：基于社会信任与就业参与视角

　　社会化意愿首先建立在社会信任的基础上，只有社会法律法规体系完善，社会成员的行为约束边界清晰，农村中老年人的社会参与才具备制度保障，农村中老年人的社会融入意愿才能够被激活，进而持续推动再社会化进程，而社会信任则是社会制度与社会规范完善程度的有效表征。伴随着互联网对生产生活的深刻嵌入，信息流动的自由度实现飞跃，自由流动的信息很大程度上有助于公开透明的制度体系构建，对于农村中老年人而言，互联网扩宽了信息获取渠道，即时通信强化了社交网络的联结，政务公开又提升了农村中老年人的制度信任，并且，市场信息的释放也促进了劳动力资源的优化配置。换言之，互联网嵌入潜移默化地正向影响了农村中老年人的社会信任倾向，助力了社会交往，增加了就业参与机会，强化了社会融入，缓解了社会脱节，进而促进身心健康优化。

　　在前文理论分析的框架中，本研究特别从社会信任与就业参与的视角系统剖析互联网嵌入是如何通过增加农村中老年人社会参与时间加速再社会化进程的，进而促进农村中老年人健康的影响机制。因此，基于前文的理论分析与实证检验，本章将进一步利用中介效应模型从社会信任与就业参与的角度实证分析互联网嵌入影响农村中老年人健康的微观作用机理。在此基础上，讨论影响效应的地区分布与年龄分层异质性。

8.1 互联网嵌入影响农村中老年人健康的微观作用机理检验

8.1.1 社会信任的中介效应检验

根据中介效应模型测验程序，第一步是验证解释变量与被解释变量的相关性，在前文的研究中，本文分别详细论证了解释变量互联网嵌入及其分项指标对农村中老年人自评健康、生理健康以及心理健康的影响，因此，第一步回归结果均略去，重点检验第二步解释变量与中介变量的相关性以及第三步验证解释变量是否会通过中介变量影响被解释变量。表8-1汇报了互联网嵌入通过社会信任影响农村中老年人健康的微观作用机理。第（1）列表示中介效应测验程序的第二步回归结果，验证互联网嵌入对农村中老年人社会信任选择的影响，无论被解释变量如何变化，在此步骤的回归结果是一致的，因此同样不在后续的中介效应模型中重复赘述。第（2）列是该模型平均边际效应求取，第（3）列是互联网使用时长二次项的函数关系检验，第（4）~（7）列分别表示将解释变量与中介变量纳入同一模型后，互联网嵌入通过社会信任的微观作用机理进而影响农村中老年人自评健康、生理健康及其平均边际效应以及心理健康的具体回归结果。此外，由于自评健康是1~5的五分类变量，因此还需要进一步结切点的估计值求取社会信任对农村中老年人自评健康的平均边际效应，如表8-2所示。在此基础上，根据计算结果绘制了相应的边际效果图，如图8-1所示。

表8-1 社会信任影响机制的实证检验

项目	（1）社会信任	（2）社会信任	（3）社会信任	（4）自评健康	（5）生理健康	（6）生理健康	（7）心理健康
互联网嵌入	0.064***（0.013）	0.025***（0.005）	—	0.029***（0.011）	−0.024*（0.013）	−0.009*（0.005）	−0.137***（0.041）
使用时长	—	—	0.005***（0.001）	—	—	—	—
时长平方	—	—	−0.000 7*（0.000 04）	—	—	—	—

续表

项目	（1）社会信任	（2）社会信任	（3）社会信任	（4）自评健康	（5）生理健康	（6）生理健康	（7）心理健康
社会信任	—	—	—	0.069***（0.020）	-0.069***（0.023）	-0.025***（0.009）	-0.799***（0.076）
个体内在特征							
年龄	-0.057***（0.014）	-0.022***（0.006）	-0.025***（0.005）	-0.071***（0.012）	0.087***（0.015）	0.032***（0.005）	0.068（0.047）
年龄平方	0.000 6***（0.000 1）	0.000 2***（0.000 05）	0.000 2***（0.000 04）	0.000 5***（0.000 1）	-0.000 6***（0.000 1）	-0.000 2***（0.000 04）	-0.000 5（0.000 4）
性别	0.184***（0.029）	0.071***（0.011）	0.072***（0.011）	0.124***（0.025）	-0.168***（0.030）	-0.062***（0.011）	-1.124***（0.097）
最高学历	-0.065**（0.031）	-0.025**（0.012）	-0.022*（0.012）	0.014（0.027）	0.005（0.032）	0.002（0.012）	-0.071（0.105）
配偶陪伴	-0.000 09（0.037）	-0.000 03（0.014）	0.000 4（0.014）	0.016（0.031）	-0.116***（0.038）	-0.043***（0.014）	-1.124***（0.097）
税后月收入	-0.000 3（0.004）	-0.000 1（0.001）	0.001（0.001）	0.027***（0.003）	-0.014***（0.004）	-0.005***（0.001）	-0.066***（0.012）
频繁饮酒	0.090***（0.033）	0.035***（0.013）	0.033***（0.013）	0.199***（0.028）	-0.232***（0.033）	-0.085***（0.012）	-0.355***（0.107）
吸烟	-0.070**（0.031）	-0.027**（0.012）	-0.027**（0.012）	0.126***（0.026）	-0.139***（0.031）	-0.051***（0.011）	0.146（0.101）
午休习惯	-0.022（0.024）	-0.009（0.009）	-0.012（0.009）	-0.069***（0.020）	0.086***（0.024）	0.031***（0.009）	0.073（0.079）
锻炼频率	-0.007**（0.003）	-0.003**（0.001）	-0.002*（0.001）	0.011***（0.003）	0.005（0.003）	0.002（0.001）	-0.064***（0.011）
家庭资源禀赋							
外出务工	0.005（0.038）	0.002（0.001）	-0.009（0.013）	0.031（0.033）	-0.017（0.039）	-0.006（0.014）	0.088（0.127）
个体经营	0.049（0.064）	0.019（0.025）	0.009（0.024）	0.108**（0.054）	-0.100（0.066）	-0.037（0.024）	-0.206（0.210）

项目	（1）社会信任	（2）社会信任	（3）社会信任	（4）自评健康	（5）生理健康	（6）生理健康	（7）心理健康
家庭资源禀赋							
收入层级	0.004 （0.011）	0.002 （0.004）	0.003 （0.004）	0.147*** （0.009）	−0.094*** （0.011）	−0.035*** （0.004）	−0.326*** （0.036）
社会地位	0.020* （0.011）	0.008* （0.004）	0.011*** （0.004）	0.079*** （0.009）	−0.013 （0.012）	−0.005 （0.004）	−0.267*** （0.037）
社区外部环境							
经济水平	−0.010 （0.009）	−0.004 （0.003）	−0.006* （0.003）	0.026*** （0.007）	−0.032*** （0.009）	−0.012*** （0.003）	−0.152*** （0.028）
医疗保险	−0.175* （0.104）	−0.068* （0.040）	−0.011 （0.039）	0.239*** （0.088）	−0.373*** （0.106）	−0.137*** （0.039）	−1.920*** （0.344）
养老保险	−0.256** （0.121）	−0.099** （0.047）	−0.033 （0.043）	0.157 （0.102）	−0.328*** （0.124）	−0.121*** （0.046）	−0.313 （0.397）
空气污染	−0.096 （0.247）	−0.037 （0.096）	−0.054 （0.093）	−1.301*** （0.211）	2.962*** （0.286）	1.089*** （0.104）	6.388*** （0.806）
截距项	1.842*** （0.524）	—	1.112*** （0.168）		−3.054*** （0.567）		19.174*** （1.707）
F检验	—		10.78				36.95
LR检验	376.76	—	—	1 579.40	1 179.39		—
Wald检验	368.16	—	—	1 548.05	1 099.38		—
省份固定效应	YES	YES	YES	YES	YES	YES	YES
Pseudo R^2	0.021 8	—	0.015 4	0.042 2	0.068 3	—	0.125 5
N	12 517	12 517	12 522	12 517	12 521	12 521	12 277

注：*表示在10%的统计水平上显著，**表示在5%的统计水平上显著，***表示在1%的统计水平上显著。

表8-2　社会信任对自评健康影响的平均边际效应

解释变量	$Y=1$	$Y=2$	$Y=3$	$Y=4$	$Y=5$
社会信任	−0.021*** （0.006）	−0.004*** （0.001）	0.006*** （0.002）	0.006*** （0.002）	0.013*** （0.004）

注：***表示在1%的统计水平上显著。

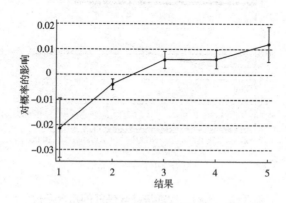

图8-1　社会信任对自评健康影响的平均边际效果图

第（1）、第（2）列是互联网嵌入与控制变量对中介变量社会信任的影响及其平均边际效应的计算，结果显示影响系数为0.064且在1%的统计水平上高度显著，表明互联网嵌入有助于提升农村中老年人的社会信任感知，具体而言，相较于不使用互联网的农村中老年人，使用互联网的农村中老年人倾向于认为"大多数人是可以信任的"概率会提高2.5%。但同时值得注意的是，引入年龄平方的变量后，年龄的影响系数转变为正，这意味着农村中老年人的社会信任水平与年龄呈现先降后升的"U"型函数关系。为了排除伪"U"型函数关系，进一步利用Utest命令进行验证，计算得到极值点为49.594 24，完全落在受访农村中老年人的年龄分布范围45~95岁，同时，T值为3.96，P值为0.000 0，表明可以在1%的统计水平上拒绝"不是倒U型曲线"的原假设。此外，结果中的slope在区间内存在负号，因此，论证了年龄与自评健康取值并非是简单的线性关系，而是随年龄增长而呈现先升后降的倒"U"型关系。在此基础上，通过函数求导可得拐点值为55岁，并进一步求取了年龄及年龄平方的边际效应。具体而言，农村中老年人在45~55岁的社会信任水平与年龄保持负相关关系，在此年龄区间内年龄每增加一个标准差，农村中老年人倾向于认为"大多数人是可以信任的"概率将会下降2.2%，但是超过55岁的临界点后，年龄的增长则反而会提升农村中老年人的社会信任水平，年龄每增加一个标准差，农村中老年人倾向于认为"大多数人是可以信任的"的概率将会提高0.02%。农村中老年人年龄的二次项与社会信任的拟合函数如图8-2所示。

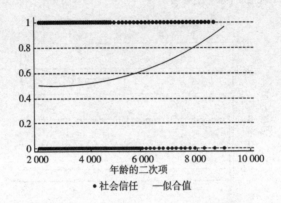

图8-2　年龄二次项与社会信任的拟合函数

为了观测互联网使用时长与农村中老年人社会信任是否同样存在非线性函数关系，进一步引入了互联网使用时长二次项与农村中老年人社会信任的模型回归结果，如第（3）列所示。由结果可知，引入互联网使用时长二次项变量后，互联网使用时长二次项的影响系数转变为负，这意味着农村中老年人的社会信任水平与互联网使用时长呈现先升后降的倒"U"型函数关系。为了排除伪"U"型函数关系，进一步利用Utest命令进行验证，计算得到极值点为34.843 65，完全落在受访农村中老年人的年龄分布范围[0.1~84]之内，同时，T值为1.87，P值为0.030 6，表明可以在1%的统计水平拒绝"不是倒U型曲线"的原假设。此外，结果中的slope在区间内存在负号，因此，论证了互联网使用时长二次项与农村中老年人取值并非是简单的线性关系，而是随互联网使用时长的持续增加而呈现先升后降的倒"U"型关系。在此基础上，通过函数求导可得拐点值为35.244h/周，并进一步求取了使用时长及使用时长二次项的边际效应。具体而言，农村中老年人的互联网使用时长控制在0.1~35.244h/周之内时社会信任水平与年龄保持正相关关系，在此使用时长区间内互联网使用时长每增加一个标准差，农村中老年人倾向于认为"大多数人是可以信任的"概率将会提高0.5%，但是超过35.244h/周的临界点后，互联网使用时长的增加则反而会弱化农村中老年人的社会信任水平，互联网使用时长每增加一个标准差，农村中老年人倾向于认为"大多数人是可以信任的"的概率将会下降0.007%。农村中老年人互联网使用时长二次项与社会信任的拟合函数如图8-3所示。

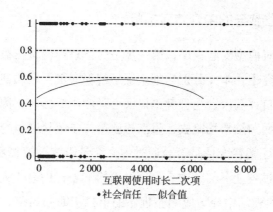

图8-3　互联网使用时长二次项与社会信任拟合函数

第（4）列表示互联网嵌入对农村中老年人自评健康的社会信任中介效应检验，回归结果显示互联网嵌入与社会信任的影响系数分别为0.029、0.069且均在1%的统计水平上显著为正，验证了互联网嵌入会通过社会信任的中介作用影响农村中老年人的自评健康。具体而言，相较于喜欢怀疑他人的农村中老年人而言，喜欢信任他人的农村中老年人自评为不健康、一般的概率分别下降2.1%、0.4%，自评健康为比较健康、很健康、非常健康的概率将分别提高0.6%、0.6%、1.3%，并且，以上边际效应均在1%的统计水平上高度显著。第（5）、第（6）列表示互联网嵌入对农村中老年人生理健康障碍感知影响的社会信任的中介效应检验及其平均边际效应计算，回归结果显示互联网嵌入与社会信任的影响系数分别为-0.024、-0.069且二者分别在10%与1%的统计水平上显著为正，验证了互联网嵌入会通过社会信任的中介作用而负向作用于农村中老年人的生理健康障碍感知。具体而言，相较于喜欢怀疑他人的农村中老年人而言，喜欢信任他人的农村中老年人遭遇生理健康障碍感知的概率会下降6.9%。第（7）列表示互联网嵌入对农村中老年人心理健康的社会信任中介效应检验，回归结果显示了互联网嵌入与社会信任的影响系数分别为−0.137、−0.799且均在1%的统计水平上显著为正，验证了互联网嵌入会通过社会信任的中介作用而缓解农村中老年人的抑郁程度，进而正向促进心理健康水平。具体而言，相较于喜欢怀疑他人的农村中老年人而言，喜欢信任他人的农村中老年人抑郁程度会缓解79.9%。

8.1.2 就业参与的中介效应检验

根据中介效应模型测验程序，第一步是验证解释变量与被解释变量的相关性，在前文的研究中，本文分别详细论证了解释变量互联网嵌入及其分项指标对农村中老年人自评健康、生理健康以及心理健康的影响，因此，在此章节，本文对于第一步回归结果均略去，重点检验第二步解释变量与中介变量的相关性以及第三步验证解释变量是否会通过中介变量影响被解释变量。表8-3汇报了互联网嵌入通过就业参与的中介作用进而影响农村中老年人健康的微观作用机理。第（1）列表示中介效应测验程序的第二步回归结果，验证互联网嵌入对农村中老年人就业参与的影响，无论被解释变量如何变化，在此步骤的回归结果是一致的，因此不再重复赘述。第（2）列是该模型平均边际效应求取，第（3）～（6）列分别表示将解释变量与中介变量纳入同一模型后，互联网嵌入通过就业参与的微观作用机理进而影响农村中老年人自评健康、生理健康及其平均边际效应以及心理健康的具体回归结果。此外，由于自评健康是1-5的五分类变量，因此需要进一步结切点的估计值求取就业参与对农村中老年人自评健康的平均边际效应，如表8-4所示。在此基础上，根据计算结果绘制了相应的平均边际效果图，如图8-4所示。

表8-3 就业参与影响机制的实证检验

项目	（1）就业参与	（2）就业参与	（3）自评健康	（4）生理健康	（5）生理健康	（6）心理健康
互联网嵌入	0.044** （0.019）	0.010** （0.004）	0.029*** （0.011）	−0.025* （0.013）	−0.009* （0.005）	−0.157*** （0.041）
就业参与	—	—	0.325*** （0.027）	−0.173*** （0.032）	−0.063*** （0.012）	−0.314*** （0.103）

续表

项目	（1）就业参与	（2）就业参与	（3）自评健康	（4）生理健康	（5）生理健康	（6）心理健康
年龄	0.046** （0.019）	0.010** （0.004）	−0.084*** （0.012）	0.094*** （0.015）	0.035*** （0.005）	0.095** （0.047）
年龄平方	−0.000 7*** （0.000 1）	−0.000 2*** （0.000 03）	0.000 6*** （0.000 1）	−0.000 6*** （0.000 1）	−0.000 2*** （0.000 04）	−0.000 8** （0.000 4）
性别	0.262*** （0.036）	0.059*** （0.008）	0.109*** （0.025）	−0.162*** （0.030）	−0.059*** （0.011）	−1.158*** （0.098）
最高学历	0.028 （0.039）	0.006 （0.009）	0.010 （0.027）	0.009 （0.032）	0.003 （0.012）	−0.041 （0.105）
配偶陪伴	0.269*** （0.041）	0.061*** （0.009）	−0.012 （0.032）	−0.101*** （0.038）	−0.037*** （0.014）	−1.632*** （0.122）
税后月收入	0.113*** （0.004）	0.026*** （0.001）	0.018*** （0.003）	−0.009** （0.004）	−0.003** （0.001）	−0.057*** （0.013）
频繁饮酒	0.179*** （0.045）	0.041*** （0.010）	0.191*** （0.028）	−0.228*** （0.033）	−0.084*** （0.012）	−0.375*** （0.108）
吸烟	0.168*** （0.040）	0.038*** （0.009）	0.116*** （0.026）	−0.133*** （0.031）	−0.049*** （0.011）	−0.172* （0.101）
午休习惯	−0.020 （0.029）	−0.005 （0.007）	−0.068*** （0.020）	0.085*** （0.024）	0.031*** （0.009）	0.070 （0.079）
锻炼频率	−0.022*** （0.004）	−0.005*** （0.001）	0.013*** （0.003）	0.005 （0.003）	0.002 （0.001）	−0.064*** （0.011）
家庭资源禀赋						
外出务工	−0.062 （0.046）	−0.014 （0.010）	0.036 （0.033）	−0.020 （0.039）	−0.007 （0.014）	0.083 （0.127）
个体经营	0.102 （0.079）	0.023 （0.018）	0.102* （0.054）	−0.099 （0.066）	−0.036 （0.024）	−0.214 （0.211）
收入层级	0.148*** （0.013）	0.034*** （0.003）	0.136*** （0.009）	−0.088*** （0.011）	−0.032*** （0.004）	−0.318*** （0.036）
社会地位	−0.015 （0.013）	−0.003 （0.003）	0.082*** （0.010）	−0.015 （0.012）	−0.005 （0.004）	−0.281*** （0.037）

项目	（1）就业参与	（2）就业参与	（3）自评健康	（4）生理健康	（5）生理健康	（6）心理健康
社区外部环境						
经济水平	-0.083***（0.010）	-0.019***（0.002）	0.033***（0.007）	-0.035***（0.009）	-0.013***（0.003）	-0.155***（0.028）
医疗保险	0.052（0.125）	0.012（0.028）	0.234***（0.088）	-0.368***（0.106）	-0.135***（0.039）	-1.884***（0.345）
养老保险	0.218（0.145）	0.049（0.033）	0.132（0.102）	-0.315**（0.124）	-0.116**（0.046）	-0.220（0.399）
空气污染	0.949***（0.309）	0.215***（0.070）	-1.391***（0.212）	3.028***（0.288）	1.112***（0.104）	6.485***（0.809）
截距项	-0.624（0.674）	—	—	-3.199***（0.488）	—	18.209***（1.416）
F检验	—					34.57
LR检验	3 396.31	—	1 712.78	1 199.73	—	—
Wald检验	2 627.72	—	1 671.79	1 116.23	—	—
省份固定效应	YES	YES	YES	YES	YES	YES
Pseudo R^2	0.250 8	—	0.045 7	0.069 4	—	0.118 2
N	12 517	12 517	12 522	12 521	12 521	12 277

注：*表示在10%的统计水平上显著，**表示在5%的统计水平上显著，***表示在1%的统计水平上显著。

表8-4　就业参与对自评健康影响的平均边际效应

解释变量	$Y=1$	$Y=2$	$Y=3$	$Y=4$	$Y=5$
社会信任	-0.100***（0.008）	-0.018***（0.002）	0.028***（0.002）	0.030***（0.003）	0.059***（0.005）

注：***表示在1%的统计水平上显著。

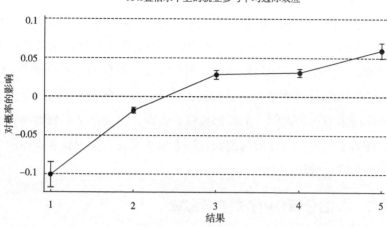

图8-4　就业参与对自评健康影响的平均边际效果图

第（1）、第（2）列是互联网嵌入与控制变量对中介变量就业参与的影响及其平均边际效应计算，结果显示影响系数为0.044且在5%的统计水平上高度显著，表明了互联网嵌入有助于促进农村中老年人的就业参与，具体而言，相较于不使用互联网的农村中老年人，使用互联网的农村中老年人实现就业参与的概率将会提高1%。虽然在引入年龄平方变量后，影响系数转变为负，但是该结论未通过Utest检验，这意味着年龄与就业参与的凸型函数关系仅是发生在总体函数中的某一段，不是真正意义上的"U"型函数曲线。第（3）列表示互联网嵌入对农村中老年人自评健康的就业参与中介效应检验，回归结果显示互联网嵌入与就业参与的影响系数分别为0.029、0.325且均在1%的统计水平上显著为正，验证了互联网嵌入会通过就业参与的中介作用影响农村中老年人的自评健康。具体而言，相较于未实现就业参与的农村中老年人而言，实现就业参与的农村中老年人自评为不健康、一般的概率将分别下降10%、1.8%，自评健康为比较健康、很健康、非常健康的概率将分别提高2.8%、3%、5.9%，并且，以上边际效应均在1%的统计水平上高度显著。

第（4）、第（5）列表示互联网嵌入对农村中老年人生理健康障碍感知影响的就业参与中介效应检验及其平均边际效应计算，回归结果显示互联网嵌入与就业参与的影响系数分别为-0.025、-0.173且二者分别在10%与1%的统计水平上显著为正，验证了互联网嵌入会通过就业参与的中介作用而负向作用于农村中老年人的生理健康障碍感知。具体而言，相较于未实现就业参与的农村中老年人而言，实现就业参与的农村中老年人遭遇生理健康障碍感知的概率将会下降0.9%。第（6）列表示互联网嵌入对农村中老年人心理健康的就业参与中介效应检验，回归结果显示互联网嵌入与就业参与的影响系数分别为–0.157、–0.314且均在1%的统计水平上显著为正，验证了互联网嵌入会通过就业参与的中介作用而缓解农村中老年人的抑郁程度，进而正向促进了心理健康水平。具体而言，相较于未实现就业参与的农村中老年人而言，实现就业参与的农村中老年人抑郁程度会缓解15.7%。

8.1.3 KHB分解：中介效应贡献率

前文基于中介效应模型的分析结果表明，社会信任及就业参与是互联网使用影响农村中老年人生理健康、心理健康以及生理健康的微观作用机理。然而，针对Ordered Probit及Probit等非线性模型，传统的中介效应模型所得的估计结果涵盖了混杂效应与标尺效应，为了获得更加准确的中介效应量，本文将选取KHB方法，并进一步将总效应分解为直接效应与间接效应的贡献率，需要说明的是，为了便于结果读取，在此将自评健康的五分类有序变量合并为二分类变量。

8.1.3.1 社会信任与就业参与对自评健康影响的KHB分解

由表8–5可知，当中介变量为社会信任时，互联网嵌入对农村中老年人自评健康影响的总效应为0.039且通过1%的显著性检验，直接效应为0.037，通过1%的显著性检验，通过社会信任的间接效应为0.002，通过1%的显著性检验，为了便于解释结果，进一步求取平均局部效应，对应的值分别为0.012、0.011、0.001，这意味着平均而言，互联网嵌入有助于农村中老年人自评健康为健康的概率将提高3.9%，在对社会信任进行控制后，平均降幅下降0.1%，互联网嵌入能够提高农村中老年人的社会信任水平，进而转化为更高0.1%的自评健康为健康的概率。当中介变量为就业参与时，互联网嵌入对农村中老年人生理健康影响的总效应为0.044且通过1%的显著性检验，直接效应为0.043，通过1%的显著性检验，就业参与的间接效应为0.001，通过1%的显著性检验，为了便于解释结果，进一步求取平均局部效应，对应的值分别为0.014、0.013、0.001，这意味着平均而言，互联网嵌入有助于农村中老年人自评健康为健康的概率将提高3.3%，在对就业参与进行控制后，平均降幅下降0.1%，换言之，互联网嵌入能够促进农村中老年人就业参与，进而转化为更高0.1%的自评健康为健康的概率。

表8-5 中介变量对自评健康影响的KHB分解

中介变量	效应类型	系数	标准误	Z值	APE	混杂比率	混杂百分比
社会信任	总效应	0.039***	0.010	3.71	0.012	1.058	5.45
	直接效应	0.037***	0.010	3.50	0.011	——	——
	间接效应	0.002***	0.000 7	3.16	0.001	——	——
就业参与	总效应	0.044***	0.010	4.09	0.014	0.968	3.34
	直接效应	0.043***	0.010	4.23	0.013	——	——
	间接效应	0.001***	0.000 8	1.67	0.001	——	——

注：***表示在1%的统计水平上显著。

8.1.3.2 社会信任与就业参与对生理健康影响的KHB分解

由表8-6可知，当中介变量为社会信任时，互联网嵌入对农村中老年人生理健康影响的总效应为-0.029且通过1%的显著性检验，直接效应为-0.027，通过5%的显著性检验，通过社会信任的间接效应为-0.002，通过1%的显著性检验，为了便于解释结果，进一步求取平均局部效应，对应的值分别为-0.011、0.010、-0.000 7，这意味着平均而言，互联网嵌入有助于农村中老年人遭遇生理健康障碍感知的概率将降低1.1%，在对社会信任进行控制后，平均降幅下降0.1%，互联网嵌入能够提高农村中老年人的社会信任水平，进而转化为更高0.1%的生理健康障碍感知规避概率。当中介变量为就业参与时，互联网嵌入对农村中老年人生理健康影响的总效应为-0.033且通过5%的显著性检验，直接效应为-0.030，通过5%的显著性检验，就业参与的间接效应为-0.002，通过5%的显著性检验，为了便于解释结果，进一步求取平均局部效应，对应的值分别为-0.015、0.013、-0.002，这意味着平均而言，互联网嵌入有助于农村中老年人遭遇生理健康障碍感知的概率降低3.3%，在对就业参与进行控制后，平均降幅下降0.2%，换言之，互联网嵌入能够促进农村中老年人就业参与，进而转化为更高0.2%的生理健康障碍感知规避概率。

表8-6 中介变量对生理健康影响的KHB分解

中介变量	效应类型	系数	标准误	Z值	APE	混杂比率	混杂百分比
社会信任	总效应	-0.029**	0.013	-2.32	-0.011	1.069	6.47
	直接效应	-0.027**	0.013	-2.17	-0.010	—	—
	间接效应	-0.002***	0.001	0.008	-0.001	—	—
就业参与	总效应	-0.033**	0.012	-2.40	-0.015	0.976	2.41
	直接效应	-0.030**	0.012	-2.46	-0.013	—	—
	间接效应	-0.003**	0.000 4	2.00	-0.002	—	—

注：**表示在5%的统计水平上显著。

8.1.3.3 社会信任与就业参与对心理健康影响的KHB分解

由表8-7可知，当中介变量为社会信任时，互联网嵌入对农村中老年人心理健康影响的总效应为-0.170且通过1%的显著性检验，直接效应为-0.145，通过1%的显著性检验，通过社会信任的间接效应为-0.025，通过1%的显著性检验，这意味着互联网嵌入有助于农村中老年人抑郁水平降低2.5%。当中介变量为就业参与时，互联网嵌入对农村中老年人生理健康影响的总效应为-0.164且通过1%的显著性检验，直接效应为-0.147，通过1%的显著性检验，就业参与的间接效应为-0.017，通过10%的显著性检验，这意味着互联网嵌入有助于农村中老年人抑郁水平的概率降低1.7%。

表8-7 中介变量对心理健康影响的KHB分解

中介变量	效应类型	系数	标准误	Z值	混杂比率	混杂百分比
社会信任	总效应	-0.170***	0.041	-4.18	1.170	14.53
	直接效应	-0.145***	0.041	-3.57	—	—
	间接效应	-0.025***	0.005	-5.43	—	—
就业参与	总效应	-0.164***	0.042	-3.96	0.989	1.14
	直接效应	-0.147***	0.042	-4.00	—	—
	间接效应	-0.017*	0.001	-1.80	—	—

注：*表示在10%的统计水平上显著，***表示在1%的统计水平上显著。

8.1.3.4 中介贡献：互联网嵌入对农村中老年人健康影响的KHB分解

进一步对社会信任与就业参与的中介效应占比进行分解，由表8-8可知，互联网嵌入通过社会信任与就业参与对农村中老年人自评健康影响的中介效应贡献率与总效应贡献率分别为5.41%、5.13%和2.27%、2.33%，互联网嵌入通过社会信任与就业参与对农村中老年人生理健康影响的中介效应贡献率与总效应贡献率分别为5.4%、6.7%和10%、9.09%，互联网嵌入通过社会信任与就业参与对农村中老年人心理健康影响的中介效应贡献率与总效应贡献率分别为17.24%、14.71%和11.56%、10.37%。

表8-8 互联网嵌入对农村中老年人健康影响的KHB分解

被解释变量	中介变量	间接效应占比	总效应占比
自评健康	社会信任	5.41	5.13
	就业参与	2.27	2.33
生理健康	社会信任	5.4	6.7
	就业参与	10	9.09
心理健康	社会信任	17.24	14.71
	就业参与	11.56	10.37

8.1.4 中介变量的内生性问题克服

受限于生活环境、认知水平及行动能力等因素的约束，中老年人入网时间远远滞后于青少年，此外，长期的城乡二元分割体制更是导致农村身处"数字鸿沟"的弱势地位，因此，对于大多数农村中老年人而言，互联网仍然是一种相对新鲜的事物，会率先尝试使用互联网的农村中老年人相较之下更具冒险精神，社会信任水平更高。此外，使用互联网的农村中老年人就业信息来源渠道更加多元化，信息时效性的保障意味着非农就业的空间更为广阔，而就业参与意愿更为强烈的农村中老年人往往具备更高的技能与学习主动性，因此倾向于率先使用互联网。即互联网嵌入与农村中老年人社会信任及就业参与可能由于某种无法观测的因素干扰而导致反向因果关系，换言之，前文的中介效应检验虽然验证了互联网嵌入会通过，但中介效应模型只表明中介变量在基准回归中发挥了传导作用，而在中介效应模型第二步中解释变量与中介变量的相关性仍然存在内生性问题，因此有必要对此进行稳健性检验。

表8-9汇报了Ⅳ–Probit模型的内生性问题检验结果，第（1）列被解释变量为社区互联网普及率，被解释变量为互联网嵌入，作为Ⅳ–Probit两阶段回归模型的第一阶段结果，检验社区互联网普及率与互联网嵌入的相关性，由于解释变量已设定为互联网嵌入，因此，即使被解释变量动态变化，但第一阶段的结果是一致的。第（2）、第（3）列的被解释变量依次为中介变量社会信任与就业参与。

表8-9　互联网嵌入对中介变量的内生性问题克服

项目	（1）第一阶段	（2）第二阶段	（3）第二阶段
	互联网嵌入	社会信任	就业参与
互联网嵌入	—	0.081* （0.049）	0.338*** （0.069）
互联网普及率	1.724*** （0.061）	—	—
截距项	6.241*** （0.354）	2.029*** （0.609）	2.238** （0.966）
省份固定效应	YES	YES	YES
调整后R^2	0.228 0		
F检验	191.80		
Wald检验	8.44		35.15
Wald检验P值	0.003 7		0.000 0
N	12 273		

注：*表示在10%的统计水平上显著，**表示在5%的统计水平上显著，***表示在1%的统计水平上显著。

由表8-9可知，当解释变量为互联网嵌入时，在第一阶段回归中，社区互联网普及率的影响系数为1.663且在1%的统计水平上显著为正，即互联网嵌入与社区互联网普及率显著相关。这一方面表明模型中未纳入的遗漏变量在提升农村中老年人社会信任水平及增加就业参与概率的同时也会促进农村中老年人的互联网使用意愿；另一方面也意味着基于Ⅳ-Probit模型得到的结果将与前文的Probit模型存在明显的不一致。同时，F统计量为191.80，远远超过了Stock&Yogo（2005）提供的检验临界点16.38，验证了工具变量社区互联网普及率对于互联网嵌入具有较强的解释力。当被解释变量为农村中老年人社会信任水平时，在第二阶段回归中，Wald检验结果为8.44，其P值为0.003 7，因此可以在1%的统计水平上认为互联网嵌入为内生变量。此外，模型估计结果显示利用工具变量缓解内生性问题后，互联网嵌入对于农村中老年人社会信任水平的影响系数达到了0.081且在10%的统计水平上显著，表明由于一般的Probit模型忽略了互联网使用的内生性，因此低估了互联网嵌入对农村中老年人社会信任水平提升的影响。当被解释变量为农村中老年人就业参与时，第二阶段回归中，Wald检验结果为35.15，其P值为0.000 0，因此可以在1%的统计水平上认为互联网嵌入为内生变量。此外，模型估计结果显示利用工具变量缓解内生性问题后，互联网嵌入对农村中老年人就业参与的影响系数为0.338且在1%的统计水平上高度显著，表明由于一般的Probit模型忽略了互联网嵌入的内生性，因此互联网嵌入对农村中老年人就业参与的影响被低估了。

8.1.5 稳健性检验

为了进一步校对解释变量对中介变量影响的稳健性，引入Rubin提出倾向得分匹配法以求取更加准确的互联网嵌入对农村中老年人社会信任及就业参与影响的净效应，由于倾向得分匹配（PSM）是针对二值离散型的解释变量，并且此节中聚焦于互联网使用对农村中老年人社会信任及就业参与的影响，因此，解释变量选取是否使用互联网的二值变量替代互联网嵌入，此外，被解释变量仍为农村中老年人社会信任及就业参与。

8.1.5.1 共同支持域假设检验

运用PSM得到的结果的科学性与可靠性建立在数据质量保障的基础之上，本研究首先根据解释变量含义采用Logistic模型估计倾向得分，其次，分别利用K近邻匹配、卡尺匹配、卡尺内的k近邻匹配、核匹配以及局部线性回归匹配共计五种方法进行样本匹配，同时，考虑到本研究的样本容量十分可观，为了更好地匹配样本在k近邻匹配时选择了一对一的有放回匹配。为了直观地衡量匹配数据的质量，本文首先分别绘制了匹配前后的处理组与控制组的核密度函数图，如图8-5所示。其次，对以上五种匹配方式的样本损失结果进行统计，如表8-10所示。由于社会信任与就业参与的样本匹配结果保持一致，因此，对PSM匹配结果、平衡性检验共同汇报一次。

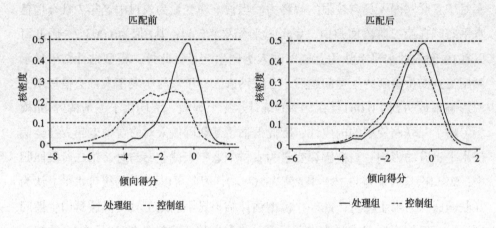

图8-5　样本匹配前后的核密度图变化

表8-10　样本匹配结果

匹配方式	组别	未匹配样本	匹配样本	总计
K近邻匹配	处理组	93	9 839	9 932
	控制组	0	2 590	2 590
半径匹配	处理组	93	9 839	9 932
	控制组	0	2 590	2 590
卡尺内的K近邻匹配	处理组	93	9 839	9 932
	控制组	1	2 589	2 590
核匹配	处理组	93	9 839	9 932
	控制组	0	2 590	2 590
局部线性匹配	处理组	93	9 839	9 932
	控制组	0	2 590	2 590

由图8-5可知，在匹配之前，使用互联网与不使用互联网的农村中老年人样本特征存在明显的异质性，处理组与控制组的核密度曲线重合度较低，表明了共同支持域有限，但是，通过匹配后处理组与控制组的核密度函数重合度得到明显的提升，表明了共同支持域实现了外延，即数据质量已能够满足PSM的运用。此外，PSM匹配结果表明，针对控制组，五种匹配方式均损失了93个样本，针对处理组，除了卡尺内的k近邻匹配损失了1个样本，其余匹配方式均保留了所有样本，相较于匹配的样本容量，损失样本基本可忽略不计，这意味着本研究的PSM匹配结果良好。

8.1.5.2 数据样本匹配的平衡性检验

前文分析验证匹配后的数据通过PSM的共同支持域假设，在进行PSM处理效应结果估计之前，进一步考察该匹配结果是否较好地平衡了数据，平衡性检验结果如表8-11所示。在此基础上，根据结果绘制了相应的变量标准化偏差图与倾向得分共同取值范围直方图，如图8-6和图8-7所示。

表8-11 平衡性检验

变量	样本	均值		标准偏差（%）	偏差缩减的绝对值（%）	差异性t检验	
		处理组	控制组			T值	P值
年龄	匹配前	51.942	60.668	−108.8	—	−44.20***	0.000
	匹配后	51.942	51.821	1.5	98.6	0.72	0.473
性别	匹配前	0.560 62	0.473 12	17.6	—	7.95***	0.000
	匹配后	0.560 62	0.554 83	1.2	93.4	0.42	0.675
最高学历	匹配前	0.129 34	0.77 73	12.6	—	6.39***	0.000
	匹配后	0.129 34	0.133 59	−1.0	91.8	−0.32	0.746
婚姻状态	匹配前	0.933 98	0.859 24	24.7	—	10.27***	0.000
	匹配后	0.933 98	0.936 29	−0.8	96.9	−0.34	0.735
税后月收入	匹配前	5.204 5	3.984 8	36.3	—	16.63***	0.000
	匹配后	5.204 5	5.280 2	−2.3	93.8	−0.83	0.407
频繁饮酒	匹配前	0.197 68	0.171 67	6.7	—	3.09***	0.002
	匹配后	0.197 68	0.193 44	1.1	83.7	0.39	0.700

变量	样本	均值		标准偏差（%）	偏差缩减的绝对值（%）	差异性t检验	
		处理组	控制组			T值	P值
吸烟	匹配前	0.349 81	0.295 61	11.6	—	5.33***	0.000
	匹配后	0.349 81	0.342 08	1.7	85.8	0.58	0.559
午休习惯	匹配前	0.597 68	0.558 2	8.0	—	3.61***	0.000
	匹配后	0.597 68	0.588 42	1.9	76.5	0.68	0.497
锻炼频率	匹配前	2.939 8	2.511 7	12.6	—	5.60***	0.000
	匹配后	2.939 8	2.714 7	6.6	47.4	2.35**	0.019
外出务工	匹配前	0.161 39	0.142 67	5.2	—	2.40**	0.016
	匹配后	0.161 39	0.157 14	1.2	77.3	0.42	0.676
个体经营	匹配前	0.035 52	0.034 23	0.7	—	0.32	0.749
	匹配后	0.355 2	0.031 66	2.1	−199.7	0.77	0.441
收入层级	匹配前	2.873 7	2.914 4	−3.5	—	−1.52	0.129
	匹配后	2.873 7	2.842 9	2.7	24.1	1.01	0.315
社会地位	匹配前	3.140 2	3.334 1	−3.5	—	−1.52	0.129
	匹配后	3.140 2	3.130 5	0.8	95.0	0.31	0.754
经济水平	匹配前	2.645 6	2.290 5	21.9	—	10.57***	0.000
	匹配后	2.645 6	2.673 4	−1.7	92.2	−0.54	0.587
医疗保险	匹配前	0.775 43	0.776 8	−1.1	—	−0.52	0.605
	匹配后	0.775 43	0.774 2	1.0	9.8	0.33	0.738
养老保险	匹配前	0.151 04	0.168 86	−16.4	—	−7.28***	0.000
	匹配后	0.151 04	0.150 21	0.8	95.3	0.29	0.771
空气污染	匹配前	0.047 27	0.051 48	−8.8	—	−3.99***	0.000
	匹配后	0.047 27	0.048 25	−2.1	76.7	−0.73	0.465

注：**表示在5%的统计水平上显著，***表示在1%的统计水平上显著。

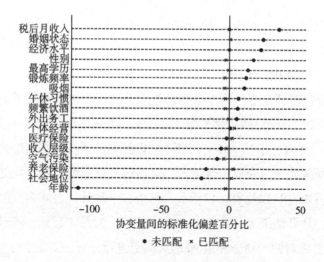

图8-6　倾向得分的共同取值范围

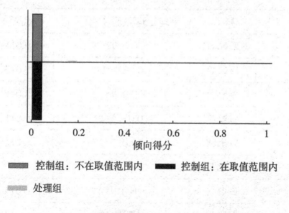

图8-7　匹配前后变量标准化偏差变化

　　由表8-10结合图8-6及图8-7可知，匹配前除个体经营、收入层级、社会地位以及医疗保险参保率四个变量以外，其余控制变量的标准偏差均表现出显著差异的特征，这意味如果直接以此数据样本来比较控制组与处理组的互联网使用对农村中老年人社会信任影响效应将会发生有偏估计问题。但是在经过样本匹配后，标准偏差除养老保险参保率以外均实现了明显的降幅，且最终偏差数值均控制在7%以内且除锻炼频率外，差异性均不再显著，表明控制变量的系统差异通过匹配之后在很大程度上得到了消除，很大程度上减弱了影响农村中老年人社会信任水平的特征变量之间的显著差异性，图8-7的结果也表明处理组全部在共同取值范围内，即良好的匹配效果符合数据平衡性检验的要求。

8.1.5.3 PSM估计结果

前文的分析对匹配后的样本数据质量以及共同支持域进行了充分的论证，在此基础上，进一步利用k近邻匹配（$K=1$）、卡尺匹配（卡尺=0.3）、卡尺内的K近邻匹配（$K=1$，卡尺=0.3）、核匹配以及局限线性回归匹配共计五种方法分别测算互联网使用对农村中老年人社会信任及就业参与的平均处理效应估计结果，整理后如表8-12及表8-13所示。其中，卡尺计算公式为倾向得分标准差的四分之一，计算结果为0.362 586 58接近于4，为保守起见，将卡尺范围定为0.3，这意味着将对倾向得分相差3%的观测值进行一对一匹配。

表8-12　互联网使用对社会信任影响的PSM处理效应

匹配方法	样本	平均处理效应（ATT）	标准误	T值
K近邻匹配	匹配前	0.019*	0.011	1.71
	匹配后	0.063***	0.017	3.66
半径匹配	匹配前	0.019*	0.011	1.71
	匹配后	0.037***	0.011	3.28
卡尺内的K近邻匹配	匹配前	0.019*	0.011	1.71
	匹配后	0.064***	0.017	3.69
核匹配	匹配前	0.019*	0.011	1.71
	匹配后	0.049***	0.013	3.88
局部线性回归匹配	匹配前	0.019*	0.011	1.71
	匹配后	0.050***	0.017	2.89

注：*表示在10%的统计水平上显著，***表示在1%的统计水平上显著。

表8-13　互联网使用对就业参与影响的PSM处理效应

匹配方法	样本	平均处理效应（ATT）	标准误	T值
近邻匹配	匹配前	0.171***	0.009	18.35
	匹配后	0.049***	0.016	3.02

续表

匹配方法	样本	平均处理效应（ATT）	标准误	T值
半径匹配	匹配前	0.171***	0.009	18.35
	匹配后	0.123***	0.011	11.58
卡尺内的K近邻匹配	匹配前	0.171***	0.009	18.35
	匹配后	0.049***	0.016	3.05
核匹配	匹配前	0.171***	0.009	18.35
	匹配后	0.070***	0.012	6.07
局部线性回归匹配	匹配前	0.171***	0.009	18.35
	匹配后	0.069***	0.016	4.28

注：***表示在1%的统计水平上显著。

由表8-12及表8-13可知，基于倾向得分的反事实处理后，社会信任的K近邻匹配、卡尺匹配、卡尺内的k近邻匹配、核匹配以及局限线性回归匹配的估计效果分别为0.063、0.037、0.064、0.049和0.050；就业参与的K近邻匹配、卡尺匹配、卡尺内的k近邻匹配、核匹配以及局限线性回归匹配的估计效果分别为0.049、0.123、0.049、0.070和0.069，并且以上结果均在1%的统计水平上高度显著。同时，卡尺内一对一匹配与简单的一对一匹配结果基本接近，这表明绝大部分的一对一匹配发生在卡尺0.3的范围内，换言之，相距甚远的"近邻"并不存在。进一步地计算五种匹配方法的平均处理效应的算术平均值，得到社会信任与就业参与的估计结果分别为0.050 8、0.072，表明经过对各个控制变量的匹配后平均处理效应与前文的基准回归结果相互呼应，验证了互联网使用确实能够促进农村中老年人社会信任水平的提升以及提高就业参与概率的结论具有较高的稳健性。至此，假说4、假说5、假说6以及假说7均得到了验证。

8.2 异质性分析

至此，本研究已详细论证了互联网嵌入及其分项指标互联网使用、使用时长、信息获取、使用频率、使用认知对农村中老年人自评健康、生理健康以及心理健康的影响，并进一步讨论了社会信任及就业参与在其中发挥的微观作用机理，初步构建了相对清晰的影响机制。但是，由于我国当前仍然处于区域发展不平衡不充分的过渡转型阶段，因此区域之间的公共卫生服务鸿沟以及就业机会差距的问题也客观存在。考虑到以上研究结论主要建立在全样本分析的基础之上，针对异质性的分析略显薄弱，有必要进一步针对不同地区分布以及年龄分层进行影响效应的异质性检验。

8.2.1　基于不同地区分布的异质性分析

作为一种具备浓厚公共产品属性的数字基础设施，规模经济是宽带铺设的首要考虑因素。当宽带信号覆盖范围内互联网用户基数提供的收益能够与基建成本维持均衡时，边际成本递减的实现才具备理论前提，因此，只有当地区内的互联网用户基数不断增加，才能够构造规模报酬递增与边际成本递减同步交织递进的良性发展循环，而对于收入来源匮乏的农村中老年人而言，入网成本下降才是诱导其使用互联网的主要驱动要素之一。由此可见，互联网用户基数及数字基础设施建设水平相辅相成、相互促进，但是，我国幅员辽阔，不同地区的经济发展水平难以一概而论，在经济较发达地区，公共服务水平显然更加完善，而这是否会造成影响效应的区域异质性，则需要进一步检验。有鉴于此，本文依据国家统计局的划分标准，将样本省份所在地划分为东部、中部及西部三个地区，并分别从自评健康、生理健康及心理健康三个视角进行分析。

8.2.1.1　互联网嵌入与社会信任对农村中老年人健康影响的地区异质性检验

在经济学视角下，社会信任是市场交易有序进行的基本保障，能够有效填补政治制度缺位的空白，而市场经济程度越繁荣的地区，也往往更容易催生坚固的社会信任，二者交织缔结、相互催化并形成良性循环。站在国家层面的宏观视角，东中部地区的市场经济程度显然存在差距，并且文化风俗差异意味着非正式制度的约束作用不尽相同，以上因素都不可避免地会左右农村中老年人的社会信任倾向。表8-14汇报了不同地区分布的异质性结果。第（1）~（3）列分别是被互联网嵌入与社会信任对东部、中部和西部地区农村中老年人自评健康的影响的异质性结果。第（4）、第（5）列是互联网嵌入与社会信任对东部地区农村中老年人生理健康影响的基准回归及其平均边际效应。第（6）、第（7）列分别为互联网嵌入与社会信任对中部、西部地区农村中老年人生理

表8-14 社会信任影响机制的地区分布异质性

项目	(1) 自评健康 东部	(2) 自评健康 中部	(3) 自评健康 西部	(4) 生理健康 东部	(5) 生理健康 东部	(6) 生理健康 中部	(7) 生理健康 西部	(8) 心理健康 东部	(9) 心理健康 中部	(10) 心理健康 西部
互联网嵌入	0.027* (0.016)	0.020 (0.021)	0.038** (0.019)	-0.035* (0.020)	-0.013* (0.007)	-0.008 (0.025)	-0.001 (0.023)	-0.104* (0.062)	0.002 (0.081)	-0.291*** (0.075)
社会信任	0.099*** (0.030)	0.009 (0.039)	0.072** (0.034)	-0.167*** (0.036)	-0.062*** (0.013)	0.002 (0.047)	-0.149*** (0.041)	-1.210*** (0.115)	-0.537*** (0.152)	-0.473*** (0.134)
截距项	—	—	—	—	—	-3.102*** (0.932)	-3.566*** (0.885)	19.959*** (2.329)	17.601*** (3.024)	20.730*** (2.863)
F检验	—	—	—	—	—	—	—	23.92	16.09	18.16
LR检验	743.47	403.76	477.04	429.12	—	—	—	—	—	—
Wald检验	728.06	394.79	467.92	399.69	—	—	—	—	—	—
省份固定效应	YES	YES	YES	YES	YES	YES	YES	YES	YES	YES
Pseudo R^2	0.046 8	0.043 7	0.038 8	0.058 7	—	0.057 2	0.064 2	0.124 2	0.111 7	0.111 5
N	5 282	3 066	4 174	5 282	5 282	3 066	4 173	5 173	3 001	4 103

注：*表示在10%的统计水平上显著，**表示在5%的统计水平上显著，***表示在1%的统计水平上显著。

健康影响的基准回归,但是由于该结果不显著,因此暂不汇报平均边际效应。第(8)~(10)列分别为互联网嵌入与社会信任对东部、中部和西部地区农村中老年人心理健康影响的异质性结果。此外,由于自评健康是1~5的五分类变量,需要进一步结合各切点的估计值计算边际效应并绘制相应平均边际效应结果图,如表8-15与图8-8及图8-9所示。

表8-15 社会信任对自评健康影响的地区分布异质性

地区	解释变量	Y=1	Y=2	Y=3	Y=4	Y=5
东部	互联网嵌入	−0.008* (0.005)	−0.002* (0.001)	0.002* (0.001)	0.002* (0.001)	0.005* (0.003)
	社会信任	−0.030*** (0.009)	−0.006*** (0.002)	0.008*** (0.002)	0.009*** (0.003)	0.019*** (0.006)
西部	互联网嵌入	−0.012* (0.006)	−0.002* (0.0009)	0.004* (0.002)	0.004* (0.002)	0.006* (0.003)
	社会信任	−0.023** (0.011)	−0.003** (0.002)	0.007** (0.004)	0.007** (0.003)	0.012** (0.006)

注:*表示在10%的统计水平上显著,**表示在5%的统计水平上显著,***表示在1%的统计水平上显著。

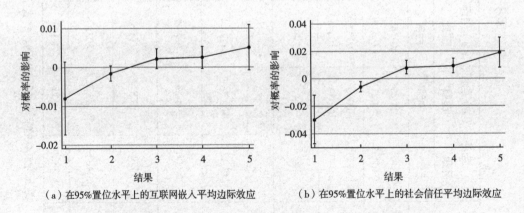

(a)在95%置位水平上的互联网嵌入平均边际效应　　(b)在95%置位水平上的社会信任平均边际效应

图8-8　社会信任影响机制对东部农村中老年人自评健康的异质性

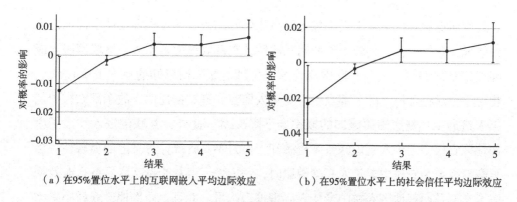

（a）在95%置位水平上的互联网嵌入平均边际效应　　（b）在95%置位水平上的社会信任平均边际效应

图8-9　社会信任影响机制对西部农村中老年人自评健康的异质性

由表8-14结果可知，从全国宏观层面来看，互联网嵌入与社会信任不仅有助于我国农村中老年人自评健康向好的方向发展并抑制心理抑郁程度，同时也有利于农村中老年人规避生理健康障碍感知。当被解释变量为农村中老年人自评健康时，互联网嵌入与社会信任对我国东部、中部及西部地区的农村中老年人均产生了正向影响。针对互联网嵌入，影响效应表现为西部最高、东部次之、中部靠后；针对社会信任，影响效应则表现为东部最高、西部次之、中部靠后。但是，该影响效应在中部地区农村中老年人群体中并不显著。具体而言，针对东部地区农村中老年人，互联网嵌入每提高一个标准差，农村中老年人自评健康为不健康、一般的概率将分别下降0.8%、0.2%，自评健康为比较健康、很健康和非常健康的概率将分别提升0.2%、0.2%和0.5%，相较于社会信任程度较弱的农村中老年人，社会信任程度较高的农村中老年人自评健康为不健康、一般的概率将分别下降3%、0.6%，自评为比较健康、很健康和非常健康的概率将分别提升0.8%、0.9%和1.9%。针对西部地区，互联网嵌入每提高一个标准差，农村中老年人自评为不健康、一般的概率将分别下降1.2%、0.2%，自评健康为比较健康、很健康和非常健康的概率将分别提升0.4%、0.4%和0.6%，相较于社会信任程度较弱的农村中老年人，社会信任程度较高的农村中老年人自评健康为不健康、一般的概率将分别下降2.3%、0.3%，自评健康为比较健康、很健康和非常健康的概率将分别提升0.7%、0.7%和1.2%。

当被解释变量为农村中老年人生理健康时，互联网嵌入通过社会信任的中介效应而抑制农村中老年人生理健康障碍感知的微观作用机理仅在东部地区得到体现。具体而言，相较于不使用互联网的东部农村中老年人，互联网嵌入能够促使东部农村中老年互联网用户遭遇生理健康障碍感知的概率下降1.3%，相对于喜欢怀疑他人的东部农村中老年人而言，喜欢信任他人的东部农村中老年人遭遇生理健康障碍感知的概率会下降6.2%。此外，互联网嵌入加强了中部地区农村中老年人生理健康障碍感知，但是不具备统计意义上的显著性。当被解释变量为农村中老年人心理健康时，一方面，解释变量互联网嵌入有效缓解了东部及西部地区农村中老年人心理抑郁水平。并且，西部地区农村中老年人的影响效应明显大于东部地区。具体而言，与不使用互联网的农村中老年人相比，互联网嵌入能够分别促使东部、西部地区农村中老年人抑郁水平下降10.4%、29.1%。

遗憾的是，对于中部地区农村中老年人而言，互联网嵌入却加剧了农村中老年人的心理健康问题，即使影响效应不具备统计意义上的显著性。另一方面，中介变量社会信任对东部、中部、西部地区农村中老年人抑郁水平均产生了显著的缓解作用，这种影响效应在东部农村中老年人群体中表现得最突出。具体而言，喜欢相信他人的社会信任倾向会促使东部、中部和西部地区农村中老年人抑郁水平下降121%、53.7%和47.3%。以上结果表明互联网嵌入通过社会信任的中介作用进而影响农村中老年人心理健康的微观作用机理主要在东西部地区农村中老年群体中得到体现。

8.2.1.2 互联网嵌入与就业参与对农村中老年人健康影响的地区异质性分析

表8-16第（1）~（3）列分别是被互联网嵌入与就业参与对东部、中部和西部地区农村中老年人自评健康影响的异质性结果。第（4）、第（5）列是互联网嵌入与就业参与对东部地区农村中老年人生理健康影响的基准回归及其平均边际效应。第（6）、第（7）列分别为互联网嵌入与就业参与对中部、西部地区农村中老年人生理健康影响的基准回归，但是由于该结果不显著，因此暂时不汇报平均边际效应。第（8）~（10）列分别为互联网嵌入与就业参与对东部、中部和西部地区农村中老年人心理健康影响的异质性结果。此外，由于自评健康是1~5的五分类变量，需要进一步结合各切点的估计值计算边际效应并绘制相应的平均边际效应结果图，如表8-17与图8-10及图8-11所示。

表8-16 就业参与影响机制的地区分布异质性

| 项目 | （1）自评健康 | （2）自评健康 | （3）自评健康 | （4）生理健康 | （5）生理健康 | （6）生理健康 | （7）生理健康 | （8）心理健康 | （9）心理健康 | （10）心理健康 |
	东部	中部	西部	东部	东部	中部	西部	东部	中部	西部
互联网接入	0.028*	0.017	0.041**	-0.039*	-0.014*	0.009	-0.005	-0.139**	-0.005	-0.302***
	(0.016)	(0.021)	(0.019)	(0.019)	(0.007)	(0.025)	(0.023)	(0.063)	(0.081)	(0.075)
就业参与	0.300***	0.352***	0.349***	-0.167***	-0.062***	-0.208***	-0.136**	-0.255*（	-0.629***	-0.326*
	(0.040)	(0.055)	(0.049)	(0.047)	(0.018)	(0.065)	(0.059)	0.153)	(0.207)	(0.175)
截距项	—	—	—	-3.096***	—	-3.109***	-3.769***	18.323***	17.077***	20.127***
				(0.760)		(0.932)	(0.084)	(2.348)	(3.023)	(2.865)
F检验	—	—	—	—	—	—	—	20.11	15.95	17.82
LR检验	788.66	455.32	521.90	420.15	—	252.86	355.65	—	—	—
Wald检验	770.00	433.80	508.84	391.64	—	237.58	334.08	—	—	—
省份固定效应	YES	YES	YES	YES	YES	YES	YES	YES	YES	YES
Pseudo R^2	0.049 7	0.048 2	0.042 4	0.057 5	—	0.059 7	0.062 8	0.105 7	0.110 8	0.109 5
N	5 282	3 066	4 174	5 282	5 282	3 066	4 173	5 173	3 001	4 103

注：*表示在10%的统计水平上显著，**表示在5%的统计水平上显著，***表示在1%的统计水平上显著。

表8-17　就业参与影响机制对自评健康影响的地区分布异质性

地区	解释变量	Y=1	Y=2	Y=3	Y=4	Y=5
东部	互联网嵌入	−0.008* （0.005）	−0.002* （0.001）	0.002* （0.001）	0.002* （0.001）	0.005* （0.003）
	就业参与	−0.089*** （0.012）	−0.018*** （0.003）	0.024*** （0.003）	0.027*** （0.004）	0.056*** （0.008）
西部	互联网嵌入	−0.013* （0.006）	−0.002* （0.0009）	0.004* （0.002）	0.004* （0.002）	0.007* （0.003）
	就业参与	−0.112*** （0.016）	−0.016*** （0.003）	0.035*** （0.005）	0.034*** （0.005）	0.058*** （0.009）

注：*表示在10%的统计水平上显著，***表示在1%的统计水平上显著。

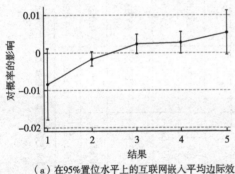
（a）在95%置位水平上的互联网嵌入平均边际效应

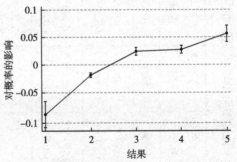
（b）在95%置位水平上的就业参与平均边际效应

图8-10　就业参与影响机制对东部农村中老年人自评健康的异质性

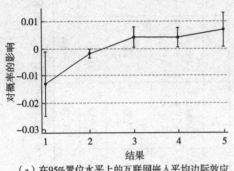
（a）在95%置位水平上的互联网嵌入平均边际效应

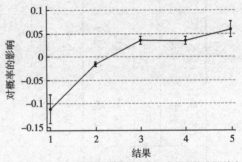
（b）在95%置位水平上的就业参与平均边际效应

图8-11　就业参与影响机制对西部农村中老年人自评健康的异质性

由表8-16和表8-17可知，从全国宏观层面来看，一方面，解释变量互联网嵌入对不同地区的农村中老年人健康的影响表现出相对明显的异质性，不仅是影响效应存在差距，影响方向与显著性水平也具有较大差异。但另一方面，中介变量就业参与则始终保持统计意义上的显著性，提高了农村中老年人自评健康向好的趋势，降低了遭遇生理健康障碍感知的概率，同时也缓解了心理健康问题。这一结论呼应了就业参与之于农村中老年人再社会化进程的加速，提升了健康水平的重要意义。从地区的微观视角而言，当被解释变量为农村中老年人自评健康时，加入所有控制变量后，互联网嵌入通过就业参与的微观作用机理在中部地区农村中老年人中并未通过显著性检验。此外，解释变量互联网嵌入的影响效应大小依次为西部最高、东部次之、中部靠后，中介变量就业参与的影响效应大小依次为西部较高、西部次之、东部靠后。具体而言，针对东部地区农村中老年人，互联网嵌入每提高一个标准差，农村中老年人自评健康为不健康、一般的概率将分别下降0.8%、0.2%，自评健康为比较健康、很健康和非常健康的概率将分别提升0.2%、0.2%和0.5%，相较于没有就业参与的农村中老年人，有就业参与的农村中老年人自评健康为不健康、一般的概率将分别下降8.9%、1.8%，自评为比较健康、很健康和非常健康的概率将分别提升2.4%、2.7%和5.6%。针对西部地区，互联网嵌入每提高一个标准差，农村中老年人自评为不健康、一般的概率将分别下降1.3%、0.2%，自评健康为比较健康、很健康和非常健康的概率将分别提升0.4%、0.4%和0.7%，相较于没有就业参与的农村中老年人，有就业参与的农村中老年人自评健康为不健康、一般的概率将分别下降11.2%、1.6%，自评健康为比较健康、很健康和非常健康的概率将分别提升3.5%、3.4%和5.8%。

当被解释变量为农村中老年人生理健康时，互联网嵌入通过就业参与降低农村中老年人遭遇生理健康感知概率的微观作用机理仅在东部地区通过显著性检验。此外，解释变量互联网嵌入的影响效应依次为东部、中部和西部地区，中介变量就业参与的影响效应依次为中部、东部和西部地区。具体而言，针对东部地区农村中老年人，互联网嵌入每提高一个标准差，农村中老年人遭遇身体健康障碍感知的概率将下降1.4%，相较于没有就业参与的农村中老年人，有就业参与的农村中老年人遭遇生理健康障碍感知的概率将下降6.2%。当被解释变量为农村中老年人心理健康时，互联网嵌入通过就业参与缓解农村中老年人抑郁水平的微观作用机理在东部及西部地区均通过了显著性检验，解释变量互联网嵌入的影响效应依次为西部、中部和东部地区，中介变量就业参与影响效应依次为中部、西部和东部地区。具体而言，相较于不使用互联网的农村中老年人，互联网嵌入能够分别促使东部及西部地区农村中老年人的抑郁水平缓解13.9%、30.2%，相较于没有就业参与的农村中老年人，就业参与能够分别促使东部、中部和西部地区的农村中老年人抑郁水平下降25.5%、62.9%和32.6%。

8.2.2 基于年龄分层的异质性分析

8.2.2.1 互联网嵌入与社会信任对农村中老年人健康影响的年龄分层异质性

本文的研究样本界定于农村中老年人，为了进一步识别影响效应在不同年龄阶段的差异，以60岁为分界线，按年龄分层将样本划分为中年人与老年人并进行异质性检验，表8-19汇报了互联网嵌入与社会信任对农村中老年人健康影响的年龄分层异质性结果，第（1）、第（2）列分别是互联网嵌入与社会信任对农村中年人及老年人自评健康影响的基准回归。第（3）~（5）列分别是互联网嵌入与社会信任对农村中年人与老年人生理健康影响的基准回归及其平均边际效应，由于中年人的影响不显著，因此暂时不汇报平均边际效应。第（6）、第（7）列是互联网嵌入与社会信任对农村中年人及老年人心理健康影响的基准回归结果。此外，由于自评健康是五分类的离散型变量，需要进一步结合各切点的估计值以求取边际效应，如表8-18和图8-12与图8-13所示。

表8-18 社会信任影响机制对自评健康影响的年龄分层异质性

年龄分层	解释变量	$Y=1$	$Y=2$	$Y=3$	$Y=4$	$Y=5$
中年人	互联网嵌入	−0.007** (0.003)	−0.002** (0.000 9)	0.001** (0.000 7)	0.003** (0.001)	0.005** (0.002)
	社会信任	−0.023*** (0.007)	−0.006*** (0.002)	0.005*** (0.002)	0.008*** (0.002)	0.016*** (0.005)
老年人	互联网嵌入	−0.018* (0.010)	−0.002* (0.001)	0.007* (0.004)	0.005* (0.003)	0.008* (0.005)
	社会信任	−0.019* (0.010)	−0.002* (0.000 9)	0.007* (0.004)	0.005* (0.003)	0.008* (0.005)

注：*表示在10%的统计水平上显著，**表示在5%的统计水平上显著，***表示在1%的统计水平上显著。

表8-19 社会信任影响机制的年龄分层异质性

项目	（1）自评健康	（2）自评健康	（3）生理健康	（4）生理健康	（5）生理健康	（6）心理健康	（7）心理健康
	中年人	老年人	中年人	老年人	老年人	中年人	老年人
互联网嵌入	0.026**（0.011）	0.054*（0.032）	−0.007（0.014）	−0.070*（0.038）	−0.026*（0.014）	−0.146***（0.043）	−0.252**（0.128）
社会信任	0.081***（0.026）	0.054*（0.029）	−0.160***（0.032）	−0.073**（0.036）	−0.026**（0.013）	−0.853***（0.097）	−0.719***（0.119）
截距项	—	—	−3.849（2.795）	−6.566***（1.974）	—	18.389**（8.361）	16.385**（6.694）
F检验	—	—	—	—	—	21.03	19.17
LR检验	794.44	646.36	529.37	411.84	—	—	—
Wald检验	780.63	626.07	500.05	285.13	—	—	—
省份固定效应	YES	YES	YES	YES	YES	YES	YES
Pseudo R^2	0.038 1	0.039 6	0.056 5	0.054 7	—	0.125 8	0.130 3
N	6 920	5 602	6 781	5 598	5 598	6 819	5 458

注：*表示在10%的统计水平上显著，**表示在5%的统计水平上显著，***表示在1%的统计水平上显著。

由结果可知，互联网嵌入通过社会信任进而影响农村中老年人健康的微观作用机理得到了验证，但存在显著的年龄分层差异，整体而言，互联网嵌入通过社会信任的中介作用一方面显著提升了中老年人的自评健康，降低了中老年人遭遇生理健康的概率以及缓解了农村中老年人的抑郁程度。另一方面，这种健康促进效应在农村老年人群体中更加明显。当被解释变量为自评健康时，互联网嵌入的健康促进效应表现为老年人较高，中年人较低，而社会信任的健康促进效应则与之相反。这意味着在扩大农村老年人互联网基数的同时也应该

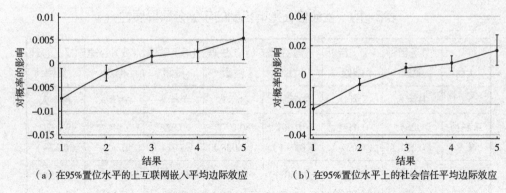

（a）在95%置位水平的上互联网嵌入平均边际效应　　（b）在95%置位水平上的社会信任平均边际效应

图8-12　社会信任影响机制对农村中年人自评健康影响的异质性

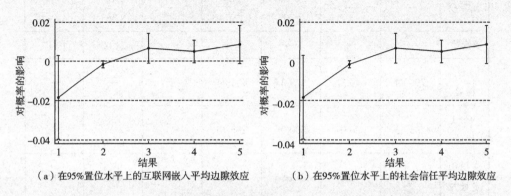

（a）在95%置位水平上的互联网嵌入平均边隙效应　　（b）在95%置位水平上的社会信任平均边隙效应

图8-13　社会信任影响机制农村老年人自评健康影响的异质性

进一步强化农村中年人的社会信任。具体而言，针对农村中年人，互联网嵌入每提高一个标准差，个体自评健康为不健康、一般的概率将分别下降0.7%、0.2%，自评健康为比较健康、很健康和非常健康的概率将分别提升0.1%、0.3%和0.5%，相较于社会信任程度较弱的农村中老年人，社会信任程度较高的农村中年人自评健康为不健康、一般的概率将分别下降2.3%、0.6%，自评为比较健康、很健康和非常健康的概率将分别提升0.5%、0.8%和1.6%。针对农村老年人，互联网嵌入每提高一个标准差，个体自评为不健康、一般的概率将分别下降1.8%、0.2%，自评健康为比较健康、很健康和非常健康的概率将分别提升0.7%、0.5%和0.8%，相较于社会信任程度较弱的农村中老年人，社会信任程度较高的农村中老年人自评健康为不健康、一般的概率将分别下降1.9%、0.2%，自评健康为比较健康、很健康和非常健康的概率将分别提升0.7%、0.5%和0.8%。

当被解释变量为农村中老年人生理健康时，互联网嵌入通过社会信任的中介作用而降低个体遭遇生理健康障碍感知的微观作用机理仅在农村老年人群体中得到体现。具体而言，与不使用互联网的农村老年人相比，互联网嵌入每提高一个标准差，农村老年人互联网用户遭遇生理健康障碍感知的概率将下降2.6%，相较于社会信任水平较低的农村老年人，社会信任水平较高的农村老年人遭遇生理健康障碍感知的概率也同样下降2.6%。此外，社会信任对生理健康的促进作用仍然显著表现在中年人群体之中，并且影响效应也远远超过老年人群体。当被解释变量为农村中老年人心理健康时，互联网嵌入通过社会信任缓解农村中老年人抑郁水平的微观作用机理在农村中年人与老年人群体中均得到了验证。具体而言，相较于不使用互联网的农村中年人，互联网嵌入将促进农村中年人抑郁水平下降14.6%，相较于社会信任选择倾向为不信任的农村中年人，社会信任选择倾向为信任的农村中年人的抑郁水平将下降85.3%。相较于不使用互联网的农村老年人，互联网嵌入将促进农村老年人抑郁水平下降25.2%，相较于社会信任选择倾向为不信任的农村老年人，社会信任选择倾向为信任的农村老年人的抑郁水平将下降71.9%。

8.2.2.2　互联网嵌入与就业参与对农村中老年人健康影响的年龄分层异质性

就业参与的实现首先建立在掌握基本技能水平与具备认知行动能力的基础之上，而对于人力资本相对匮乏的农村中老年人而言，知识技能水平的差距不足以成为就业竞争力的制约因素，而内嵌于不同年龄阶段的劳动力供给强度往往才是影响就业参与的主要原因。此外，与农村老年人相比，年龄的优势也意味着更好的身体机能，因此农村中老年人对于互联网等新兴事物可能也会保持更多的好奇心与积极性。鉴于此，为了进一步识别影响效应在不同年龄阶段的差异，以60岁为分界线，按年龄分层将样本划分为中年人与老年人并进行异质性检验。表8-20汇报了互联网嵌入与就业参与对农村中老年人健康影响的年龄分层异质性结果，第（1）、第（2）列分别是互联网嵌入与就业参与对农村中年人及老年人自评健康影响的基准回归，第（3）~（5）列分别是互联网嵌入与就业参与对农村中年人与老年人生理健康影响的基准回归及其平均边际效应，由于中年人的影响不显著，因此暂时不汇报平均边际效应。第（6）、第（7）列是互联网嵌入与就业参与对农村中年人及老年人心理健康影响的基准回归结果。此外，由于自评健康是五分类的离散型变量，需要进一步结合各切点的估计值以求取边际效应,如表8-20和图8-14及图8-15所示。

表8-20 就业参与影响机制的年龄分层异质性

项目	(1)自评健康	(2)自评健康	(3)生理健康	(4)生理健康	(5)生理健康	(6)心理健康	(7)心理健康
	中年人	老年人	中年人	老年人	老年人	中年人	老年人
互联网嵌入	0.026** (0.011)	0.060* (0.032)	−0.001 (0.014)	−0.074* (0.038)	−0.027* (0.014)	−0.167*** (0.043)	−0.263** (0.128)
就业参与	0.357*** (0.042)	0.307*** (0.036)	−0.171*** (0.049)	−0.185*** (0.043)	−0.067*** (0.015)	−0.345** (0.156)	−0.332** (0.143)
截距项	—	—	−4.617* (2.710)	−6.698*** (1.976)	—	19.276** (8.405)	16.275** (6.714)
F检验	—	—	—	—	—	19.36	18.38
LR检验	856.21	717.06	527.98	426.47			
Wald检验	838.12	692.66	497.56	397.46			
省份固定效应	YES	YES	YES	YES	YES	YES	YES
Pseudo R^2	0.041 0	0.043 9	0.055 3	0.056 6	—	0.116 6	0.125 4
N	6 920	5 602	6 916	5 598	5 598	6 819	5 458

注:*表示在10%的统计水平上显著,**表示在5%的统计水平上显著,***表示在1%的统计水平上显著。

由表8-20及表8-21结果可知,互联网嵌入通过就业参与的中介作用影响农村中老年人健康的微观作用机理在农村中年人与老年人群体中基本得到了验证。总体而言,互联网嵌入通过就业参与的中介作用促进了农村中老年人自评健康向好的方向发展,有助于农村老年人规避生理健康障碍感知,并有效缓解了农村中年人与老年人心理健康问题。但是对于生理健康障碍感知的规避作用在农村中年人群体中并不显著。当被解释变量为自评健康时,互联网嵌入的健

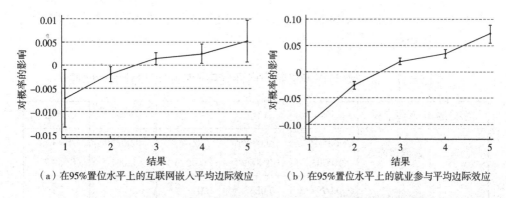

（a）在95%置位水平上的互联网嵌入平均边际效应　　（b）在95%置位水平上的就业参与平均边际效应

图8-14　就业参与影响机制对农村中年人自评健康影响的异质性

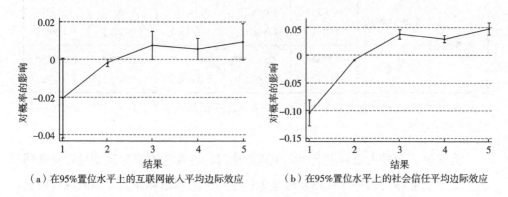

（a）在95%置位水平上的互联网嵌入平均边际效应　　（b）在95%置位水平上的社会信任平均边际效应

图8-15　就业参与影响机制对农村老年人自评健康影响的异质性

康促进效应在老年人群体中体现得更加明显，而就业参与的健康促进效应则是农村中年人群体中更高。呼应了就业参与对农村中老年人社会化的重要意义。具体而言，针对农村中年人，互联网嵌入每提高一个标准差，个体自评健康为不健康、一般的概率将分别下降0.7%、0.2%，自评健康为比较健康、很健康和非常健康的概率将分别提升0.1%、0.2%和0.5%，与没有就业参与的农村中年人相比，有就业参与的农村中年人自评健康为不健康、一般的概率将分别下降9.9%、2.7%，自评为比较健康、很健康和非常健康的概率将分别提升1.9%、3.4%和7.2%。针对农村老年人，互联网嵌入每提高一个标准差，个体自评为不健康、一般的概率将分别下降2.1%、0.2%，自评健康为比较健康、很健康和非常健康的概率将分别提升0.7%、0.6%和0.9%，与没有就业参与的农村老年人相比，有就业参与的农村老年人自评健康为不健康、一般的概率将分别下降10.5%、0.9%，自评健康为比较健康、很健康和非常健康的概率将分别提升3.8%、2.8%和4.8%。

表8-21　就业参与影响机制对自评健康影响的年龄分层异质性

年龄分层	解释变量	Y=1	Y=2	Y=3	Y=4	Y=5
中年人	互联网嵌入	−0.007** （0.003）	−0.002** （0.0009）	0.001** （0.0006）	0.002** （0.001）	0.005** （0.002）
	就业参与	−0.099*** （0.012）	−0.027*** （0.003）	0.019*** （0.003）	0.034*** （0.004）	0.072*** （0.009）
老年人	互联网嵌入	−0.021* （0.011）	−0.002* （0.001）	0.007* （0.004）	0.006* （0.003）	0.009* （0.005）
	就业参与	−0.105*** （0.012）	−0.009*** （0.001）	0.038*** （0.004）	0.028*** （0.003）	0.048*** （0.006）

注：*表示在10%的统计水平上显著，**表示在5%的统计水平上显著，***表示在1%的统计水平上显著。

当被解释变量为农村中老年人生理健康时，在加入所有控制变量后互联网嵌入通过就业参与的中介作用而降低个体遭遇生理健康障碍感知的微观作用机理仅在农村老年人群体中得到体现。具体而言，与不使用互联网的农村老年人相比，互联网嵌入每提高一个标准差，农村老年互联网用户遭遇生理健康障碍感知的概率将下降2.7%，与没有就业参与的农村老年人相比，有就业参与的农村老年人遭遇生理健康障碍感知的概率也同样下降6.7%。此外，就业参与对生理健康的促进作用仍然显著表现在中年人群体之中，并且影响效应也远远超过老年人群体。这意味着互联网嵌入通过就业参与影响农村中年人生理健康障碍感知的微观作用机理不显著可能是由于互联网嵌入与农村中年人劳动供给的有效匹配仍然存在帕累托改进的空间。当被解释变量为农村中老年人心理健康时，互联网嵌入通过就业参与缓解农村中老年人抑郁水平的微观作用机理在农村中年人与老年人群体中均得到了验证。呼应了社会角色之于农村中老年人自我价值认同的重要意义。具体而言，相较于不使用互联网的农村中年人，互联网嵌入将促进农村中年人抑郁水平下降16.7%，相较于没有就业参与的农村中年人，有就业参与的农村中年人的抑郁水平将下降34.5%。相较于不使用互联网农村老年人，互联网嵌入将促进农村老年人抑郁水平下降26.3%，相较于没有就业参与的农村老年人，有就业参与的农村老年人的抑郁水平将下降33.2%。至此，假说8得到验证。

9

主要结论、政策建议与研究展望

9.1 主要结论

9.1.1 互联网嵌入对农村中老年人自评健康的影响

9.1.1.1 互联网嵌入显著促进了农村中老年人的自评健康向好发展但嵌入质量分化会导致影响效应的异质性

在互联网嵌入与农村中老年人健康特征事实分析一章中，农村中老年人自评健康向好发展的良好趋势结论得到了大量数据佐证，而互联网嵌入则在其中发挥了有力的助推作用。首先，互联网嵌入分项指标互联网使用、信息获取重要程度显著正向影响了农村中老年人自评健康。具体而言，相较于不使用互联网的农村中老年人而言，使用互联网的农村中老年人自评健康为不健康、一般的概率分别下降2.7%、0.5%，自评健康为比较健康、很健康和非常健康的概率将分别提高0.8%、0.8%和1.3%。此外，互联网对农村中老年人获取信息的重要性每提高一个标准差，农村中老年人自评健康为不健康、一般的概率分别下降0.7%、0.01%，自评健康为比较健康、很健康和非常健康的概率将分别提升0.2%、0.2%和0.4%。其次，将样本界定为互联网用户，并将不同类型的互联网使用频率具体细化后，互联网使用频率对农村中老年人健康影响效应则存在明显的异质性。一方面，互联网学习频率、工作频率、社交频率以及商业活动频率的增加仍然对农村中老年人的健康产生显著影响，但社交频率的影响不具备统计意义上的显著性；另一方面，娱乐频率的增加会负向作用于农村中老年人自评健康，且同样不具备统计意义上的显著性。具体而言，互联网使用频率每提高一个标准差，农村中老年互联网用户自评健康为健康的概率将提高3.8%；互联网学习使用频率每提高一个标准差，自评健康为健康的概率将提升2.5%；互联网工作使用频率每提高一个标准差，自评健康为健康的概率将提升2.8%；互联网商业活动使用频率每增加一个标准差，自评健康为健康的概率将提升2.2%。再次，同样将样本界定为互联网用户并将不同类型的互联网使用认知具体细化后，互联网使用认知对农村中老年人健康影响效应也存在明显的异质性。总体来看，上网时互联网学习优先级、工作优先级、社交优先级以及商业活动优先级的提升会促进农村中老年人自评健康向好的方向趋近，而互联网娱乐优先级的提升则负向作用于农村中老年人自评健康倾向，但是，互联网社交优先级与互联网娱乐优先级的影响也不具备统计意义上的显著性。具体而言，互联网使用重要性认知每提高一个标准差，农村中老年互联网用户自评健康为健康的概率会提升3.4%。同时，使用互联网时学习、工作以及商业活动的重要程度每提高一个标准差，自评健康为健康的概率将分别提高1.3%、2%和1.5%。最后，互联网嵌入同样对农村中老年人自评健康产生了显著的正向影响。具体而言，互联网嵌入每提高一个标准差，农村中老年人自评健康为不健康、一般的概率分别下降了1%、0.2%，自评健康为比较健康、很健康和非常健康的概率将分别提升0.3%、0.3%和0.06%。

9.1.1.2　互联网使用时长及年龄二次项与自评健康呈现非线性函数关系

年龄的增长会加剧农村中老年人自评健康倾向的保守态度，但是在达到75岁左右的极值后，年龄的增长却会催化农村老年人自评健康的乐观态度。具体而言，农村中老年人在45~76岁的自评健康与年龄保持负相关关系，在此年龄区间，年龄每增加一个标准差，自评健康为不健康、一般的概率将分别提高了2.3%、0.4%，自评健康为比较健康、很健康和非常健康的概率将分别下降了0.7%、0.7%和1.3%。但是超过76岁的临界点后，年龄的增长则反而会提高农村中老年人的健康水平的自我评价，年龄每增加一个标准差，自评健康为不健康、一般的概率将分别下降0.02%、0.003%，自评健康为比较健康、很健康和非常健康的概率将分别下降0.004%、0.004%和0.009%。另外，聚焦于农村中老年互联网用户的分析发现，互联网使用时长对农村中老年人自评健康影响同样并非是一劳永逸的简单线性关系，使用时长过度会引发边际效应递减，经过计算求取的临界点大概在21h/周的时长附近徘徊。当互联网使用时长控制在20.453h/周时，互联网使用时长每增加1h/周，则农村中老年人自评健康为不健康、一般的概率将分别下降了0.2%、0.09%，自评健康为比较健康、很健康和非常健康的概率将上升0.05%、0.1%和0.2%，当互联网使用时长超过20.453h/周的临界值后，互联网使用时长每增加1h/周，农村中老年人自评健康为不健康、一般的概率会分别提高0.006%、0.002%，自评健康为比较健康、很健康和非常健康的概率会分别下降0.001%、0.002%和0.004%。

9.1.2 互联网嵌入对农村中老年人生理健康的影响

9.1.2.1 互联网嵌入显著降低了农村中老年人遭遇生理健康障碍感知的概率，但嵌入质量分化会导致影响效应的异质性

宏观视角下，我国农村中老年人的生理健康呈现恶化趋势但健康管理行为日渐科学，而互联网嵌入则进一步加速了健康的技术赋能。首先，从互联网嵌入分项指标来看，互联网使用与信息获取均会对农村中老年人生理健康障碍感知产生显著的抑制作用。相较于不使用互联网的农村中老年人，使用互联网的农村中老年人生理健康障碍感知的发生概率将下降2.9%，互联网作为信息获取渠道的重要性每提高一个标准差，生理健康障碍感知的发生概率将下降0.6%。其次，将样本界定为农村中老年人，并将不同类型的互联网使用频率具体细化后的实证结果表明，互联网使用频率、学习频率、工作频率、社交频率、娱乐频率以及商业活动频率的增加均负向影响农村中老年人的生理健康障碍感知，但是只有工作频率与社交频率具备统计意义上的显著性，换言之，依托于工作与社交等社会参与方式对于农村中老年人生理健康提升具有显著的正向作用，该结论与活动理论的核心内涵相互呼应。再次，基于分解视角的互联网使用认知对农村中老年人生理健康影响的实证检验结果也同样表明，互联网使用认知的加强有助于农村中老年人生理健康障碍感知的规避，尤其是互联网工作与互联网社交优先级的提升能够带来更加明显的促进效应，但是在克服内生性问题后，互联网社交频率、互联网学习认知对农村中老年人生理健康的影响不显著。具体而言，对于农村中老年人互联网用户而言，互联网工作使用频率、互联网使用认知和互联网工作认知每提高一个标准差，遭遇生理健康障碍感知的概率会分别降低0.8%、2.4%和1.7%。最后，互联网嵌入总体上有助于农村中老

年人规避生理健康障碍感知，互联网嵌入每提高一个标准差，农村中老年人遭遇生理健康障碍感知的概率会降低2.5%。

9.1.2.2　互联网嵌入对生理健康的促进作用主要体现在减少身体不适感知

宏观视角下，我国农村中老年人的心理健康问题需要引起关注，特别是抑郁沮丧与生活压力超负荷情绪的感知频率逐渐加剧，但互联网嵌入能够有效缓解抑郁水平的恶化。首先，互联网使用对农村中老年人身体不适、因病住院、慢性病确诊等均产生了显著的负向影响，具体而言，相较于不使用互联网的农村中老年人，使用互联网的农村中老年人在两周内感知过身体不适、因病住院、慢性病确诊、支气管炎确诊、哮喘确诊以及慢性呼吸道疾病确诊的概率将分别下降了2.6%、1.9%、2%、1.1%和1.9%。其次，互联网信息获取对农村中老年人身体不适、因病住院、慢性病确诊等均产生了显著的负向影响，具体而言，较于不使用互联网获取信息的农村中老年人而言，使用互联网获取信息的重要程度每提高一个标准差，农村中老年人遭遇身体不适、因病住院、慢性病确诊的概率会分别降低了0.6%、0.9%和0.6%。互联网嵌入对农村中老年人身体不适、因病住院、慢性病确诊、支气管炎确诊、哮喘确诊以及慢性呼吸道疾病确诊均产生了显著的负向影响，互联网嵌入每提高一个标准差，农村中老年人在两周内感知过身体不适、因病住院、慢性病确诊、支气管炎确诊、哮喘确诊以及慢性呼吸道疾病确诊的概率将分别下降了1.4%、0.8%、0.7%、0.7%、0.9%和0.9%。但在克服内生性问题后，以上影响仅对身体不适单项指标显著，综上所述，互联网嵌入对农村中老年人生理健康影响的路径主要体现在身体不适感知的规避。

9.1.2.3　互联网使用时长及年龄与生理健康呈现非线性函数关系

年龄与自评健康取值并非是简单的线性关系，而是随年龄增长而呈现先升后降的倒"U"型关系，具体而言，农村中老年人在45~76岁的生理健康障碍感知与年龄保持负相关关系，在此年龄区间内年龄每增加一个标准差，农村中老年人遭遇生理健康障碍感知的概率会提高3.3%，但是超过76岁的临界点后，年龄的增长则反而会淡化农村中老年人生理健康障碍感知。年龄每增加一个标准差，农村中老年人遭遇生理健康障碍感知的概率会下降0.02%。该研究结论侧面反映了农村中老年人个体健康认知与客观生理健康状态可能存在"病与非病"的不一致，当老年人步入75岁的高龄之后，丰富的生命历程可能在一定程度上催生了淡然的心态转变，进而弱化了生理健康障碍感知。

此外，针对农村中老年互联网用户而言，使用时长的无限增加并不能持续促进农村中老年人规避生理健康障碍感知，二者的函数关系为先降后升的"U"型发展态势，当互联网使用时长控制在20.466h/周时，互联网使用时长的增加有助于农村中老年人生理健康障碍感知的规避。但是，当互联网使用时长超过20.466h/周后，互联网使用时长对农村中老年人的生理健康障碍感知规避作用会发生边际效应递减；当互联网使用时长控制在20.466h/周时，互联网使用时长每增加一个标准差，生理健康障碍感知的发生概率将下降12.7%，而当互联网使用时长超过临界值时，互联网使用时长每增加一个标准差，农村中老年人遭遇生理健康障碍感知的概率会提高6.1%。

9.1.3 互联网嵌入对农村中老年人心理健康的影响

9.1.3.1 互联网嵌入显著缓解了农村中老年人抑郁程度，但嵌入质量分化会导致影响效应的异质性

首先，互联网嵌入分项指标、互联网使用及信息获取对于农村中老年人的心理健康产生了显著的正向作用。与不使用互联网的农村中老年人相比，互联网使用能够促使抑郁水平测试分值（CESD8）下降97.6%，相较于不使用互联网获取信息的农村中老年人而言，将互联网作为信息获取渠道的农村中老年人的抑郁水平测试分值（CESD8）会下降66.8%。其次，将样本界定于农村中老年互联网用户，实证结果表明互联网使用频率增加有助于农村中老年人心理健康。具体而言，总体使用频率与学习、工作、社交、娱乐的使用频率每增加一个标准差，农村中老年人的抑郁水平测试分值（CESD8）将分别下降20.9%、11.1%、7.7%、7.5%、6.6%。再次，同样将样本界定于农村中老年互联网用户，实证结果表明互联网使用认知强化于农村中老年人的心理健康状况改善也有重要意义。具体而言，总体使用认知与学习、工作使用认知每增加一个标准差，农村中老年人的抑郁水平测试分值（CESD8）将分别下降21.5%、13.2%、11.1%。但是，在克服内生性问题后，仅有总体使用频率与使用认知具备显著性。最后，从综合视角看，在1%的统计水平上可以认为互联网嵌入能够促使农村中老年人的抑郁水平测试分值（CESD8）下降17%左右。

9.1.3.2　互联网使用时长及年龄与农村中老年人心理健康并非线性关系

年龄的增长会加剧农村中老年人抑郁情绪的堆积，但是引入年龄的二次项之后，年龄平方的影响系数转变为负，这意味着农村中老年人的抑郁程度与年龄可能存在非线性关系。具体而言，在45~65岁的年龄区间内，农村中老年人的年龄每增长一个标准差，抑郁水平测试分值会增加8.4%，达到65岁左右的拐点后，年龄每增加一个标准差，农村中老年人的抑郁水平测试分值会降低0.06%。这在某种程度上从科学的视角解读了古语"五十而知天命，六十而耳顺，七十而从心所欲不逾矩"所隐含的哲学思想。另外，在基准模型中引入互联网使用时长的二次项后，影响系数转变为正，这意味着互联网使用时长与农村中老年人抑郁水平测试分值同样呈现U型非线性关系，在20.019h/周的业余上网时间范围内，互联网使用时长的增加能够有效缓解农村中老年人的抑郁程度，使用时长每增加一个标准差，抑郁水平测试分值（CESD8）将下降19.5%，当使用时长超过20.019h/周的临界点后，互联网使用时长的增加反而会加剧农村中老年人的抑郁情绪。使用时长每增加一个标准差，抑郁水平测试分值（CESD8）则会提高0.4%。

9.1.4　影响机制表现为社会信任与就业参与

基于理论分析与实证检验，本研究论证互联网嵌入对农村中老年人健康的影响机制会通过社会信任及就业参与的微观作用机理实现，核心内涵在于通过新角色赋予的途径促进农村中老年人融入社会。

其一，随着互联网对农村生产生活的深刻嵌入，农村中老年人的信息获取渠道日益多元化，信息流动的壁垒在技术赋能的作用下逐步消解，而信息不对称难题也得到了有效平衡，通过社会信任水平重构的途径加速再社会化进程，提升农村中老年人身心健康。具体而言，相较于不使用互联网的农村中老年人，使用互联网的农村中老年人倾向于认为"大多数人是可以信任的"概率会提高2.5%。但是，使用时长与社会信任呈现非线性函数关系，在35.244h/周的时长之内，使用时长每增加一个标准差，社会信任概率会提高0.5%，超过临界值后，使用时长每增加一个标准差，社会信任概率则会下降0.007%，同时，年龄与社会信任也同样存在非线性函数关系，在45~55岁的年龄区间，年龄每增加一个标准差，社会信任概率会提高2.2%，超过临界值后，使用时长每增加一个标准差，社会信任概率则会下降0.02%。此外，相较于喜欢怀疑他人的农村中老年人而言，喜欢信任他人的农村中老年人自评为不健康、一般的概率分别下降2.1%、0.4%，自评健康为比较健康、很健康和非常健康的概率将分别提高0.6%、0.6%和1.3%。相较于喜欢怀疑他人的农村中老年人而言，喜欢信任他人的农村中老年人遭遇生理健康障碍感知的概率会下降6.9%，相较于喜欢怀疑他人的农村中老年人而言，喜欢信任他人的农村中老年人抑郁程度会缓解79.9%。

其二，当农村中老年人的社会融入意愿因社会信任水平的重构而显著强化后，依托就业参与的方式能够赋予农村中老年人重新塑造社会角色的载体，进而在自我价值实现的满足中促进身心健康向好发展。具体而言，相较于不使用互联网的农村中老年人，使用互联网的农村中老年人实现就业参与的概率会提高1%。相较于未实现就业参与的农村中老年人而言，实现就业参与的农村中老年人自评为不健康、一般的概率分别下降10%、1.8%，自评健康为比较健康、很健康和非常健康的概率将分别提高2.8%、3%和5.9%。相较于未实现就业参与的农村中老年人而言，实现就业参与的农村中老年人遭遇生理健康障碍感知的概率会下降0.9%。相较于怀疑他人的农村中老年人而言，喜欢信任他人的农村中老年人抑郁程度会缓解15.7%。进一步利用KHB方法对社会信任与就业参与的中介效应占比进行分解，由结果可知，互联网嵌入通过社会信任对农村中老年人自评健康影响的中介效应贡献率与总效应贡献率分别为5.4%、6.7%，通过就业参与对农村中老年人生理健康影响的中介效应贡献率与总效应贡献率分别为10%、9.09%，互联网嵌入通过社会信任对农村中老年人心理健康影响的中介效应贡献率与总效应贡献率分别为17.24%、14.71%，通过就业参与对农村中老年人生理健康影响的中介效应贡献率与总效应贡献率分别为11.56%、10.37%。

9.1.5 影响机制存在显著的地区分布与年龄分层的异质性

当被解释变量为自评健康时，针对东部地区，互联网嵌入每提高一个标准差，农村中老年人自评健康为不健康、一般的概率将分别下降0.8%、0.2%，自评健康为比较健康、很健康和非常健康的概率将分别提升0.2%、0.2%和0.5%。相较于社会信任程度较弱的农村中老年人，社会信任程度较高的农村中老年人自评健康为不健康、一般的概率将分别下降3%、0.6%，自评为比较健康、很健康和非常健康的概率将分别提升0.8%、0.9%和1.9%。相较于没有就业参与的农村中老年人，有就业参与的农村中老年人自评健康为不健康、一般的概率将分别下降8.9%、1.8%，自评为比较健康、很健康和非常健康的概率将分别提升2.4%、2.7%和5.6%。针对西部地区，互联网嵌入每提高一个标准差，农村中老年人自评为不健康、一般的概率将分别下降1.2%、0.2%，自评健康为比较健康、很健康和非常健康的概率将分别提升0.4%、0.4%和0.6%，相较于社会信任水平较低的农村中老年人，社会信任水平较高的农村中老年人自评健康为不健康、一般的概率将分别下降2.3%、0.3%，自评健康为比较健康、很健康和非常健康的概率将分别提升0.7%、0.7%和1.2%。相较于没有就业参与的农村中老年人，有就业参与的农村中老年人自评健康为不健康、一般的概率将分别下降11.2%、1.6%，自评健康为比较健康、很健康和非常健康的概率将分别提升3.5%、3.4%和5.8%。

此外，针对农村中年人，互联网嵌入每提高一个标准差，个体自评健康为不健康、一般的概率将分别下降0.7%、0.2%，自评健康为比较健康、很健康和非常健康的概率将分别提升0.1%、0.3%和0.5%。相较于社会信任程度较弱的农村中年人，社会信任程度较高的农村中年人自评健康为不健康、一般的概率将分别下降2.3%、0.6%，自评为比较健康、很健康和非常健康的概率将分别提升0.5%、0.8%和1.6%。与没有就业参与的农村中年人相比，有就业参与的农村中年人自评健康为不健康、一般的概率将分别下降9.9%、2.7%，自评为比较健康、很健康和非常健康的概率将分别提升1.9%、3.4%和7.2%。针对农村老年人，互联网嵌入每提高一个标准差，个体自评为不健康、一般的概率将分别下降1.8%、0.2%，自评健康为比较健康、很健康和非常健康的概率将分别提升0.7%、0.5%和0.8%。相较于社会信任程度较弱的农村老年人，社会信任程度较高的农村老年人自评健康为不健康、一般的概率将分别下降1.9%、0.2%，自评健康为比较健康、很健康和非常健康的概率将分别提升0.7%、0.5%和0.8%。与没有就业参与的农村老年人相比，有就业参与的农村老年人自评健康为不健康、一般的概率将分别下降10.5%、0.9%，自评健康为比较健康、很健康和非常健康的概率将分别提升3.8%、2.8%和4.8%。

当被解释变量为生理健康时，相较于不使用互联网的东部农村的中老年人，互联网嵌入能够促使东部农村中老年人遭遇生理健康障碍感知的概率下降1.3%，相对喜欢怀疑他人的东部农村中老年人而言，喜欢信任他人的东部农村中老年人遭遇生理健康障碍感知的概率会下降6.2%。相较于没有就业参与的农村中老年人，有就业参与的农村中老年人遭遇生理健康障碍感知的概率将下降6.2%。此外，互联网嵌入每提高一个标准差，农村老年人遭遇生理健康障碍感知的概率将下降2.7%，与没有就业参与的农村老年人相比，有就业参与的农村老年人遭遇生理健康障碍感知的概率也同样下降6.7%。当被解释变量为心理健康时，互联网嵌入能够分别促使东部、西部地区农村中老年人抑郁水平下降10.4%、29.1%。喜欢相信他人的社会信任倾向会促使东部、中部和西部地区农村中老年人抑郁水平下降121%、53.7%和47.3%。相较于没有就业参与的农村中老年人，就业参与能够分别促使东部、中部和西部地区农村中老年人抑郁水平下降25.5%、62.9%和32.6%。

此外，相较于不使用互联网的农村中年人，互联网嵌入将促进农村中年人抑郁水平下降14.6%，相较于社会信任选择倾向为不信任的农村中年人，社会信任选择倾向为信任的农村中年人的抑郁水平将下降85.3%。相较于不使用互联网农村老年人，互联网嵌入将促进农村老年人抑郁水平下降25.2%，相较于社会信任选择倾向为不信任的农村老年人，社会信任选择倾向为信任的农村老年人的抑郁水平将下降71.9%。相较于没有就业参与的农村中年人，有就业参与的农村中年人的抑郁水平将下降34.5%。相较于不使用互联网农村老年人，互联网嵌入将促进农村老年人抑郁水平下降26.3%，相较于没有就业参与的农村老年人，有就业参与的农村老年人的抑郁水平将下降33.2%。

9.1.6 相对有限的互联网使用认知形塑了单一同质的使用偏好

基于互联网嵌入与农村中老年人健康特征事实的大量数据糅合与交互分析表明，当前的农村中老年互联网用户使用特征单调聚焦，在使用频率上表现为热衷于追求社交娱乐的即时快乐而忽略了学习、工作与商业活动的长期投资和功能挖掘。这一方面是内嵌于互联网的社交娱乐功能，不仅强化了来自亲朋好友等非正式支持的精神效用满足，而且填补了单一枯燥的务农生活，自然而然乐此不疲、深陷其中。另一方面，结合互联网使用功能优先级的观测，可以发现相对有限的使用认知约束是显而易见的主导因素，进而削弱了多样化功能的挖掘意愿。换言之，互联网更多地充当农村中老年人爱不释手的"玩具"，却鲜能成为人力资本提升的"工具"。因此，如何引导农村中老年人互联网使用的意识形态转变，培养更加科学、合理的互联网使用方式，在提高入网基数"数量"的同时，提升嵌入"质量"，干预社交娱乐的过度沉迷应该成为数字乡村战略深化的探索方向之一。

9.2 政策建议

9.2.1 聚焦微观个体决策逻辑，贯彻"提速降费"分摊成本

虽然在数字乡村与乡村振兴战略的推进下，我国行政村的宽带覆盖率已实现100%，然而，数字基础设施完善更多的是停留于宏观层面，细化到农村中老年人的微观个体，是否使用互联网的决策不仅受到"羊群效应"的跟风从众心理驱使，更多的是建立在入网成本—收益的分析之上，受限于成长轨迹与意识形态的影响，留守农村的中老年人身上的理性小农色彩更加浓厚。首先，互联网使用虽然是经济个体的主观决策，但是互联网可及性首先建立在数字基础设施的铺设之上，只有村庄完善了宽带等数字基础设施后，身处其中的农村中老年人才具备了入网的硬件前提。其次，在满足对宽带等公共产品的诉求之后，农村中老年人还需要具备智能手机、计算机等互联网使用载体，并且，运营商的信号基站的稳定性与宽带速率是否能够满足日常的互联网冲浪要求、运营商的宽带收费标准以及对宽带属性偏好差异等涉及入网成本的考虑均会影响到农村中老年人的入网决策，因此，农村中老年人互联网用户基数的扩大应基于微观个体视角考虑入网可得性，立足于"成本收益原则"的平衡，破除阻碍入网的切身诉求。基层政府可协同网络运营商因地制宜地设计差异化的互联网配套公共服务供给方案，以"提速降费"为基准原则持续推进公共数字资源配置方案的优化，同时，适当辅以财政倾斜的方式为更多中老年人提供购机补贴，双管齐下推动农村中老年人的入网成本下降，保障农村中老年人互联网使用硬件条件递进的可持续性。

9.2.2 驱动认知约束外延，破解偏好组合固化

使用偏好分化本质上是认知差异形塑的结果，只有互联网使用认知发生转变，才具备使用偏好转型的立论依据。然而，受限于受教育程度、社会资本、技能水平等因素，农村中老年人的互联网使用认知往往停留于因循守旧的静态

层面。并且，基于移动互联网应运而生的社交娱乐软件为了在短时间内追求"流量"的集聚，往往会通过大数据的深度分析来掌握用户使用习惯，进而不断调整优化界面设计以降低使用门槛去迎合低学历低收入人群，久而久之，农村中老年人的使用认知逐步被社交娱乐软件"俘获"，进而固化了单一的使用偏好。此外，对于农村中老年人而言，生产生活的规律性与社交范围的固化很大程度上决定了社交圈层的边界，而群体同质性也意味着依靠"同伴效应"实现认知转变的空间相对有限，因此，如何充分发挥家庭成员的引导作用就显得尤其重要。

其一，提倡家庭内部开展老中青之间的互联网技能代际学习。改革开放以来，我国经济社会的蓬勃发展加速了城乡之间的要素流动，城市吸收了大量的农村剩余劳动力，外出务工与进城求学已成为农村家庭劳动力资源配置的一种常态化现象，而年轻一代的家庭成员由于接触了更多的互联网知识，认知边界相较之下更加宽广，使用技能更加多样化，但是，长期离家在外奔波忙碌的生活节奏导致子女往往疏于与留守家中的父母及老人的交流，社会应号召呼吁年轻人积极利用移动电子设备，加强与家庭的沟通交流，一方面是增添父母及老人的心理慰藉，调整生活状态进而提升其健康水平；另一方面则是依托于非正式社会支持而引导中老年人的互联网使用认知转变。

其二，挖掘互联网工具性功能，培育互联网学习工作思维。应注重培养农村中老年人的互联网学习工作思维，鼓励民间成立互联网学习交流协会团体，积极组织专家及志愿者以培训班、讲座的形式推广普及互联网知识，提升中老年用户的计算机、智能手机等移动通信设备操作能力，尤其是发挥手机应用的学习工作功能，促进农村中老年人互联网使用偏好的多维外延，提升互联网使用技能水平。有效检索汲取健康知识，培养定期体检、膳食平衡、规律作息等科学的健康管理行为。

9.2.3 协调社交空间过渡转换，重构"熟人社会"声誉机制

其一，依托线上社交空间，联结分散社交网络。由于农村劳动力外流以及农村传统仪式活动的褪色，农村中老年人的社交网络日益收敛，但是，社交软件、短视频、在线游戏平台等互联网使用却极大程度地促进了农村中老年人的社会交往，激活农村中老年人的社会融入意愿。因此，借助信息技术工具推动农村社交

空间从网络到现实的过渡与转换就成为必要措施，可通过营造村民内部社交群、邻村联谊群以及中老年人互助协会等途径，为留守农村中老年人提供线上互动交流平台，适时辅以适当的线下活动，既弥补子女陪伴的缺位，也为网络社交铺垫更多信任基调，逐步形塑中老年人的社会信任，推动农村"熟人社会"特质从现实到网络的过渡与移植，进而发挥"熟人社会"的声誉机制在网络社交空间的规范约束作用，强化中老年人的社会信任，改善身心健康状况。

其二，依托技术赋能贯通社区边界，激活社交意愿触发"羊群效应"。根据本文的研究结论，农村中老年人的入网决策与社区的互联网普及率显著相关。这意味着集体行动理论部分解释了农村中老年人入网决策的内在逻辑，立足于此，"羊群效应"的影响机制触发要更多地思考如何有效贯通农村社区边界。然而，在城乡二元分割时期，我国农村社区是一个相对封闭的社区，村庄之间普遍存在明显的边界感，互联网时代以来，数字乡村的轮廓日益清晰，尤其是移动互联网的兴起，更是加速了短视频、即时通信等社交软件在低学历低收入农村中老年人群体的下沉。因此，基于"羊群效应"理论的互联网用户基数开拓要尝试跨越农村社区的外部环境壁垒，可考虑由基层组织牵头，通过线上村庄交流群的创建，联通不同村庄的农村中老年互联网用户，同时结合线下文化活动举办、老年协会组织创立等途径，疏通村庄之间的交流沟通障碍，促进不同农村社区中老年人实现即时便捷的互动，强化"羊群效应"的影响力，扩大影响范围，引导入网偏好转变，进而推动农村中老年人的入网基数的增加。

9.2.4　干预使用时长"物极必反"定律，释放年龄增长"否极泰来"效应

其一，使用时长适度干预，"少食多餐"推而广之。研究结论表明，无论是被解释变量为自评健康、生理健康抑或是心理健康，互联网使用的促进效应并非与使用时长的增加维持一以贯之的递增趋势，而是在到达某个使用时长临界点后会出现边际效应递减规律，从这个角度思考，如何引导入网农村中老年人的科学上网就显得尤其重要。事实上，由于农村中老年人均是具备独立思考的成年人，故而在现实生活中，农村中老年人的互联网使用时长过渡问题常常被忽略，其负面作用也鲜有讨论。而依据本文的研究结论，有必要兼顾农村中老年人入网数量与互联网使用质量的协同推进，依托家庭单位适度干预农村中

老年人的互联网使用时长。可考虑引入中医养生的思想精髓，积极推广"少食多餐"的互联网使用模式，适当增加使用频率的同时合理把握单次使用时长，引导个体在使用过程中因人而异地寻求时长与频率协调把控的最优解，促进健康效应的帕累托改进。

其二，借力打力释放内嵌于年龄增长的"否极泰来"效应，医疗资源有的放矢向低龄层农村中老年人适度倾斜并关注老年人的健康知识储备更新。本文的研究结论验证了年龄之于农村中老年人自评健康、生理健康及心理健康的负面效应均存在拐点，当年龄达到临界值后，年龄的增长反而会提升自评健康向好方向倾斜、弱化生理健康障碍感知以及缓解抑郁水平，即年龄增长与农村中老年人健康存在"否极泰来"的反转效应。但是，当社会讨论养老负担及中老年人健康问题时，往往聚焦于高龄老年人，而对于中年人及低龄老年人反而会基于年龄优势考量而相对缺乏关注。本研究结论意味着高龄农村中老年人的健康感知普遍偏好，尤其是自评健康与心理健康，高龄老年人心态更胜一等，这在某种程度上与"五十而知天命，六十而耳顺，七十而从心所欲不逾矩"的哲学思想相互呼应。但与此同时，也需要意识到高龄老年人的健康状况感知可能是健康认知储备不足而误导的盲目乐观心态，提前预防与纠正农村高龄老人由于主客观认知不一致而采取错误的健康管理行为，因此，在推进健康乡村建设时，有必要对不同年龄段的农村中老年人讨论健康增能策略，一方面在进行医疗资源分配、心理健康监测等公共卫生服务时可考虑向低龄层农村中老年适度倾斜关注度；另一方面加强对高龄老人的健康知识普及，着力于健康筛查与公益体检等客观健康。

9.2.5 发展市场经济完善制度体系，交织社会信任就业参与良性循环

其一，捍卫市场经济的主体地位，弥补制度缺位的约束规范作用。一方面，人的行为很大程度上是由制度诱导激励，公开、透明及明确的制度体系构建为集体行动与经济活动的有序进行指引了方向。然而，人的有限理性决定了每一项决策或制度的构建始终无法将社会的所有不确定因素通盘考虑，因此，制度建设难免会产生滞后性，当制度出现部分缺位时，此时非正式制度与社会信任就承担着过渡衔接的补位作用。换言之，社会信任是市场经济繁荣的重要保障因素之一。另一方面，世界各国的发展经验共同表明，市场经济是人类社会发展的福音，并且，市场经济是社会信任的催化剂，市场经济程度越发达的

地区，社会信任水平也会随之升高。同理，社会信任水平的提升也会刺激市场经济的进一步繁荣，二者在相互交织中同步递进，最终形成良性互促的格局。随着社会信任水平的不断提升，农村中老年人的戒备心理与排斥心理会逐步弱化，社会融入意愿也会持续强化。因此，人类社会信任的整体水平提升依赖于市场经济的捍卫。此外，发达的市场经济也为就业机会的扩容提质提供了温暖的土壤，市场化程度越高，农村中老年人非农就业的空间越广阔，再社会化的诉求与实现途径能够得到妥善安放，在收入提高和效用满足的双重驱动下，社会信任水平随之获得强化，三者相互促进，构成良性循环。

其二，创建多样化线上信息流动平台，提高中老年人非农就业机会。由于农村中老年人身体机能退化以及知识技能水平有限，一方面容易被就业市场习惯性忽略，另一方面也难以获得新型农业经营主体的青睐，多数徘徊于非农就业的边缘。数字乡村建设背景下，互联网经济发展将面临诸多千载难逢的时代机遇，因此，利用互联网破除就业市场信息不对称困境就显得尤其重要。首先，积极推动农村电商、家庭农场、休闲庄园、乡村民宿等新型农业经营主体的多元化发展，夯实乡村产业根基，扩宽农村中老年人非农就业渠道；同时，积极组织建立因地制宜的求职就业在线平台，缓解农村中老年人在就业市场信息博弈的弱势地位。其次，加强对农村中老年人就业参与的政策惠顾，加快完善法律法规等制度体系构建，着力消除农村中老年人的就业市场歧视，推进健康乡村与产业兴旺的并驾齐驱、协同发展。

9.2.6 高屋建瓴站位顶层设计，因材施策统筹区域平衡

在异质性分析层面，研究结论表明互联网嵌入及社会信任与就业参与对农村中老年人健康的影响效应存在地区与年龄的异质性。基于此，有必要针对影响效应差异而因地制宜、因材施策，统筹政策与资源的倾斜分配。

其一，加大东部、西部地区的互联网基础设施建设力度，加快完善市场经济制度，提升社会信任水平。从东部、中西部地区的社会经济发展水平而言，东部地区不平衡问题相对突出，而西部地区多为欠发达地区，发展脚步的滞后性导致东部、中西部农村地区相互之间的数字基础设施仍然存在短期内难以逾越的鸿沟。因此，国家层面的数字建设蓝图可适当向西部地区倾斜。首先，通过财政补贴及资源倾斜的适度调控方式弥补电信运营商的负外部性损失，出

台智能手机购机补贴专项政策，给予受到资金约束的农村中老人以购机补贴优惠，破解入网硬件设施制约，降低东西部地区农村中老年人的入网成本，提升农村中老年人的入网意愿。其次，完善西部地区的市场经济制度建设，强化农村中老年人社会信任水平，促进就业参与机会。受限于互联网可及性的外在约束，西部及东部部分地区农村中老年人互联网普及率相对弱势，并且，由于信息获取渠道单一，此类地区农村中老年人常年处于信息不对称困境，对社会经济发展的观察视角比较片面，理解深度不足，有限的认知阻碍了眼界的开阔，保守谨慎、故步自封的心态干扰了人际交往，社会信任选择倾向有待引导。因此，要进一步提升东部、西部地区的基层组织队伍素质，推行党务公开与一事一议的党政制度，增加村民大会召开频率，提高村民选举参与率，加强留守农村中老年人的正式制度信任。同时，加强政策文件解读，设立专门部门及时普及扩散时事新闻，驱动农村中老年人的社会经济发展认知不断外延。

其二，加快推进西部地区基层医疗卫生体系建设，扩大互联网嵌入的技术赋能效应。健康不仅与个体内在特征及家庭资源禀赋存在显著的相关性，公共卫生服务水平的社区外部环境建设也是重要因素。事实上，医疗卫生资源的稀缺在无形中形塑了东部、西部地区与中部地区农村中老年人的健康鸿沟，并且，中部农村中老年人的互联网使用也相对普遍，互联网嵌入对农村中老年人健康的影响效应相对有限，而在西部地区，互联网嵌入能够极大程度破解健康信息不对称的难题，通过技术赋能的作用机理部分弥补医疗资源不足的健康难题。但是，影响效应的进一步扩大还需要依赖于医疗卫生资源的补充，尤其是在基层地区，亟须通过财政补贴的方式配备标准化农村医疗卫生所，发挥病患治疗的首站作用，降低农村中老年人寻医问诊的成本，最大化提升互联网嵌入的技术赋能效应。

9.2.7 助力中年人自我价值实现，形塑老年人"返老还童"心态

其一，完善基层制度建设，引导农村中年人社会信任选择倾向。聚焦于农村中年人样本，互联网通过社会信任中介作用提升健康的微观作用机理发挥了更加明显的促进效应。至于农村老年人，年龄差距很大程度上意味着生活阅历的差距，年长的老年人已经历了人生的重要阶段，其意识形态基本固化，个体性格特征也已定型，因此，社会信任选择倾向较少会受到外部因素的干扰，并且在此年龄阶段的农村老年人身体状况难以在短期内通过健康管理行为与健康认知的改变

得到本质性的改变，最终造成社会信任的影响效应空间相对有限。而与农村老年人相比，大部分农村中年人仍然活跃于就业市场，从这个意义上来看，市场制度的公开与透明对于农村中年人的社会信任重构尤其重要。因此，应以乡村治理现代化体系构建为契机，积极完善各项市场制度，提升雇佣双方的契约精神，降低劳动合同失效风险，严厉打击并严肃惩罚扰乱市场活动的宗族势力，增加违约毁约成本，提高制度信任。此外，通过基层组织的牵头协调，成立民间代表大会，提升基层民主自由度，赋予中年人基层治理参与渠道，扩大选举参与率与覆盖面，提高基层政府的满意度，强化农村中年人的社会信任。

其二，技术赋能驱动老年人社会角色再定位，助力自我价值实现活化积极情绪心态。聚焦于农村老年人，就业参与显著改善健康状况，尤其是对生理健康障碍感知抑制作用体现得最明显。一般情况下，个体步入老年阶段后由于身体素质的下降往往导致农村老年人的社会与家庭角色分工日益模糊，进而不断弱化自我认同感，不利于生理与心理的健康发展。而对于农村老年人而言，纷繁有趣的互联网世界无疑是化解单一枯燥生活的一剂良方，无论是方便快捷的线上购物，还是情绪状态的社交平台分享，均能够提供源源不断的效用满足感。因此，注重发挥互联网功能性嵌入以帮助农村老年人重新寻找社会角色对于心态情绪的年轻化具有重要的现实意义。一方面，提倡社交娱乐软件开发商的商业推广向农村老年人覆盖，广泛吸收不同人口学特征的农村老年人成为APP新用户，激活农村老年人社交意愿，多维度拓展农村老年人生活压力释放空间，增加获得感与幸福感，调节情绪心态的波动。另一方面，培养农村老年人互联网学习、工作及商业活动的使用意识，提升学习、工作及商业活动的使用优先级，构建农村劳动力市场制度体系，充分积极调动农村老年人的就业热情。对于就业技能的公益培训，考虑适当对农村老年人群体因材施教，强化就业信息获取能力，促进农村老年人社会角色重新定位，加速农村老年人在自我价值实现过程中形塑"返老还童"的年轻化心态。

9.3 研究展望

9.3.1 影响机制仍可以进一步完善

在影响机制实证分析部分，本文虽然对"互联网嵌入—社会信任水平提升—社会融入意愿强化—身心健康状况改善"以及"互联网嵌入—就业参与机会增加—社会化进程加快—身心健康状况改善"两种微观作用机制进行了深度的理论解释以及较完善的实证检验，但是，相较于现实生活中错综复杂的影响因素而言，以上影响机制的构建仍然可以有进一步完善的空间，社会信任重构与就业参与的实现仅仅是多元化影响路径的其中一部分，未来的研究可以基于更多的理论基础扩展不同视角的理论分析与实证检验。

9.3.2　中介变量的内涵意义仍可以进一步挖掘补充

本文的中介变量"社会信任"是一个涵盖制度信任、一般信任、个体信任、特殊信任以及组织信任等一系列复杂多变指标体系的学术概念。社会信任的概念内涵决定了社会信任测度的复杂性，本研究仅以"喜欢相信还是怀疑别人"作为代理变量是着重于反映人际信任层面，现实意义较有限，同时，由于农村流动性务工或短期帮工的现象十分普遍，对于农村中老年人就业参与的衡量也存在干扰。因此，最终估计所得的社会信任以及就业参与对农村中老年人健康影响效应可能与真实情况存在一定差距，后续研究可以考虑进一步构建相对全面综合的社会信任水平评价指标体系，以及界定更加明晰的就业参与边界，以更加准确地衡量社会信任及社会参与的健康效应。

9.3.3　农村中老年人主客观健康不一致的影响因素有待剖析

根据本研究的部分回归结果，年龄、性别等因素在很大程度上会左右农村中老年人自评健康倾向，女性的自评健康较为保守，而超过一定的年龄拐点值后，农村中老年人则对于自身健康状况保持更加乐观的态度。此外，受限于健康认知水平的局限性，农村中老年人的健康状况自我感知与真实水平可能存在"健康鸿沟"，必须引起重视的是，假如主观健康感知与客观健康状态存在严重的不一致，那么很大可能会误导个体的健康管理行为，加剧健康危害或增加患病风险。因此，未来的研究将进一步依托大数据，尝试定量估计农村中老年人自我感知与客观状况之间存在的"健康鸿沟"，分析影响因素并探索弥合"鸿沟"的现实路径。

参考文献

［1］蓝嘉俊，方颖，马天平. 就业结构、刘易斯转折点与劳动收入份额：理论与经验研究［J］. 世界经济，2019，42（6）：94-118.

［2］聂焱. 农村劳动力外流对家庭代际交换失衡的影响分析［J］. 财经理论与实践，2011，32（4）：110-113.

［3］中央网信办信息化发展局、农业农村部市场与信息化司. 中国数字乡村发展报告［R］. 北京：农业农村部信息中心，2020.

［4］中国互联网络信息中心（CNNIC）. 第44次中国互联网络发展现状统计报告［R］. 北京：中国互联网络信息中心，2021.

［5］夏显力，陈哲，张慧利，等. 农业高质量发展：数字赋能与实现路径［J］. 中国农村经济，2019，420（12）：2-15.

［6］陈雪丽. 论互联网与老年人继续社会化［J］. 新闻界，2015（17）：4-8.

［7］倪宣明，沈心如，黄嵩，等. 我国人口结构及老龄化收敛趋势研究［J］. 数理统计与管理，2020，39（2）：191-205.

［8］国家统计局. 中国统计年鉴2021［M］. 北京：中国统计出版社，2021.

［9］葛杰，贾月辉，韩云峰，等. 达斡尔农村留守老人生活质量及留守与生活质量的关系［J］. 中国老年学杂志，2021，41（17）：3829-3832.

［10］于勇，牛政凯. 移动健康：农村公共卫生服务供给侧的创新实践［J］. 甘肃社会科学，2017（5）：250-255.

［11］顾海，刘曦言. 互联网医疗信息外溢对健康人力资本的传导机制——基于劳动力微观数据的中介效应研究［J］. 河北经贸大学学报，2019，40（6）：82-89.

［12］展进涛，沈婷，俞建飞. 技术进步影响农村的内部信任了吗？——基于农业机械技术与互联网技术的考量［J］. 华中农业大学学报（社会科学版），2020（3）：84-90，172-173.

［13］张雅光. 新时代城乡一体化发展的制度障碍研究［J］. 理论月刊，2021（10）：78-87.

［14］郑旭媛. 资源禀赋约束、要素替代与中国粮食生产变迁［D］. 南京：南京农业大学，2015.

［15］张栋，郑路，褚松泽. 养儿防老还是养女防老？——子女规模、性别结构对家庭代际赡养影响的实证分析［J］. 人口与发展，2021，27（3）：96–109.

［16］KRAUT R，PATTERSON M，LUND MA RK V，et al. Internet Paradox：A Social Technology That Reduces Social Involvement and Psychological Well–Being？［J］. American Psychologist，1998，53（9）：1017–1031.

［17］CHEN Wenhong，WELLMAN BARRY. Charting and Bridging Digital Divides［J］. I–WAYS，Digest of Electronic Commerce Policy and Regulation，2003，26（4）：155–157.

［18］柯惠新，王锡苓. 亚太五国地区数字鸿沟及其影响因素分析［J］. 现代传播，2005（4）：88–94.

［19］彭青云. 城市老年人互联网接入障碍影响因素研究［J］. 人口与经济，2018（5）：74–82.

［20］MA Qi，CHAN ALAN H S，CHEN Ke. Personal and other factors affecting acceptance of smartphone technology by older Chinese adults.［J］. Applied ergonomics，2016（54）：62–71.

［21］黄佩，杨伯淑，仝海威. 数字鸿沟中社会结构因素的作用探讨——以学生家庭背景与互联网使用行为的关系为例［J］. 青年研究，2008（7）：16–23.

［22］张荣，曾凡斌. 互联网采纳与使用影响因素及模型研究［J］. 中国电化教育，2011（5）：54–59.

［23］罗青，周宗奎，魏华，等. 羞怯与互联网使用的关系［J］. 心理科学进展，2013，21（9）：1651–1659.

［24］张硕. 中国城市老年人电脑/互联网使用影响因素研究：基于北京市朝阳区的调查［J］. 国际新闻界，2013，35（7）：51–61.

［25］丁志宏，张现苓. 中国城镇老年人上网状况及其影响因素［J］. 人口研究，2021，45（2）：61–74.

［26］刘勍勍，左美云，刘满成. 基于期望确认理论的老年人互联网应用持续使用实证分析［J］. 管理评论，2012，24（5）：89–101.

［27］PAN Shuya，MARYALICE JORDAN–MARSH. Internet use intention and adoption among Chinese older adults：From the expanded technology acceptance model perspective［J］. Computers in Human Behavior，2010，26（5）.1111–1119

［28］于潇，刘澍. 老年人数字鸿沟与家庭支持——基于2018年中国家庭追踪调查的研

究［J］.吉林大学社会科学学报，2021，61（6）：67–82，231–232.

［29］SUSAN L GATTO，SUNGHEE H TAK. Computer，Internet，and E–mail Use Among Older Adults：Benefits and Barriers［J］. Educational Gerontology，2008，34（9）：800–811.

［30］兰青，鲁兴虎.都市老年群体互联网使用差异及其影响因素探究——基于CFPS2016数据的实证研究［J］.软科学，2019，33（1）：104–108.

［31］胡志海.大学生互联网使用行为影响因素分析［J］.中国公共卫生，2008（3）：294–295.

［32］汪斌.多维解释视角下中国老年人互联网使用的影响因素研究［J］.人口与发展，2020，26（3）：98–106.

［33］JOKISCH M R，LOUISA S，MICHAEL D，et al. Contrasting Internet Adoption in Early and Advanced Old Age：Does Internet Self–Efficacy Matter？［J］. The Journals of Gerontology，2021，77（2）：2.

［34］王若宾，胡健，杜春涛，程楠楠.老年人互联网使用行为模式的数据挖掘［J］.科学技术与工程，2014，14（10）：236–241.

［35］贺建平，黄肖肖.城市老年人的智能手机使用与实现幸福感：基于代际支持理论和技术接受模型［J］.国际新闻界，2020，42（3）：49–73.

［36］韩春蕾，谢壮壮，曲德鑫，等.老年人健康影响因素的多水平模型分析［J］.中国老年学杂志，2021，41（20）：4574–4577.

［37］严军，王素珍，王萍，等.基于2018年CLHLS实证数据的中国老年人健康感知影响因素分析［J］.医学与社会，2021，34（10）：58–63.

［38］英玉波，佟岩，张鑫鑫，等.我国老年人健康期望寿命测算及其影响因素研究［J］.中国全科医学，2021，24（31）：3949–3954.

［39］刘佳，程悦，李紫梦，等.农村老年人健康评价［J］.中国老年学杂志，2021，41（17）：3865–3868.

［40］杨秀兰，邵明，崔梦捷，等.合肥市老年人健康适能现况及影响因素［J］.中华疾病控制杂志，2021，25（6）：679–685，715.

［41］杜本峰，郭玉.中国老年人健康差异时空变化及其影响因素分析［J］.中国公共卫生，2015，31（7）：870–877.

［42］孟琴琴，张拓红.老年人健康自评的影响因素分析［J］.北京大学学报（医学版），2010，42（3）：258–263.

［43］周成超，楚洁，徐凌中，等.农村空巢老年人健康自评状况及影响因素分析［J］.中国公共卫生，2009，25（5）：55–56.

[44] GROSSMAN M. On the Concept of Health Capital and the Demand for Health [J].
Journal of Political Economy, 1972, 80 (2): 23-55.

[45] 成前, 李月. 农村人口乡城流动的健康效应研究 [J]. 现代经济探讨, 2020
(10): 104-111.

[46] FUS R. VICTO. Aspects of health [M]. Chieago: Chicago Press, 1982.

[47] NAIR C, KARIM R. An overview of health care systems: Canada and selected OECD
countries [J]. Health Reports, 1993, 5 (3): 259-279.

[48] FISCELLA K, FRANKs P. Poverty or Income Inequality as Prdictor of Mortality:
Longitudinal Cohort Study [J]. British Medical Journal, 1997 (314): 1724-1727.

[49] DALY MC, DUNCAn G J, KAPLAN GA, et al. Macro-to-micro links in the relation
between income inequality and mortality [J]. Milbank Q, 1998, 76 (3): 315-
339.

[50] GERDTHAM, JOHANNESSON, MAGNUS. Absolute Income, relative Income,
Income Inequality and Mortality [J]. Journal of Human Resources, 2004, 39 (1):
229-247.

[51] SUCHMAN EA, PHILLIPS B, STREIb G F. Analysis of the validity of health
questionnaires [J]. Social Forces, 1958, 36 (3): 223-232.

[52] 李月. 我国老年人认知障碍特征分析及政策研究 [J]. 人口与健康, 2020
(5): 54-57.

[53] 齐亚强. 自评一般健康的信度和效度分析 [J]. 社会, 2014 (6): 196-215.

[54] 周彬, 齐亚强. 收入不平等与个体健康 基于2005年中国综合社会调查的实证分析
[J]. 社会, 2012, 32 (5): 130-150.

[55] 刘晓婷, 黄洪. 医疗保障制度改革与老年群体的健康公平——基于浙江的研究
[J]. 社会学研究, 2015, 30 (4): 94-117, 244.

[56] MACKENBACH J P, IVANA K, GWENN M, et al. Trends in inequalities in
premature mortality: a study of 3. 2 million deaths in 13European countries [J].
Journal of epidemiology&community health, 2015, 69 (3): 207.

[57] 王懿程, 张健明, 于海燕. 上海市流动人口健康状况在社会支持与主观幸福感间
的作用 [J]. 医学与社会, 2021, 34 (11): 83-86.

[58] 聂建亮, 孙志红, 吴玉锋. 社会网络与农村互助养老实现——基于农村老人养老
服务提供意愿视角的实证分析 [J]. 社会保障研究, 2021 (4): 22-33.

[59] 王甫勤, 马瑜寅. 社会经济地位、社会资本与健康不平等 [J]. 华中科技大学学
报 (社会科学版), 2020, 34 (6): 59-66.

［60］JWU-RONG LIN，ERIN HUI-CHUAN KAO，SHUO-CHUN WENG，et al. A Study of Frailty，Mortality，and Health Depreciation Factors in Older Adults［J］. International Journal of Environmental Research and Public Health，2019，17（1）：220-229.

［61］王颂吉，白永秀. 城乡要素错配与中国二元经济结构转化滞后：理论与实证研究［J］. 中国工业经济，2013（7）：31-43.

［62］张辉. 健康对经济增长的影响：一个理论分析框架［J］. 广东财经大学学报，2017，32（4）：15-23.

［63］王丽敏，张晓波. 健康不平等及其成因———中国全国儿童健康调查实证研究. 经济学，2003（2）：417-434.

［64］O'DONNELl O，VAN DOORSLAER E，WAGSTAFF A，et al. Analyzing Health Equity Using Household Survey Data：A Guide to Techniques and Their Implementation［M］. Washington，DC：The World Bank Google Scholar，2010.

［65］ONDA K，LOBUGLIO J，BARTRAM J. Global Access to Safe Water：Accounting for Water Quality and The Resulting Impact on MDG Pro-gress［J］. International Journal of Environmental Research and Public Health，2012，9（3）：880-894.

［66］苗艳青. 卫生资源可及性与农民的健康问题：来自中国农村的经验分析［J］. 中国人口科学，2008（3）：47-55，96.

［67］卢海阳，邱航帆，杨龙，等. 农民工健康研究：述评与分析框架［J］. 农业经济问题，2018（1）：110-120.

［68］JALAN J，RAVALLION M. Does Piped Water Reduce Diarrhea for Children in rural India［J］. Journal of Econometrics，2003，112（1）：153-173.

［69］ZHANG J. The Impact of Water Quality on Health：Evidence from the Drinking Water Infrastructure Program in rural China［J］. Journal of Health E-conomics，2012，31（1）：122-134.

［70］李华，俞卫. 政府卫生支出对中国农村居民健康的影响［J］. 中国社会科学，2013（10）：41-60，205.

［71］卢杉，汪丽君. 城乡社区环境对老年人心理健康的影响研究［J］. 人口与发展，2021，27（5）：36-45.

［72］CROPPER M L. "Measuring the Benefits from reduced Morbidity"［J］American Economic Review，1981，71（2），235-240.

［73］关楠，黄新飞，李腾. 空气质量与医疗费用支出——基于中国中老年人的微观证据［J］. 经济学（季刊），2021，21（3）：775-796.

［74］李佳. 空气污染对劳动力供给的影响研究——来自中国的经验证据［J］. 中国经济问题，2014（5）：67-77.

［75］陈帅，张丹丹. 空气污染与劳动生产率——基于监狱工厂数据的实证分析［J］. 经济学（季刊），2020，19（4）：1315-1334.

［76］王萍，徐梦婷，刘姣，张金锁. 农村生活用能对老年人健康的影响［J］. 北京理工大学学报（社会科学版），2021，23（5）：31-42.

［77］黄枫，甘犁. 过度需求还是有效需求？——城镇老人健康与医疗保险的实证分析［J］. 经济研究，2010，45（6）：105-119.

［78］程令国，张晔. "新农合"：经济绩效还是健康绩效？［J］. 经济研究，2012，47（1）：120-133.

［79］潘杰，雷晓燕，刘国恩. 医疗保险促进健康吗？——基于中国城镇居民基本医疗保险的实证分析［J］. 经济研究，2013，48（4）：130-142，156.

［80］沓钰淇，傅虹桥，李玲. 患者成本分担变动对医疗费用和健康结果的影响——来自住院病案首页数据的经验分析［J］. 经济学（季刊），2020，19（4）：1441-1466.

［81］郑超，王新军，孙强. 城乡医保统筹政策、居民健康及其健康不平等研究［J］. 南开经济研究，2021（4）：234-256.

［82］洪灏琪，宁满秀，罗叶. 城乡居民医保整合是否抑制了农村中老年人健康损耗？［J］. 中国农村经济，2021（6）：128-144.

［83］POLSKY D, DOSHI J A, ESCARCE J, et al. The health effects of medicare for the near-elderly uninsured［J］. Health Services research, 2006, 44（3）：926-945.

［84］CARD D, DOBKIN C, MAESTAS N. The impact of nearly universal insurance coverage on health care utili-zation：evidence from medicare［J］. American Economic Review, 2008, 98（5）：2242-2258.

［85］刘子兰，郑茜文，周成. 养老保险对劳动供给和退休决策的影响［J］. 经济研究，2019，54（6）：151-167.

［86］郭细卿. 社会保障、社会资本与农村老年农民健康——基于CGSS2010数据的实证分析［J］. 经济经纬，2017，34（1）：38-43.

［87］王煜正. 房屋拆迁对农村老年人健康的影响［J］. 农业经济，2021（5）：87-89.

［88］王丰龙，王冬根，毛子丹. 城市内部居住迁移对居民自评健康的影响研究——以北京市为例［J］. 人文地理，2021，36（1）：30-38.

［89］王武林，冯浩铭，纪庚. 易地扶贫搬迁安置区老年人养老保障水平及供给框架研究［J］. 人口研究，2021，45（5）：79-90.

［90］SIMMEl G. The Metropolis and Mental Life ［A］. G Bridge，S Watson. The Blackwell City Reader ［M］. Oxford and Malden，Ma：Wiley-Blackwell，2002.

［91］裴晓梅. 从"疏离"到"参与"：老年人与社会发展关系探讨［J］. 学海，2004（1）：113-120.

［92］彭定萍，丁峰. 社会参与影响老年人健康的信任机制研究——基于2015年CGSS数据的实证分析［J］. 北方民族大学学报，2020（1）：91-98.

［93］HUGO G. Effects of International Migration on the Family in Indonesia ［J］. Asian and Pacific Migration Journal, 2002（1）：13-46.

［94］孙鹃娟. 劳动力迁移过程中的农村留守老人照料问题研究［J］. 人口学刊，2006（4）：14-18.

［95］方菲. 劳动力迁移过程中农村留守老人的精神慰藉问题探讨［J］. 农村经济，2009（3）：107-110.

［96］宋月萍. 精神赡养还是经济支持：外出务工子女养老行为对农村留守老人健康影响探析［J］. 人口与发展，2014，20（4）：37-44.

［97］舒玢玢，同钰莹. 成年子女外出务工对农村老年人健康的影响——再论"父母在，不远游"［J］. 人口研究，2017，41（2）：42-56.

［98］周芳丽. 子女外出务工对农村中老年人健康的影响——基于中国健康与养老追踪调查数据的实证分析［J］. 社会保障研究，2020（1）：57-67.

［99］陈彩霞. 经济独立才是农村老年人晚年幸福的首要条件——应用霍曼斯交换理论对农村老年人供养方式的分析和建议［J］. 人口研究，2000（2）：53-58.

［100］王小龙，兰永生. 劳动力转移、留守老人健康与农村养老公共服务供给［J］. 南开经济研究，2011（4）：21-31，107.

［101］黄宏伟，潘小庆. 子女外出务工会加重农村老年人"老而不休"现象吗？［J］. 农村经济，2020（11）：136-144.

［102］向楠. 子女外出务工与农村老人农业劳动供给——基于CHARLS2015数据的实证分析［J］. 调研世界，2020（11）：18-25.

［103］MASSEY D S，ARANGO，et al. An Evaluation of In-ternational Migration Theory：The North American Case ［J］. Population and Development Review，1994（20）：699-751.

［104］ADHIKARI R，JAMPAKLAY A，CHAMRATRITHIRONG A . Impact of children's migration on health and health care-seeking behavior of elderly left behind ［J］. Bmc Public Health，2011，11（1）：143.

［105］KUHN R，EVERETT B，SILVEY R. The Effects of Children's Migration on Elderly

Kin's Health：A Counterfac-tual Approach［J］. Demography，2011（1）：183–209.

［106］魏瑾瑞，张蝉蝉. 子女外出务工如何影响父母的健康水平？［J］. 公共管理评论，2021，3（2）：68–85.

［107］白兰，顾海. 子女非农就业改善农村老年人健康水平了么？［J］. 农村经济，2021（5）：127–135.

［108］SHAPIRA N，BARAK A，GAl I. Promoting Older Adults' Well-being through Internet Training and Use［J］. Aging &Mental Health，2007（5）：477—484.

［109］PARSONS T. Sociological Theory and Modern Society［M］. New York：The Free Press，1967.

［110］PALMORE E，ROSOW I. Socialization to Old Age［J］. Social Forces，1976，55（1）：215.

［111］SMITH A. Home Broadband 2010［J］. Pew Internet and American Life Project，2010（3）：540–565.

［112］ALWYN T C，ANDREA NYE JOYCE MOON-HOWARD，RITA K，et al，Computer Use，Internet Access，and Online Health Searching among Harlem Adults［J］. American Journal of Health Promotion，2011，25（5）：325–333.

［113］陈亮，李莹. 互联网使用对居民健康的影响路径研究［J］. 财经问题研究，2020（7）：86–93.

［114］杨妮超，顾海. 互联网使用、非正式社会支持与农民健康——基于中国家庭追踪调查数据［J］. 农村经济，2020（3）：127–135.

［115］赵颖智，李星颖. 互联网使用对个体健康的影响——基于中国家庭追踪调查数据的实证分析［J］. 江汉论坛，2020（5）：139–144.

［116］MCMULLAN M. Patients Using the Internet to Obtain Health Information：How This Affects the Patient-Health Professional Relationship［J］. Patient Education&Counseling，2006，63（1）：24–28.

［117］WANGBERG S C，ANDREASSEN，et al. Relations Between Internet Use，Socio-Economic Status（SES），Social Support and Subjective Health［J］. Health Promotion International，2008，23（1）：70–77.

［118］DUTTA-BERGMAN M J. Health Attitudes，Health Cognitions，and Health Behaviors Among Internet Health Information Seekers：Population-Based Survry［J］. Journal of Medical Internet Research，2004，6（2）：e15.

［119］汪新建，刘颖. 互联网使用行为对医患信任的影响：基于CFPS2016的分析［J］. 西北师大学报（社会科学版），2019，56（2）：119–126.

［120］汪连杰. 互联网使用对老年人身心健康的影响机制研究——基于CGSS（2013）
数据的实证分析［J］. 现代经济探讨，2018（4）：101-108.

［121］崔晓龙. 城镇老年人移动社交应用软件设计研究［D］. 北京：中国艺术研究
院，2021.

［122］许肇然，胡安安，黄丽华. 老年人互联网服务使用行为对社会参与的影响研
究：孤独感和线下相关程度的调节作用［J］. 信息系统学报，2017（2）：27-
38.

［123］MOULT A，BURROUGHS H，KINGSTONE T，本刊编辑部. 老年人有关痛苦的
自我管理——互联网是否有用？一项定性研究［J］. 中国全科医学，2019，22
（5）：521.

［124］汪连杰. 互联网使用对老年人身心健康的影响机制研究——基于CGSS（2013）
数据的实证分析［J］. 现代经济探讨，2018（4）：101-108.

［125］ARLENe Michaels Miller. Health Promotion Attitudes and Strategies in Older Adults
［J］. Health Education & Behavior，2002，29（2）：249-267.

［126］毛丽萍. "互联网+"环境下老年人学习障碍的调查与分析［J］. 成人教育，
2018，38（6）：57-60.

［127］AGGARWAl BHUMIKA，XIONG Qian，SchroederButterfill Elisabeth. Impact of the
use of the internet on quality of life in older adults：review of literature.［J］. Primary
health care research & development，2020（21）：101-118.

［128］赵建国，刘子琼. 互联网使用对老年人健康的影响［J］. 中国人口科学，2020
（5）：14-26，126.

［129］KRAUT R，PATTERSON M，LUNDMARK V，et al. A social technology that reduces
social involvement and psychological well-being？［J］. The American psychologist，
1998，53（9）：1017-1031.

［130］ANTONUCCI T C，AJROUCH K J，BIRDITT K S . The Convoy Model：Explaining
Social Relations From a Multidisciplinary Perspective［J］. Gerontologist，2014
（1）：82-92.

［131］杨抗抗. 论人类命运共同体理念及其时代意蕴［D］. 北京：中共中央党校，
2019.

［132］朱虹. "亲而信"到"利相关"：人际信任的转向———项关于人际信任状况
的实证研究［J］. 学海，2011.

［133］LYNNE G ZUCKER. Production of trust：Institutional sources of e-conomic structure，
1840—1920. Research in Organizational Behavior，1986（8）：53-111.

［134］弗朗西斯·福山著，李宛容译. 信任：社会道德与繁荣的创造［M］. 呼和浩特：远方出版社，1998：35.

［135］徐延辉，史敏. 社会信任对城市外来人口社会融入的影响研究［J］. 学习与实践，2016（2）：10.

［136］薛新东. 社会资本与国民健康政策［J］. 财政研究，2015（11）：6.

［137］戴维. 老年社会学［M］. 沈健，译. 天津：天津人民出版社，1986.

［138］SHERMAN S R, SNIDER D A . Social Participation in Adult Homes：Deinstitutionalized Mental Patients And the Frail Elderly1［J］. Gerontologist，1981（5）：5.

［139］ROSS, MICHAEL. Relation of implicit theories to the construction of personal histories［J］. Psychological Review，1989，96（2）：341-357.

［140］HANSOn B S. Social network，social support and heavy drinking in elderly men--a population study of men born in 1914，Malm，Sweden.［J］. Addiction，2010，89（6）：725-732.

［141］OLIVEIRA, LIMA S F, ANDRÉA Suzana Vieira Costa, et al. Social participation and self-assessment of health status among older people in Brazil［J］. Ciencia & Saude Coletiva，2021，26（2）：581-592.

［142］CHOI E, HAN K M, CHANg J, et al. Social participation and depressive symptoms in community-dwelling older adults：Emotional social support as a mediator［J］. Journal of Psychiatric Research，2021（137）：589-596.

［143］陈宁. 城市社区居家养老服务资源整合的路径研究——以广州"3+X"模式为例［J］. 长白学刊，2021（4）：127-134.

［144］王莉莉. 中国老年人社会参与的理论、实证与政策研究综述［J］. 人口与发展，2011，17（3）：35-43.

［145］叶静，张戍凡. 心理韧性视角下社会参与对老年人幸福感的影响研究——一个有调节的中介模型［J］. 中国卫生事业管理，2021，38（4）：317-320.

［146］张文娟，赵德宇. 城市中低龄老年人的社会参与模式研究［J］. 人口与发展，2015，21（1）：78-88.

［147］陈洁瑶，方亚，曾雁冰. 多元社会参与及家庭支持对中国老年人心理健康的影响研究［J］. 中国卫生政策研究，2021，14（10）：45-51.

［148］李宗华. 近30年来关于老年人社会参与研究的综述［J］. 东岳论丛，2009，30（8）：60-64.

［149］SUGISAWA H. Social networks，social support，and mortality among older people in

Japan. ［J］. J. gerontol. social Sciences, 1994, 49（1）: 3-13.

［150］CATTELL V. Poor people, poor places, and poor health: the mediating role of social networks and social capital［J］. Social science & medicine（1982）, 2001, 52（10）: 1501.

［151］丁志宏. 社会参与对农村高龄老人健康的影响研究［J］. 兰州学刊, 2018（12）: 179-195.

［152］NORTHD C. Institutions and the performance of economies over time-Handbook of New Institutional Economics［M］. Ber-lin Heidelberg: Springer-Verlag, 2008.

［153］LUHMANN N. Trust And Power［M］. New York: John Wiley and Sons, 1979.

［154］周怡. 信任模式与市场经济秩序——制度主义的解释路径［J］. 社会科学, 2013（6）: 58-69.

［155］白春阳. 现代社会信任问题研究［M］. 北京: 中国社会出版社, 2009.

［156］张海燕, 张正堂. 我国经济转型情境下制度信任对再次合作意愿的影响研究: 有调节的中介模型［J］. 商业经济与管理, 2017（6）: 23-36.

［157］薛新东, 程明梅. 农村老人社会资本、健康与幸福感的关系研究——基于湖北、河南农村老人的实证分析［J］. 经济管理, 2012, 34（12）: 166-175.

［158］吕浩然. 维汉老年人的互助养老方式及其社会支持系统的比较和阐释［D］. 杭州: 浙江大学, 2018.

［159］MASLOW, ABRAHAM. Motivation and Personality［M］. New York: Harper, 1954: 35-46.

［160］DAVE D, RASHAD, et al. The Effects of Retirement on Physical and Mental Health Outcomes［J］. SOUTHERN ECON J, 2008, 75（2）: 497-523.

［161］BEHNCKE S. Does retirement trigger ill health? ［J］. Health Economics, 2012, 21（3）: 282-300.

［162］郑超, 王新军. 退休对居民健康的影响——基于断点回归方法的研究［J］. 经济与管理研究, 2020, 41（9）: 112-128.

［163］KUHN A, STAUBLI S, WUELLRICH J P, et al. Fatal attraction? Extended unemployment benefits, labor force exits, and mortality［J］. Journal of Public Economics, 2018（191）: 25-124.

［164］HURD M, ROHWEDDER S. The Retirement-Consumption Puzzle: Anticipated and Actual Declines in Spending at Retirement［J］. NBER Working Papers, 2003（18）: 99-121.

［165］MARCO BERTONI, G B A, G M B. Does postponing minimum retirementage improve healthy behaviors before retirement? Evidence from middle-aged Italian workers –

ScienceDirect［J］Journal of Health Economics, 2018（58）：215-227.

［166］刘国恩，李星宇，石菊．退休对我国居民健康的影响——基于CFPS2010数据的研究［J］．卫生经济研究，2017（7）：3-6.

［167］WHO. Active ageing: a policy framework［R］，2002.

［168］ROWE J W, KAHN R L. Successful aging［J］. The Gerontologist, 1997, 37（4）：433-440.

［169］杨菊华，史冬梅．积极老龄化背景下老年人生产性资源开发利用研究［J］．中国特色社会主义研究，2021（5）：85-95.

［170］徐拓远，张云华．"十四五"时期积极应对农村人口老龄化的思路与举措［J］．改革，2021（10）：31-40.

［171］谢晖．积极老龄化模型构建：基于世界卫生组织积极老龄化框架的实证研究［D］．济南：山东大学，2019.

［172］BASS S, CARO F G, CHEN Y. Achieving a productive aging society［M］. Westport, CT: Aubern House, 1993：328.

［173］李春玉，周丽，张书溢．慢性伤口老年患者习得性无助感与成功老龄化的关系研究［J］．解放军护理杂志，2021，38（4）：1-4.

［174］刘玮．个体积极老龄化：积极老龄化的逻辑基础与政策取向［J］．云南社会科学，2021（3）：141-147，189.

［175］吴燕璟．成功老龄认知功能及相关因素的研究［D］．北京：中国人民解放军军医进修学院，2007.

［176］BUTLER R N, GLEASON H P. Productive aging: enhancing vitality in later life［M］. New York: Springer Publishing, 1985：148.

［177］穆光宗．成功老龄化：中国老龄治理的战略构想［J］．国家行政学院学报，2015（3）：55-61.

［178］童红梅，楼玮群．老有所为：近期"生产性老龄化"研究回顾和启示［J］．中国老年学杂志，2016，36（5）：1273-1276.

［179］赵怀娟．"生产性老龄化"的实践与启示［J］．安徽师范大学学报（人文社会科学版），2010，38（3）：330-334，346.

［180］CHARLES K K . Is Retirement Depressing? : Labor Force Inactivity and Psychological Well-Being in Later Life［J］. Emerald Group Publishing Limited, 2002, 23（4）：269-299.

［181］COE N B, ZAMARRO G . Retirement effects on health in Europe; ［J］. Journal of health economics, 2011, 30（1）：77-86.

［182］GRIP A D，LINDEBOOM M，MONTIZAAN R. Shattered Dreams：The Effects of Changing the Pension System Late in the Game［J］. The Economic Journal，2012，122（559）.

［183］谢瑞瑞，刘晨，王琼，等.退休后工作参与和老年人自评健康状况的关联效应分析［J］.现代预防医学，2021，48（22）：4145-4151.

［184］宋强，祁岩.日本老年人力资源开发实践及启示［J］.中国人力资源开发，2013（19）：83-87.

［185］李翌萱.积极老龄化视域下中国老年人经济活动参与研究［J］.兰州学刊，2016（5）：156-163.

［186］黄乾，于丹.延迟退休会损害健康吗？——基于对退而不休的研究［J］.人口与发展，2019，25（2）：76-85.

［187］黄文杰，吕康银."退而不休"对老年人主观幸福感的影响——基于CHARLS数据的实证分析［J］.税务与经济，2020（3）：22-31.

［188］傅昌.中国老年人社会参与和健康的相关性研究［D］.武汉：武汉大学，2018.

［189］位秀平.中国老年人社会参与和健康的关系及影响因子研究［D］.上海：华东师范大学，2015.

［190］杨凡，黄映娇，王富百慧.中国老年人的体育锻炼和社会参与：健康促进与网络拓展［J］.人口研究，2021，45（3）：97-113.

［191］宋璐.农村老年人生产性老龄化模式研究［J］.人口与经济，2021（4）：67-82.

［192］鲁晓明.积极老龄化视角下之就业老年人权益保障［J］.法学论坛，2021，36（4）：120-128.

［193］国家统计局.第七次全国人口普查公报（第八号）［R］.2021.

［194］胡晓宇，张从青.中国深度老龄化社会成因及应对策略［J］.学术交流，2018（12）：110-115.

［195］人类年龄段划分新标准［J］.现代养生，2005（9）：16.

［196］SHANNON C E. A Mathematical Theory of Communication［J］. Bell System Technical Journal，1948，27（3）：379-423.

［197］WIENER N. Cybernetics［M］. Paris：Hermann，1948.

［198］LONGO G. Information Theory New Trends and Open Problems［M］. New York：Springer-Verlag Wien，1975.

［199］史东承，梁超.信息与通信技术学科概论［M］.北京：清华大学出版社，2011.

［200］DAINTITH J. A Dictionary of Physics［M］. Oxford：Oxford of University Press，

2009.

［201］金京.互联网产业现状与发展前景［M］.广州：广东经济出版社，2015

［202］崔保国，刘金河.论数字经济的定义与测算——兼论数字经济与数字传媒的关系［J］.现代传播（中国传媒大学学报），2020，42（4）：120-127.

［203］POLANYI K. The great transfomation：The political and economic origins of our time［M］.Boston：Beacon Press，1994.

［204］GRANOVETTER M. The sociological and economic approaches to labor market analysis：a social structural view［M］.Oxford：Westview Press，1992：233-264.

［205］JOHANNISSON B，MARCELA RAMÍREZ-PASILLAS，KARLSSON G. The Institutional Embeddednessof Local Inter-Firm Networks：A Leverage for Business Creation［J］.Entrepreneurship and Regional Development，2002，14（4）：297-315.

［206］MITCHELL T R，HOLTOM B C，LEE T W，et al. Why People Stay：Using Job Embeddedness to Predict Voluntary Turnover［J］.Academy of Management Journal，2001，44（6）：1102-1121.

［207］徐笑梅，陈学军，俞函斐.互联网嵌入对社会资本的影响研究［J］.世界科技研究与发展，2014，36（6）：698-702，731.

［208］CURRIE，JANET，BRIGITTE C M. "Chapter 50 Health，Health Insurance and the Labor Market"［J］.Handbook of Labor Economics，1999，3（3）：3309-3416.

［209］World Health Organization. The top 10 causes of death［J/OL］.https：//www.who.int/news-room/fact-sheets/detail/the-top-10-causes-of-death，2020-12-09.

［210］FUSS，VICTO R. Aspects of health［M］.Chieago：Chicago Press，1982.

［211］NAIR C，KARIM R. An overview of health care systems：Canada and selected OECD countries［J］.Health Reports，1993，5（3）：259-279.

［212］FISCELLA K，FRANKs P. Poverty or Income Inequality as Prdictor of Mortality：Longitudinal Cohort Study［J］.British Medical Journal，1997（314）：1724-1727.

［213］DALY M C，DUNCAN G J，Kaplan G A，et al. Macro-to-micro links in the relation between income inequality and mortality［J］.Milbank Q，1998，76（3）：315-339.

［214］GERDTHAM，ULF-G&Johannesson，MAGNUS. Absolute Income，relative Income，Income Inequality and Mortality［J］.Journal of Human Resources，2004，39（1）：229-247.

［215］王一兵，张东辉.中国健康人力资本对收入的影响分析——来自纵贯数据的证

据［J］.卫生经济研究，2007（12）：22-26.

［216］赵忠，侯振刚.我国城镇居民的健康需求与Grossman模型——来自截面数据的证据［J］.经济研究，2005（10）：79-90.

［217］赵忠.我国农村人口的健康状况及影响因素［J］.管理世界，2006（3）：78-85.

［218］汪宏，等.由欧洲五维健康量表衡量的健康相关生活质量的决定：来自中国北京的数据［J］.世界经济文汇，2006（1）：37-53.

［219］郑也夫.信任论［M］.北京：中信出版社，2015.

［220］郑也夫.信任：溯源与定义［J］.北京社会科学，1999（4）：118-123.

［221］杨中芳，彭泗清.中国人人际信任的概念化：一个人际关系的观点［J］.社会学研究，1999（2）：3-23.

［222］王飞雪，山岸俊男.信任的中、日、美比较研究［J］.社会学研究，1999（2）：69-84.

［223］ROUSSEAU D M, SITKIN S B, BURT R S, et al. Not So Different After All：A Cross-Discipline View Of Trust［J］. Academy of Management Review, 1998, 23（3）：393-404.

［224］BHATTACHARYA R, DEVINNEY T M, PILLUTLa M M. A Formal Model of Trust Based on Outcomes［J］. Academy of Management Review, 1998, 23（3）：459-472.

［225］科尔曼邓方.社会理论的基础.下：Foundations of social theory［M］.北京：社会科学文献出版社，2008.

［226］张维迎，柯荣住.信任及其解释：来自中国的跨省调查分析［J］.经济研究，2002（10）：59-70，96.

［227］MAYER R C, DAVIS J H, SCHOORMAn F D. An Integrative Model of Organizational Trust［J］. Academy of Management Review, 1995, 20（3）：709-734.

［228］杨居正，张维迎，周黎安.信誉与管制的互补与替代——基于网上交易数据的实证研究［J］.管理世界，2008（7）：18-26.

［229］刘建明，王泰玄等.宣传舆论学大辞典［M］.北京：经济日报出版社，1993.

［230］仝利民.老年社会工作［M］.上海：华东理工大学出版社，2006.

［231］段世江，张辉.老年人社会参与的概念和理论基础研究［J］.河北大学成人教育学院学报，2008（3）：82-84.

［232］邬沧萍.社会老年学［M］.北京：中国人民大学出版社，1999.

［233］胡宓.社会联系、社会支持与农村老年人情绪问题相关研究［D］.长沙：中南大学，2012.

［234］MUSHKIN S J. Health as an investment［J］. Journal of Political Economy, 1962,

70（5）：129–157.

［235］GROSSMAN, MICHAEL. On the Concept of Health Capital and the Demand for Health［J］. Journal of Political Economy, 1972, 80（2）：223–255.

［236］PHELPs, C E. Health Economics［M］. New York, NY: Addison–Wesley Educational Publishers Inc. , 1997.

［237］BECKER, GARY S. Human Capital［M］. Chicago, Illinois: University of Chicago Press, 1964.

［238］RICE T H. The Economics of Health Reconsidered［M］. Chicago: health administration press, 1998.

［239］FOLLAND S. The Economics ofHealth and Health Care［M］. upper saddle river, NJ: Printice–Hall Inc. 1997.

［240］MAS–COLELL A. Michael W, Microeconomic Theory［M］. New York: Oxford UniversityPress, 1995.

［241］WILKINSON R G. Social Determinants of Health: the Solid Facts［M］. Geneva: World Health Organization, 1998.

［242］BLAXTER M. Health and Lifestyles［M］. London, Routledge, 1990.

［243］GWATKIN D. Inequality and Health: An International Perspective［M］. Oxford: Oxford University Press, 2000: 217–246.

［244］KENKEL D. Consumer health information and the demand for medical care［J］. The Review of Economics and Statistics, 1990, 72（3）：587–595.

［245］CROMWELL J, MITCHELl J B. Physician induced demand for surgery［J］. Journal of Health Economics. 1986. 5. 293–313.

［246］MANNING W G. Health insurance and the deman d for medical care: evidence from a rando mized etperiment［J］. American Economic Review, 1987, 77（3）：251–277.

［247］SMITH P. Reforming Markets in Health Care: An EconomicParepective［M］. Buckingham open University Press, 2000.

［248］HAVIGHURST R. Successful Aging［J］. Gerontologist, 1961, 1（1）：8–13.

［249］张恺悌. 中国城乡老年人社会活动和精神心理状况研究［M］. 中国社会出版社, 2009.

［250］SCHULZ, RICHARD, NOELKER, et al. Encyclopedia of Aging, The. 2006.

［251］SHIMADA K, YAMAZAKI S, NAKANO K, et al. Prevalence of Social Isolation in Community–Dwelling Elderly by Differences in Household Composition and Related

Factors: From a Social Network Perspective in Urban Japan [J]. Journal of Aging & Health, 2014, 26（5）: 807-823.

［252］HAYS R A, KOGL A M. Neighborhood Attachment, Social Capital Building, and Political Participation: A Case Study of Low- and Moderate-Income Residents of Waterloo, Iowa [J]. Journal of Urban Affairs, 2007, 29（2）: 181-205.

［253］KENNELLY B, O'SHEA E, Garvey E. Social capital, life expectancy and mortality: a cross-national examination [J]. 2003, 56（12）: 2367-2377.

［254］李嘉兴. 生命周期视角下移动社交网络老年用户使用行为过程研究 [D]. 长春: 吉林大学, 2019.

［255］AKERLOF G A . THE MARKET FOR "LEMONS": QUALITY UNCERTAINTY AND THE MARKET MECHANISM – ScienceDirect [J]. Uncertainty in Economics, 1978, 84（3）: 235, 237 – 251.

［256］张维迎. 关于信息经济学 [J]. 经济研究参考, 1997（5）: 5-6.

［257］何欣, 朱可涵. 农户信息水平、精英俘获与农村低保瞄准 [J]. 经济研究, 2019, 54（12）: 150-164.

［258］王章佩, 林闽钢. 信息不对称视角下的医疗供方诱导需求探析 [J]. 医学与哲学（人文社会医学版）, 2009, 30（3）: 54-56.

［259］MCGEE J, SAMMUT-BONNICI T . Network Externalities [M]. John Wiley & Sons, Ltd, 2014.

［260］DIMAGGIO P, COHEN J. Information Inequality and Network Externalities: A Comparative Study of the Diffusion of Television and the Internet [M]. Kluwer Academic, 2007.

［261］XIA Y A, YIN J . Transforming Traditional Agriculture: Historical Experience, Reality and Countermeasure of China [J]. China Rural Survey, 2005.

［262］SCHULTZ T W. Agricultural Economics. （Economics and the Social Sciences: Transforming Traditional Agriculture）[J]. Science, 1964, 144.

［263］DEKKERS, JACK C M. Theoretical Basis for Genetic Parameters of Herd Life and Effects on Response to Selection [J]. Journal of Dairy Science, 1993, 76（5）: 1433-1443.

［264］FREUD S. Group psychology and the analysis of the ego. In The standard edition of the complete psychological works of Sigmund Freud, edited by James Strachey, Vol. 18. 1955.

［265］DURLAUF S N, FAFCHAMPS M, SOCIAL C. [J]. Handbook of Economic

Growth, 2005, 483（1）: 459-479.

［266］李涛，黄纯纯，何兴强，周开国. 什么影响了居民的社会信任水平？——来自广东省的经验证据［J］. 经济研究，2008（1）: 137-152.

［267］蔡丹旦，于凤霞. 分享经济重构社会关系［J］. 电子政务，2016（11）: 12-18.

［268］RAYMOND F, TARUN K. Is trust a historical residue？ Information flows and trust levels［J］. Journal of Economic Behavior and Organization, 1999, 38（1）: 79-92.

［269］金兼斌. 网络时代的社会信任建构：一个分析框架［J］. 理论月刊，2010（6）: 5-11.

［270］王伟同，周佳音. 互联网与社会信任：微观证据与影响机制［J］. 财贸经济，2019, 40（10）: 111-125.

［271］王华华. 互联网时代农村党组织社会治理何以"取信于民"？——以"乡村振兴"样板的山联村为例［J］. 重庆大学学报（社会科学版），2019, 25（1）: 195-206.

［272］管金平. 社会基本信任形态在网络环境中的范式更迭与制度回应［J］. 学习与实践，2015（4）: 106-117.

［273］祝阳，雷莹. 网络的社会风险放大效应研究——基于公共卫生事件［J］. 现代情报，2016, 36（8）: 14-20.

［274］朱博文，许伟. 媒介使用、媒介评价与青年政府信任——基于CSS2013的数据分析［J］. 江汉论坛，2019（12）: 123-127.

［275］DAMONK A, DAVID M. Boush. Trustmarks, objective-source ratings, and implied investments in advertising: Investigating online trust and the context-specific nature of internet signals［J］. Journal of the Academy of Marketing Science, 2006, 34（3）: 308-323.

［276］DIANA C. MUTZ. Effects of Internet Commerce on Social Trust［J］. The Public Opinion Quarterly, 2009, 73（3）: 439-461.

［277］SONJA G K. The Role of Consumers' Trust in Online-Shopping［J］. Journal of Business Ethics, 2002, 39（1-2）: 43-50.

［278］USLANER E M. The Moral Foundations of Trust［M］. Cambridge: Cambridge University Press, 2002: 84-139.

［279］杨佳华，吴佳丽，李芬. 互联网时代的数字融入与社会信任——基于CSS2019数据的实证分析［J］. 海南广播电视大学学报，2021, 22（4）: 87-96.

［280］孟愈飞. 中国居民养老模式选择的经济学分析［D］. 济南：山东大学，2020.

［281］方向明，覃诚. 现阶段中国城乡发展差距评价与国外经验借鉴［J］. 农业经济问题，2021（10）：32-41.

［282］官华平. 流动人口就业稳定性与劳动权益保护制度激励研究［J］. 西北人口，2016，37（1）：58-62，69.

［283］周平梅，原新. 健康对流动老年人口经济参与的影响研究［J］. 兰州学刊，2021（2）：196-208.

［284］崔寅，孙钰. 中国互联网基础设施与产业结构优化关系研究［J］. 科技进步与对策，2021，38（13）：64-71.

［285］聂召英，王伊欢. 链接与断裂：小农户与互联网市场衔接机制研究——以农村电商的生产经营实践为例［J］. 农业经济问题，2021（1）：132-143.

［286］吕岩威，刘洋. 农村一二三产业融合发展：实践模式、优劣比较与政策建议［J］. 农村经济，2017（12）：16-21.

［287］翁飞龙，张强强，霍学喜. 互联网使用对专业苹果种植户农地转入的影响研究——基于信息搜寻、社会资本和信贷获得中介效应视角［J］. 中国土地科学，2021，35（4）：63-71.

［288］李冬，赵丽清，杨晓亮. 互联网与老年人力资源供给——来自CFPS 2018的经验证据［J］. 重庆社会科学，2021（9）：53-69.

［289］胡钊源，靳小怡，崔烨. 高龄农业转移人口非农就业影响因素研究［J］. 系统工程理论与实践，2021，41（3）：613-624.

［290］向楠，乐章. 非农就业与农村居民的社会信任：基于福山命题的实证考察［J］. 西安交通大学学报（社会科学版），2021，41（5）：85-93.

［291］王玉泽，罗能生. 空气污染、健康折旧与医疗成本——基于生理、心理及社会适应能力三重视角的研究［J］. 经济研究，2020，55（12）：80-97.

［292］RAMBURES D D. Investment in Human Capital［M］. Palgrave Macmillan UK，2015.

［293］BECKER G S. Investment in Human Capital：A Theoretical Analysis［J］. Journal of Political Economy，1962，70（5）：9-49.

［294］WEISBROD B A . Education and Investment in Human Capital［J］. Journal of Political Economy，1962，70（5）：106.

［295］高跃光，冯晨，唐雅. 户籍的代际关联、"农转非"与长期人力资本［J］. 世界经济，2021，44（11）：102-120.

［296］张川川. 养老金收入与农村老年人口的劳动供给——基于断点回归的分析［J］. 世界经济文汇，2015（6）：76-89.

［297］YAEL B. Why does self-rated health predict mortality? An update on current knowledge and a research agenda for psychologists［J］. Psychology & Health, 2011, 26（11）1407-1413.

［298］WDLINSKY F D, CULLER S D, CALLAHAn C M, et al. Hospital resource consumption among older adults: a prospective analysis of episodes, length of stay, and charges over a seven-year period.［J］. Journal of Gerontology, 1994（5）: 240-252.

［299］JYLH M. What is self-rated health and why does it predict mortality? Towards a unified conceptual model［J］. Social Science & Medicine, 2009, 69（3）: 307-316.

［300］宋桂香, 田秀红. 上海市闵行区肿瘤对中老年健康寿命的影响［J］. 中国卫生统计, 2001（4）: 43-44.

［301］王洪亮, 朱星姝. 中老年人口健康差异的影响因素分析［J］. 中国人口科学, 2018（3）: 109-120, 128.

［302］白春玲, 陈东. 我国中老年群体健康不平等的早期根源追溯——基于机会不平等的测度与分解［J］. 人口与经济, 2021（1）: 1-24.

［303］李立清, 李燕凌. 经济欠发达地区中老年农民健康问题研究［J］. 统计与决策, 2011（6）: 106-108.

［304］张永辉, 何雪雯, 朱文瑶, 等. 职业类型和社会资本对农村中老年健康的影响［J］. 西北农林科技大学学报（社会科学版）, 2018, 18（3）: 151-160.

［305］李君, 王德良, 王家骥, 等. 山区农村中老年农民健康管理认知与需求意愿及影响因素［J］. 中华疾病控制杂志, 2013, 17（5）: 429-432.

［306］李芬, 高向东. 健康促进: 家庭经济水平对中老年健康的影响［J］. 云南民族大学学报（哲学社会科学版）, 2020, 37（3）: 124-132.

［307］温勇, 宗占红, 舒星宇, 等. 中老年人的健康状况、健康服务的需求与提供——依据中西部5省12县调查数据的分析［J］. 人口研究, 2014, 38（5）: 72-86.

［308］朱慧劼. 老年农民工的健康、工作和社会保障状况［J］. 南方人口, 2017, 32（6）: 25-33.

［309］曾毅, 顾大男, 等. 社会、经济与环境因素对老年健康和死亡的影响——基于中国22省份的抽样调查［J］. 中国卫生政策研究, 2014, 7（6）: 53-62.

［310］王兵, 聂欣. 经济发展的健康成本: 污水排放与农村中老年健康［J］. 金融研究, 2016（3）: 59-73.

[311] GUILKEY D K, MURPHY J L. Estimation and testing in the random effects probit model [J]. Journal of Econometrics, 1993, 59 (3): 301–317.

[312] 洪永淼. 高级计量经济学 [M]. 高等教育出版社, 2011.

[313] 李子奈, 叶阿忠. 高等计量经济学 [M]. 清华大学出版社, 2000.

[314] RIVERS D, VUONG Q H. Limited information estimators and exogeneity tests for simultaneous probit models [J]. Journal of Econometrics, 1984, 39 (3): 347–366.

[315] RUBIN D B. Estimating causal effects of treatments in randomized and nonrandomized studies. [J]. Journal of Educational Psychology, 1974, 66 (5): 688–701.

[316] 温忠麟, 刘红云, 侯杰泰. 调节效应和中介效应分析 [M]. 教育科学出版社, 2012.

[317] KOHLER U, KARLSON K B, HOLM A. Comparing coefficients of nested nonlinear probability models [J]. Stata Journal, 2011, 11 (3): 420–438.

[318] 中国互联网络信息中心 (CNNIC). 第39次中国互联网络发展现状统计报告 [R]. 2021.

[319] 中国互联网络信息中心 (CNNIC). 第40次中国互联网络发展现状统计报告 [R]. 2021.

[320] 中国互联网络信息中心 (CNNIC). 第41次中国互联网络发展现状统计报告 [R]. 2021.

[321] 中国互联网络信息中心 (CNNIC). 第42次中国互联网络发展现状统计报告 [R]. 2021.

[322] 中国互联网络信息中心 (CNNIC). 第43次中国互联网络发展现状统计报告 [R]. 2021.

[323] 中国互联网络信息中心 (CNNIC). 第44次中国互联网络发展现状统计报告 [R]. 2021.

[324] 中国互联网络信息中心 (CNNIC). 第45次中国互联网络发展现状统计报告 [R]. 2021.

[325] 中国互联网络信息中心 (CNNIC). 第46次中国互联网络发展现状统计报告 [R]. 2021.

[326] 中国互联网络信息中心 (CNNIC). 第47次中国互联网络发展现状统计报告 [R]. 2021.

[327] 中国互联网络信息中心 (CNNIC). 第48次中国互联网络发展现状统计报告 [R]. 2021.

[328] 中国互联网络信息中心 (CNNIC). 第49次中国互联网络发展现状统计报告

［R］. 2021.

［329］曾五一. 统计学（中国版）［M］. 北京：北京大学出版社，2006.

［330］LIND J T，MEHLUM H . With or Without U？ The Appropriate Test for a U - Shaped Relationship* ［J］. Oxford Bulletin of Economics and Statistics，2010，72（1）：41-51.

［331］程令国，张晔，沈可. 教育如何影响了人们的健康？——来自中国老年人的证据［J］. 经济学（季刊），2015，14（1）：305-330.

［332］CUTLER D M，LLERAS-MUNEY A. Understanding differences in health behaviors by education. ［J］. Journal of Health Economics，2010，29（1）：1-28.

［333］陈玉宇，吴玉立. 信息化对劳动力市场的影响：个人电脑使用回报率的估计［J］. 经济学（季刊），2008（4）：1149-1166.

［334］COTTEN S R，FORD G，FORd S，et al. Internet use and depression among older adults ［J］. Computers in Human Behavior，2012，28（2）：496-499.

［335］郑磊. 教育中的社区效应和同伴效应：方法、证据及政策启示［J］. 教育学报，2015，11（5）：99-110.

［336］杨克文，何欢. 互联网使用对居民健康的影响——基于2016年中国劳动力动态调查数据的研究［J］. 南开经济研究，2020（3）：182-203.

［337］LISA J，DETTLING. Broadband in the Labor Market［J］. ILR Review，2017，70（2）：451-482.

［338］周广肃，孙浦阳，Zhou，等. 互联网使用是否提高了居民的幸福感——基于家庭微观数据的验证［J］. 南开经济研究，2017（3）：16.

［339］杨克文，臧文斌，李光勤. 子女教育对中老年父母健康的影响［J］. 人口学刊，2019，41（5）：72-90.

［340］BARON R M，KENNY D A . The moderator-mediator variable distinction in social psychological research：conceptual，strategic，and statistical considerations. ［J］. Chapman and Hall，1986，51（6）：1173-1182.